「寄り道」呼吸器診療

呼吸器科医が悩む疑問とそのエビデンス

倉原 優

Signe

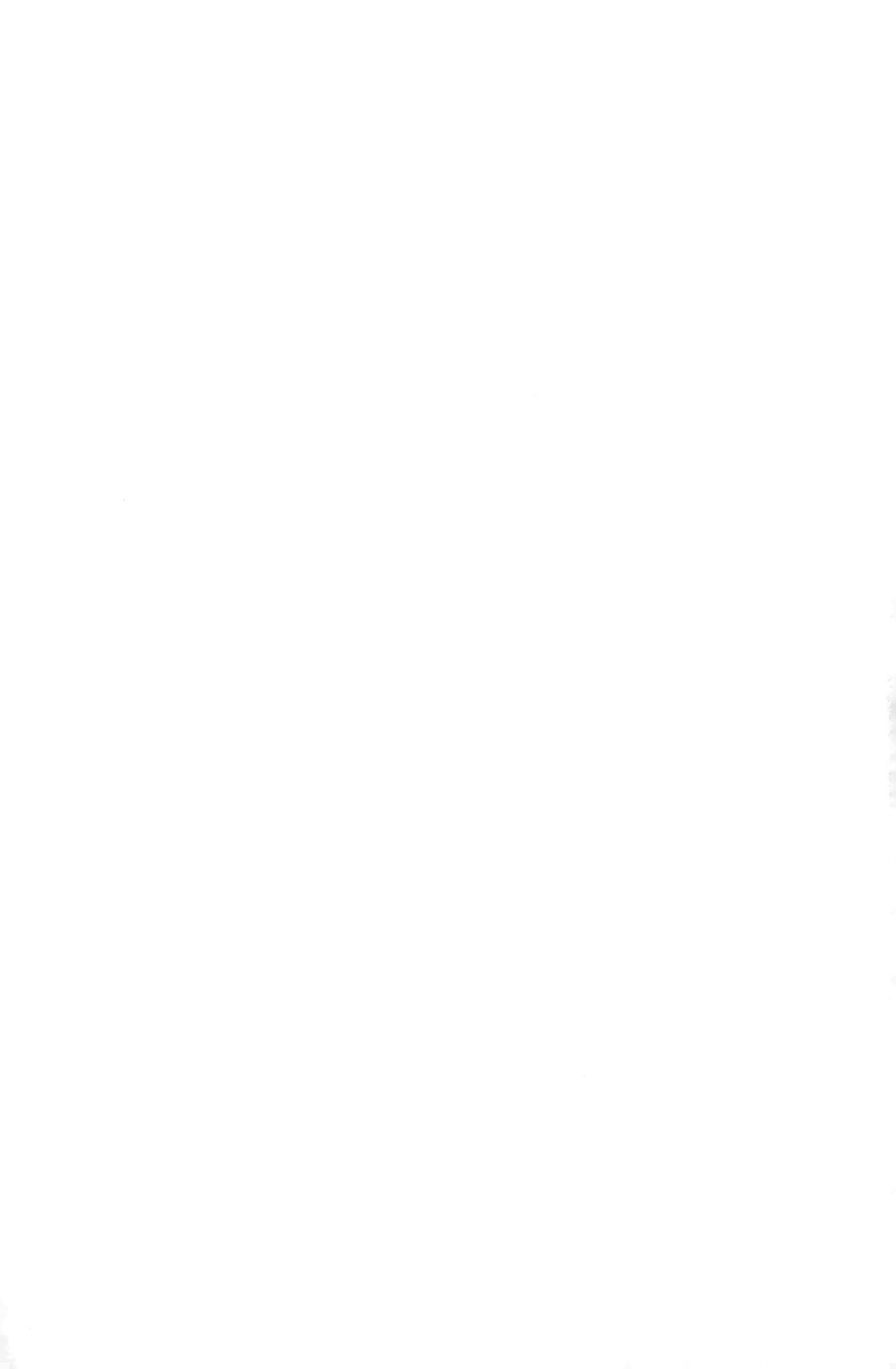

はじめに

「呼吸器内科医」(http://pulmonary.exblog.jp/) というブログを始めたきっかけは、初期研修医の頃に出会ったある患者さんの存在があったからでした。彼は、喀痰から大量のメチシリン耐性黄色ブドウ球菌（MRSA）が検出されている急性呼吸促迫症候群（ARDS）の状態でした。最大限の治療をさせていただきましたが、それでも重症疾患 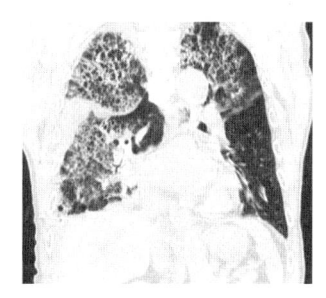 に勝つことはできず、1か月近くに及ぶ闘病生活の末に逝去されました。彼は私の手を握り、「同じように苦しむ人たちを救ってあげてほしい」とおっしゃいました。

その言葉の後押しがあって、私は呼吸器内科医になりました。彼に恥じぬよう日々勉強しなければならないと決意し、私はブログで自分の勉強した足跡を残すことを思いつきました。それを見ることで他の医師が知識をシェアできるのではないかという思いもありました。何よりそれが最終的に患者さんの幸せにつながるのであれば、私にとって本望でした。ブログを更新するたびに兜の緒を締めるために、ブログのトップページにはいつもその患者さんが闘病した証である胸部CT写真を掲載しています。本書の表紙は、実はその写真をモチーフにしたものです。

本を執筆してみないかと提案されときは、7年目の医師である自分が何を世に送り出せるのか、非常に戸惑いました。しかし、私のブログで反響が大きかったのは、臨床で悩むジレンマであることに気付きました。長く医療の世界に足を踏み入れていると、ふと気付くことがあります。それは、悩むことに慣れてしまう医療従事者が多いことです。悩まなくなってしまうと、患者さんへの医療はその温度を失ってしまいます。この本は、色々な悩みにぶつかっているであろう呼吸器科医に向けて書いたものです。ひいてはこの本が苦しむ患者さんへの一助となれば心よりうれしく思います。なお、議論が分かれるような内容に言及している項目が少なからずあります。あくまで筆者の一意見としてご笑覧いただければ幸いです。

この本を執筆するにあたり、私のブログに共感し出版まで尽力いただいたシーニュ社の藤本浩喜様に心から御礼申し上げます。そして、医学的な助言をいただいた感染症科医の羽田野義郎先生、産婦人科医の羽田野悠子さん、恩師である西山明秀先生に心より感謝申し上げます。

2013年2月

倉原 優

「寄り道」呼吸器診療　目次

はじめに　iii

A　気管支鏡

1. 気管支鏡時の抗菌薬にエビデンスはあるのか？ ……………… 2
2. サルコイドーシスにおける気管支粘膜血管所見の意義とは？ ……… 6
3. 気管支鏡時のリドカインのエビデンスは？ …………………… 11
4. 気管支肺胞洗浄の方法は？ ……………………………………… 15
5. 経気管支肺生検の方法は？ ……………………………………… 18
6. 気管支鏡の前投薬・鎮静薬は何をどのように使えばよいか？ …… 22
7. 気管支鏡時の出血の対処法にエビデンスはあるのか？ ………… 25

B　酸素療法・人工呼吸

8. 労作時のみの低酸素血症に在宅酸素療法は導入すべきか？ …… 34
9. 酸素療法に対する患者さんの羞恥心を軽減する方法は？ ……… 38
10. 呼吸困難感の評価スケールはどれを使えばよいのか？ ………… 41
11. 鼻腔高流量酸素療法（ハイフローセラピー）のエビデンスは？ …… 45
12. 非侵襲性陽圧換気（NPPV）にウィーニングプロトコールはあるのか？ … 50
13. 高 CO_2 血症の患者さんへの酸素投与はなぜよくないのか？ …… 53

C　感染性肺疾患

14. 結核患者さんの入院期間はなぜ「2か月」なのか？ …………… 60
15. 結核患者さんとどのくらい接触したら自分にも感染してしまうのか？ … 64
16. 非結核性抗酸菌症の治療は本当にやめてもよいのか？ ………… 72
17. 抗酸菌の名前の由来は？ ………………………………………… 76
18. 肺化膿症の抗菌薬の選択と治療期間のエビデンスは？ ………… 79
19. カンジダ肺炎は鑑別に挙げるべきか？ ………………………… 83

| | **20** 市中肺炎にステロイドは使用すべきか? ……………………………………… 87 |

| D | 閉塞性肺疾患 |

	21 気管支喘息に対する吸入ステロイド薬はどれを使用したらよいのか?………… 96
	22 気管支喘息に対する吸入ステロイド薬はいつまで続けたらよいのか? …… 105
	23 妊婦・授乳婦の気管支喘息治療のエビデンスは? ………………………… 110
	24 気管支喘息発作に対する全身性ステロイドの最適量は? ………………… 115
	25 気管支喘息発作に対するアミノフィリンの点滴は危険なのか? ………… 124
	26 患者さんへの吸入手技の指導はどのようにするのか? …………………… 128
	27 吸入補助器具(スペーサー、チャンバー)はどれを使用したらよいのか? … 132
	28 慢性閉塞性肺疾患(COPD)の急性増悪に対する 全身性ステロイドの最適量と治療期間は? ………………………………… 137
	29 慢性閉塞性肺疾患(COPD)の急性増悪に対する 抗菌薬のエビデンスは? …………………………………………………… 142

| E | 間質性肺疾患 |

	30 慢性間質性肺疾患の患者さんに外科的肺生検は必要か? ………………… 150
	31 特発性間質性肺炎やサルコイドーシスで特定疾患申請する意味は? …… 157
	32 ばち指で知っておくべきことは何か? …………………………………… 162
	33 胸部CTにおける蜂巣肺の定義とは? …………………………………… 169
	34 関節リウマチによる慢性間質性肺疾患とメトトレキサートによる 薬剤性肺障害は鑑別可能か? ……………………………………………… 175

| F | アレルギー性肺疾患 |

| | **35** アレルギー性気管支肺アスペルギルス症の診断基準の歴史とは? ……… 190 |
| | **36** アレルギー性気管支肺アスペルギルス症の治療におけるステロイドの
量や治療期間のエビデンスは? …………………………………………… 197 |

37	アレルギー性気管支肺アスペルギルス症の治療で抗真菌薬やオマリズマブの位置付けは?	200
38	亜急性過敏性肺炎に対するステロイド治療は妥当か?	204
39	慢性過敏性肺炎の治療にエビデンスはあるか?	207

G 塵肺

40	石綿健康被害に対する各種救済制度への申請はどうしたらよいのか?	216
41	じん肺の大陰影と肺癌を区別できるか?	227

H 胸膜疾患

42	胸腔ドレーンを固定する際はどのように縫合するのがベストか?	234
43	胸腔ドレーン抜去は深吸気時? あるいは深呼気時?	237
44	胸腔ドレーン抜去前のクランプテストにエビデンスはあるのか?	240
45	自然気胸に対する胸腔ドレナージの最適な持続吸引圧は?	244
46	胸膜癒着術の方法は?	247
47	再膨張性肺水腫を予防するためのエビデンスはあるのか?	255

I 肺癌

48	肺癌の検査をしたあとに治療をしないことは妥当か?	264
49	肺結節影を患者さんにどう説明するべきか?	267
50	抗癌剤による脱毛を理解しているか?	271
51	癌患者さんに余命を伝えるべきか?	277
52	癌患者さんの気道狭窄にステントはいつ入れるべきか?	282
53	抗癌剤の血管外漏出による皮膚障害に対する治療のエビデンスは?	285
54	胸水中の腫瘍マーカーを測定する意味はあるのか?	292
55	放射線肺炎に対するステロイド治療のエビデンスは?	298

J 高齢者・終末期

56 誤嚥リスクのある患者さんの食事の可否をどう判断するか? ……………… 306

57 終末期の患者さんの人工呼吸器は取り外せるか? ……………………… 309

58 癌以外の呼吸困難感にモルヒネを使用してよいか? …………………… 313

59 死前期の患者さんに大量の酸素投与は必要か? ………………………… 317

K その他

60 鎮咳薬で最も効果的なものは? ……………………………………………… 324

61 去痰薬の使い分けは? ………………………………………………………… 332

62 喀痰の色は重要か? …………………………………………………………… 337

63 喀痰検査をしたくても喀痰が採取できないときは? ……………………… 342

64 喀血時に冷罨法は効くのか? ………………………………………………… 346

65 肺超音波検査の正常所見は? ………………………………………………… 349

66 肺超音波検査で使用する専門用語は何を押さえておくべきか? ………… 352

67 気胸の肺超音波所見は? ……………………………………………………… 356

68 間質性肺疾患、慢性閉塞性肺疾患(COPD)、気管支喘息の
肺超音波所見は? ……………………………………………………………… 359

69 呼吸器感染症の肺超音波所見は? …………………………………………… 362

70 急性呼吸促迫症候群(ARDS)の肺超音波所見は? ……………………… 365

71 打診に本当に意味はあるのか? ……………………………………………… 368

72 聴診所見の国際的分類や定義はあるのか? ………………………………… 371

73 過換気症候群にペーパーバッグ療法はだめなのか? ……………………… 375

74 吃逆の治療のエビデンスは? ………………………………………………… 379

75 医学論文を継続的に読む方法は? …………………………………………… 387

76 呼吸器内科医が読むべき医学雑誌は? ……………………………………… 390

77 なぜ「寄り道」呼吸器診療なのか? ………………………………………… 394

Tips（コラム）

- Gram 染色の考案者 — Hans Christian Joachim Gram ……… 30
- Clara 細胞の発見者 — Max Clara ……………………………… 56
- Saccomanno 法の考案者 — Geno Saccomanno ……………… 94
- Pancoast 腫瘍の提唱者 — Henry Khunrath Pancoast ……… 146
- Hoover 徴候の提唱者 — Charles Franklin Hoover …………… 186
- Charcot-Leyden 結晶の提唱者 —
  Jean-Martin Charcot & Ernst Victor von Leyden ………… 212
- Curschmann らせん体の提唱者 — Heinrich Curschmann ……… 231
- Masson 小体の提唱者 — Claude L. Pierre Masson …………… 261
- Mendelson 症候群の提唱者 — Curtis Lester Mendelson ……… 302
- Wegener 肉芽腫症の提唱者 — Friedrich Wegener …………… 320

付録

吸入薬一覧　397
　・吸入ステロイド薬　397
　・吸入 β_2 刺激薬　398
　・吸入ステロイド薬/β_2刺激薬 配合薬　399
　・吸入抗コリン薬　399
吸入補助器具一覧　400

索引　401

A
気管支鏡

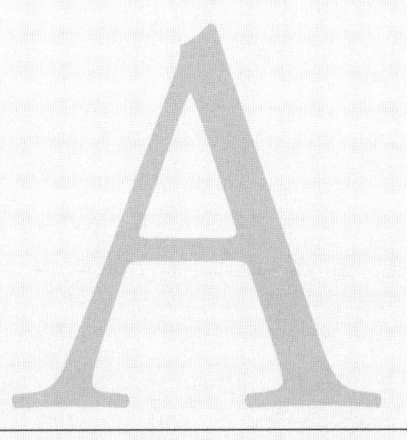

1 気管支鏡時の抗菌薬にエビデンスはあるのか？

　時に、気管支鏡後に発熱をきたす患者さんがいると思います。特に気管支肺胞洗浄（BAL）を行った場合に発熱をきたしやすいとされており、その注入量に依存するという報告もあります。

　　Rennard SI, et al. Bronchoalveolar lavage : performance, sampling procedure, processing and assessment. Eur Respir J Suppl. 1998 Mar ; 26 : 13S-15S.

　これは、BAL 注入後に肺胞からのサイトカインが流出することで起こる発熱とされており、感染症ではないと考えられています。

　　Krause A, et al. Cytokines derived from alveolar macrophages induce fever after bronchoscopy and bronchoalveolar lavage. Am J Respir Crit Care Med. 1997 May ; 155(5) : 1793-7.

　気管支鏡は呼吸器科医であれば日常的に行う検査ですが、臨床試験やエビデンスの開拓が進まない領域でもあります。気管支鏡時に全例に抗菌薬を投与している病院は耳にしたことがありませんが、施設によっては、光線力学的療法やBAL 症例で検査後に抗菌薬を予防的に投与している場合もあります。また個々の患者さんの状況に応じて主治医の判断で抗菌薬投与が行われていることもあるでしょう。しかしながら、この抗菌薬投与にはたしてどれくらい意義があるのかと疑問をもつ呼吸器科医は少なくありません。

ガイドライン

　気管支鏡時の抗菌薬について言及しているガイドラインは、たとえばイギリス胸部疾患学会（BTS）のものがあります。

　　The British Thoracic Society Bronchoscopy Guideline Committee : a sub-Committee of the Standards of Care Committee of the British Thoracic Society. Thorax. 2001 Mar ; 56 Suppl 1 : i1-21.

　気管支鏡における処置に関するガイドラインは 2011 年に同学会から発表されていますが、ベーシックな気管支鏡のガイドラインは 2013 年発表予定です。このガイドラインによれば、脾摘後、人工弁装着後、細菌性心内膜炎の既往のある場合など特殊な患者さん以外では抗菌薬の予防投与は不要とされています。

　ちなみに、日本呼吸器内視鏡学会からもガイドライン（指針）が出ていますが、「気道が閉塞や狭窄している症例での肺生検や肺胞洗浄などの検査後は、気道粘膜の浮腫による閉塞・狭窄の増悪によって感染を引き起こすことがあるので

抗生剤の投与を考慮する必要がある」と記載されています。この根拠は特に記載されていません。私個人としては、このメカニズムは理解できるものの臨床的妥当性については議論の余地があると思います。

> 日本呼吸器内視鏡学会安全対策委員会編．気管支鏡診療を安全に行うために．日本呼吸器内視鏡学会．2010．

臨床試験

やや古い論文ですが、抗菌薬投与によって気管支鏡後2日目の発熱が有意に抑えられたとする報告があります。しかしながら感染のアウトカムについて差はみられておらず、抗菌薬を投与する意義は乏しいと結論付けられています。

> 坂英雄ら．気管支鏡および気管支造影後の発熱に対する抗生物質予防投与の検討．呼吸と循環．1992；40(11)：1105-8．

また、3日間の抗菌薬投与が気管支鏡後の感染を抑えられるかどうかを検討した試験があります。患者さんをアジスロマイシン（500 mg/日）、セフカペン ピボキシル（300 mg/日）、抗菌薬投与なしの3群にランダムに割り付けたものです。310人の患者さんのうち9人（2.9%）が気管支鏡後に気道感染を発症しました。感染を起こした患者さんは全例気管支鏡時に肉眼的な異常所見がみられ、感染を起こした患者さんのうち60%が非治療群、26.7%がセフカペン ピボキシル群、13.3%がアジスロマイシン群でした。アジスロマイシン群のほうが非治療群よりもやや感染率が低い傾向にありましたが、統計学的に有意差はみられませんでした（p＝0.06）。

> Kanazawa H. Efficacy of azithromycin administration in prevention of respiratory tract infection after bronchoscopic biopsy : A randomized, controlled trial. Respirology. 2007 Jan；12(1)：70-5.

韓国からの報告で、気管支鏡を行う30分前にアモキシシリン/クラブラン酸を内服して、気管支鏡後の発熱や肺炎の頻度を検証した論文があります。143人をランダムに2群（抗菌薬予防投与群、無治療群）に割り付けたところ、発熱に群間差はみられませんでした（抗菌薬予防投与群：25.4%、無治療群26.6%、p＝1.00）。肺炎の発症率にも差はみられませんでした（抗菌薬予防投与群：1.5%、無治療群4.7%、p＝0.34）。白血球数やCRP、そのほかサイトカインなども評価されましたが、抗菌薬の予防投与によってその上昇を抑制する効果は確認されませんでした（図A-1）。

> Park JS, et al. Impact of antibiotic prophylaxis on postbronchoscopy fever : a randomised controlled study. Int J Tuberc Lung Dis. 2011 Apr；15(4)：528-35.

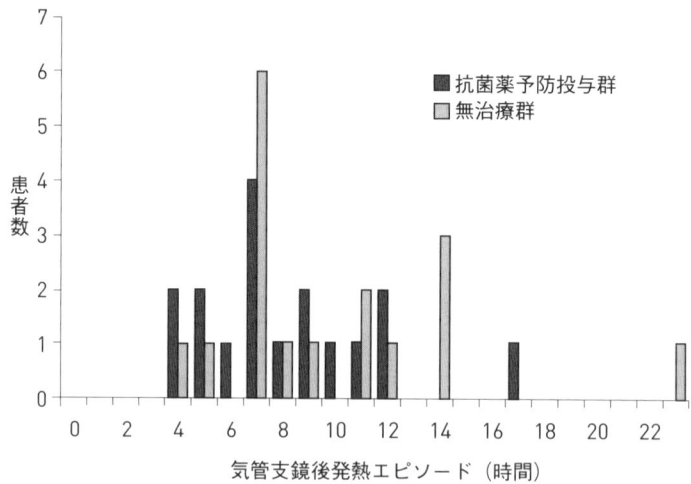

図A-1 抗菌薬の予防投与を行った場合と行わなかった場合の気管支鏡後の発熱患者数
Park JS, et al. Impact of antibiotic prophylaxis on postbronchoscopy fever : a randomised controlled study. Int J Tuberc Lung Dis. 2011 Apr ; 15(4) : 528-35. より引用

　世界的に最も規模の大きな臨床試験としては、48施設において4942人を前向きに検討した日本の試験（J-BRONCHO）があります。予防的抗菌薬投与の傾向スコア（propensity score）によってマッチされたコホートを解析に用いました。予防的抗菌薬の投与は1672人（33.8％）で行われ、治療的抗菌薬の投与は145人（2.9％）、感染症発症は107人（2.2％）に確認されました。コホート3520人において、予防的抗菌薬投与の治療的抗菌薬投与のオッズ比は0.83（95％信頼区間0.54～1.27）、感染症発症のオッズ比は1.00（95％信頼区間0.61～1.63）とその有用性は見出せませんでした。そのため、予防的抗菌薬は意味がないと結論付けています。

　　Saka H, et al. Prophylactic Use Of Antibiotics Is Not Effective In Prevention Of Infectious Complications AfterDiagnostic Flexible Bronchoscopy : J-Broncho Study. Am J Respir Crit Care Med. 2011 ; 183 : A4617.

　気管支鏡時の抗菌薬使用に関して、現時点で有用なエビデンスはありません。しかしながら、気管支鏡が口腔内常在菌を末梢気道に押し込んでしまうことで肺炎を誘発するようなことが懸念される状況、あるいは気管支狭窄がみられ処置後に閉塞性肺炎を惹起する可能性が高いと想定される場合には、抗菌薬は投与してもよいかもしれません。また、超音波気管支鏡下リンパ節生検（EBUS-TBNA）後に重篤な縦隔炎をきたす症例が報告されていますので、リスク因子が明らかになれば抗菌薬を予防投与するという選択肢も出てくるかもしれません。

Parker KL, et al. Severe mediastinal infection with abscess formation after endobronchial ultrasound-guided transbrochial needle aspiration. Ann Thorac Surg. 2010 Apr ; 89(4) : 1271-2.
栗本典昭ら．EBUS-TBNA 後に生じた縦隔炎（縦隔リンパ節炎）の1例．日呼吸会誌．2011；49(8)：588-91.

しかし，投与しやすい経口第3世代セフェムなどに飛び付くのは私個人としては反対です．また，予防投与によって肺炎が起こらなかった場合や，予防投与をせずに肺炎を発症した場合に，「やはり抗菌薬は使用すべきだ」という個と全を混同した意見をもつことは，臨床医としては短絡的だとも思っています．

POINT ────────────────────────────!
✔ 気管支鏡時の抗菌薬の使用は，現時点で有用なエビデンスはなく，ルーチンに投与する意義は乏しい．
✔ リスクの高い患者さんには気管支鏡後に抗菌薬を投与してよいかもしれない．

2 サルコイドーシスにおける気管支粘膜血管所見の意義とは?

　気管支鏡を行っている際、画面に映し出された血管増生をみて「この所見はいかにもサルコイドーシスらしい」と口にすることもあるかと思いますが、この発言にははたしてどの程度の意義があるのでしょうか。

　確かに、サルコイドーシス疑いの患者さんに対して気管支鏡を行うと、気管支粘膜の血管増生を観察することがあります。サルコイドーシスの診断基準では、気管支鏡所見の項目に以下の3つが記載されています。

①網目状毛細血管怒張（network formation）
②小結節
③気管支狭窄

　　サルコイドーシスの診断基準と診断の手引き― 2006. 日サ会誌. 2007；27(1)：89-102.

　サルコイドーシス患者さんの約半数に肉眼的異常所見がみられるとされています。そして、たとえ気管支粘膜に異常がなくとも気管支生検で陽性所見が出ることがわかっています。およそ60％の症例で、気管支生検で肉芽腫所見が得られるとされています。

　　Torrington KG, et al. Endobronchial disease and racial differences in pulmonary sarcoidosis. Chest. 1997 Mar；111(3)：619-22.
　　Shorr AF, et al. Endobronchial biopsy for sarcoidosis：a prospective study. Chest. 2001 Jul；120(1)：109-14.

　胸部CT検査における気管支壁肥厚の所見が、サルコイドーシスの気管支粘膜所見を高率に同定できるという報告もあります。

　　Lenique F, et al. CT assessment of bronchi in sarcoidosis：endoscopic and pathologic correlations. Radiology. 1995 Feb；194(2)：419-23.

　では、実臨床でどういった肉眼的所見がどの程度得られるかと言いますと、網目状血管増生が最も高率に観察されるようです。自験例45人において網目状血管増生が34人（75％）と高率にみられたという報告があります。顆粒状粘膜変化は網目状血管増生に伴って観察されることが多く、14人（31％）にみられました。小結節形成は10人（22％）にみられ、7人（15％）は正常粘膜所見でした。網目状血管増生と顆粒状粘膜変化は若年のサルコイドーシス患者さんにみられることが多く、小結節形成や正常粘膜所見は中高年層に多くみられたと報告さ

れています。

　市川洋一郎ら．サルコイドーシスの気管支内視鏡所見：45例のまとめと特徴的気管支病変の呈示．気管支学．1988；10(4)：378-84．

　また、114人のサルコイドーシス患者さんの気管支鏡所見を観察した報告では、細血管増生所見は、レントゲン病期0期では13人中9人（63%）、I期では50人中45人（90%）、II期では45人中41人（91%）、III期では6人中5人（83%）で観察されました。細血管増生所見は両側肺門リンパ節腫脹とは臨床経過が一致しませんでした。ただ、気管支内の結節性病変はリンパ節腫脹の改善に一致して消失あるいは軽快しました。

　松岡緑郎ら．サルコイドーシスの気管支鏡所見およびその経時的変化の検討（治療過程における気管支鏡所見）．気管支学．1988；9(4)：340-5．

　1994年の日本の文献では、66人の自験例をもとに気管支鏡所見を5分類に分けています。すなわち、1型：正常所見、2型：軟骨輪を越えた粘膜血管増生（2a型：血管増生増加のみ、2b型：不正な血管）、3型：サルコイド結節、4型：気管支粘膜プラーク、5型：気管支壁の不整、です。1型が16.7%、2型が63.6%、3型が28.8%、4型が10.6%、5型が10.6%でした。この報告でも63.6%と高率に血管所見がみられていることがわかります。

　土屋匠，荻原正雄．サルコイドーシスの気管支鏡所見と型分類．日本臨牀．1994；52(6)：1535-8．

　1981年に101人のサルコイドーシス患者さんに対する気管支鏡所見をまとめたものがありますが、その論文では気管狭窄がみられたのが26%、結節性病変は64%、血管増生は38%、粘膜浮腫は55%でした。この論文では血管所見の頻度はやや低いという結果でした。

　Armstrong JR, et al. Endoscopic findings in sarcoidosis. Ann Otol. 1981 Jul-Aug；90(4 Pt 1)：339-43．

なぜ血管増生が起こるのか

　近年の文献に目を向けてみると、2009年の *CHEST* の論文が有名です。この論文には気管支粘膜における結節性病変の機序が記載されています。形態学的には、まず全身の炎症が気管支粘膜に波及し、発赤や肉芽腫を形成します。これが進行すると、さらに結節性の病変が明らかとなり cobblestone appearance（図A-2）となります。この *CHEST* の論文に言及されているのは主に粘膜のプラークや結節性病変が主体で、血管増生についてはさほど大きく取り上げられていません。

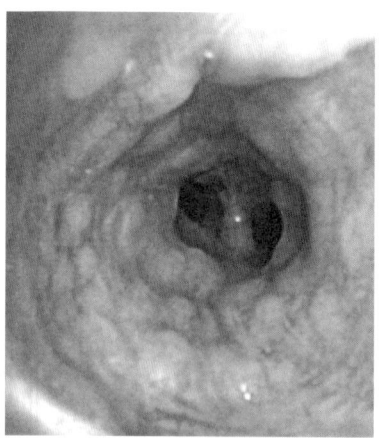

図A-2 cobblestone appearance
Polychronopoulos VS, et al. Airway involvement in sarcoidosis. Chest. 2009 Nov；136(5)：1371-80. より引用

Polychronopoulos VS, et al. Airway involvement in sarcoidosis. Chest. 2009 Nov；136(5)：1371-80.

　気管支のサルコイドーシスが進行すると、有意に気管支が狭窄し、慢性間質性肺疾患のように牽引性気管支拡張所見も出現します。図A-3に示す胸部CT画像はサルコイドーシスの50歳女性で、ボリュームレンダリング法による気管支所見では狭窄（長い矢印）と牽引性気管支拡張（短い矢印）が観察されています。

　Nunes H, et al. Imaging of sarcoidosis of the airways and lung parenchyma and correlation with lung function. Eur Respir J. 2012 Sep；40(3)：750-65.

　少し古いのですが、1987年の日本呼吸器内視鏡学会における発表では、サルコイドーシス患者さん32人を検証してサルコイドーシスにおける気管支粘膜血管異常がどのように成り立っているかを考察したものがありました。

　具体的には、まず気管支軟骨輪間の気管支粘膜の中央に軟骨輪に平行して1本の太い血管があり、そこから直角方向に多数の細い血管が分岐し軟骨輪上の粘膜下で隣接する血管と吻合した結果、網目状に見えるのではないかと考察されています（図A-4）。この拡張血管は本来粘膜下で構成される血管が拡張したものであり、その原因はリンパ節腫脹であると考えられます。走行が不整な血管増生は、サルコイド結節を中心に広がるものがほとんどでした。

　三宅川登ら．肺サルコイドーシスの気管支粘膜血管の異常に関する気管支鏡的検索．特にその成り立ちについて(Bronchial vessels)．気管支学．1987；9(増刊)：75.

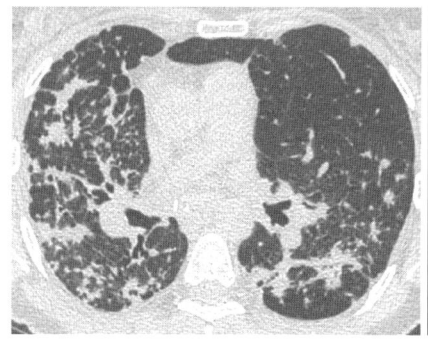
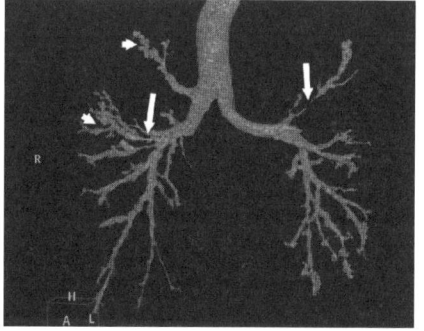

図A-3 気管支拡張をきたしたサルコイドーシス
Nunes H, et al. Imaging of sarcoidosis of the airways and lung parenchyma and correlation with lung function. Eur Respir J. 2012 Sep ; 40(3) : 750-65. より引用

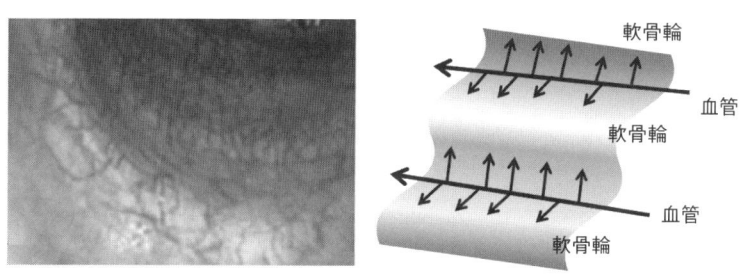

図A-4 サルコイドーシスの血管増生の成り立ち

　2種類の血管（動脈系と静脈系）に分けて論じた報告もあります。すなわち気管支動脈系と気管支静脈系の2種類です。鮮紅色の血管が周囲に放射状に広がりネットワークを形成しながら網目を形成していき、主気管支では3〜4軟骨輪の範囲に及び、新たなネットワークへ移行していきます。サルコイドーシスにおける血管増生の多くはこの分布パターンで、気道への出現様式から気管支動脈由来と推定されます。紫紅色でやや太く、上皮の不透明感がみられ、網目形成が顕著でない血管所見も少数混在し、これはおそらく気管支静脈系と考えられます。
　小林英夫. サルコイドーシスと気管支鏡：実地的視点から. 気管支学. 2005 ; 27(1) : 7-11.

　過去の報告をみる限りは、サルコイドーシスにおける気管支粘膜の血管増生は60〜80％と頻度が高いものと思われます。この血管増生は、リンパ節腫脹の軽快によっても改善しないという報告もあるため、局所的リンパ節腫脹に由来する

かどうかはまだ結論が出ておりません。健常者とサルコイドーシス患者さんを含めて感度や特異度を導き出すような試験を組まない限り、サルコイドーシス患者さんにおいて血管増生が特異的な所見かどうかは断言できません。血管増生は咳嗽などによっても偽陽性所見を呈することがあるため、サルコイドーシスの診断を行ううえで、参考所見程度にとどめておくほうが無難かもしれません。

POINT ─────────────────────────────────!
- ✔ サルコイドーシスにおける気管支粘膜の血管増生は60～80%と頻度が高い。
- ✔ サルコイドーシスにおける気管支粘膜の血管増生は、局所リンパ節腫脹に由来する側副血行路の発達によるものと推察されるが、まだよくわかっていない。

3 気管支鏡時のリドカインのエビデンスは?

　気管支鏡挿入前および挿入後には、局所麻酔薬としてリドカイン（キシロカイン®）を使用することが一般的です。ジャクソン型噴霧器などを用いて4%リドカインで咽頭、喉頭、気管を麻酔し、その後挿入した気管支鏡のチャンネルから2%リドカインを散布して末梢気管支を麻酔する方法が多いと思います。

　ちなみに、ガイドラインごとに差異はありますがリドカインの使用量は7.0〜8.2 mg/kgまでにとどめるべきとされています。検査前のリドカイン吸入を無視すれば、体重50kgの場合だと4%リドカインの上限は10 mL程度、2%リドカインだと上限は20 mL程度となります。リドカインは肝臓で代謝されるため、高齢者や肝障害のある患者さんでは注意が必要です。日本の4%キシロカイン®の添付文書では200 mg（5 mL）以内に抑えるべきと記載されています。

　　Wahidi MM, et al. American College of Chest Physicians consensus statement on the use of topical anesthesia, analgesia, and sedation during flexible bronchoscopy in adult patients. Chest. 2011 Nov；140(5)：1342-50.

　健康な患者さんであっても、リドカインによって死亡を含む重篤な合併症を起こした事例もありますので、注意が必要です。

　　Day RO, et al. The death of a healthy volunteer in a human research project：implications for Australian clinical research. Med J Aust. 1998 May；168(9)：449-51.
　　Horáček M, et al. Lidocaine not so innocent：Cardiotoxicity after topical anaesthesia for bronchoscopy. Indian J Anaesth. 2012 Jan；56(1)：95-6.

気管支鏡挿入前

　ミダゾラムとハイドロコドン投与下の経鼻気管支鏡挿入例で、検査直近15分前のネブライザーによるリドカイン吸入は、生理食塩水吸入（プラセボ群）と比較して、総リドカイン投与量を増やすのみで臨床的に効果がなかったと報告しているランダム化比較試験があります（表A-1）。

　　Stolz D, et al. Nebulized lidocaine for flexible bronchoscopy：a randomized, double-blind, placebo-controlled trial. Chest. 2005 Sep；128(3)：1756-60.

　そのため、そもそも気管支鏡挿入前にリドカインは不要であるという意見もあります。また、気管支鏡前のジャクソン型の局所麻酔スプレーを介した交差感染の危険性が報告されているので、注意が必要です。ベンチュリマスクと同じで、

表A-1 気管支鏡施行前のリドカインの効果

パラメータ	リドカイン群 (n=75)	プラセボ群 (n=75)	p値
咳嗽スコア：医師判断（VAS）	2.5（0〜10）	4（0〜10）	0.062
咳嗽スコア：患者（VAS）	2.5（0〜10）	1.75（0〜10）	0.225
不快感スコア：患者（VAS）	1（0〜10）	1（0〜10）	0.188
気管支鏡中リドカイン投与量	158（41）	157（44）	0.157
総リドカイン投与量	318（41）	157（44.4）	<0.001
ミダゾラム投与量	5.0（4.2）	4.9（2.6）	0.237

VAS：Visual Analogue Scale
Stolz D, et al. Nebulized lidocaine for flexible bronchoscopy : a randomized, double-blind, placebo-controlled trial. Chest. 2005 Sep ; 128(3) : 1756-60. より引用

ベンチュリ効果がその原因ではないかと考えられています。

 Williams OA, et al. Lignocaine spray applicators are a potential source of cross-infection in the anaesthetic room. Anaesthesia. 1993 Jan ; 48(1) : 61-2.
 Bossart P, et al. Venturi atomizers as potential sources of patient cross-infection. J Am J Infect Control. 2003 Nov ; 31(7) : 441-4.

気管支鏡挿入後

 多くの施設では、シリンジを用いてリドカインを0.5〜1 mLずつチャンネルから空気で押し込みながら散布注入する方法がとられていると思います。持続的にリドカインを噴霧できるPW-6C-1（OLYMPUS社）カテーテルなどを使用している施設もあると思います。シリンジを用いた局所麻酔法の場合、術者あるいは介助者がリドカインを散布しますが、標的部位を麻酔するためには術者がリドカイン散布をしたほうがよいかもしれません（阿吽の呼吸があれば介助者の麻酔でよいですが）。

 気管支鏡を受けた49人の検討によれば、気管支鏡中のリドカインの散布によって咳嗽が有意に減少することがわかっています（図A-5）。

 Antoniades N, et al. Topical lidocaine through the bronchoscope reduces cough rate during bronchoscopy. Respirology. 2009 Aug ; 14(6) : 873-6.

 ちなみに日本の気管支鏡施行医は、散布したあとに吸引を早くし過ぎる傾向にあります。リドカインの血中濃度を測定した報告でも、気管支鏡施行中の薬液吸引によるリドカイン吸収率の低下が示唆されています。

 五十嵐孝ら．気管支鏡検査における血中リドカイン濃度．臨床麻酔．1994 ; 18 : 749-52.

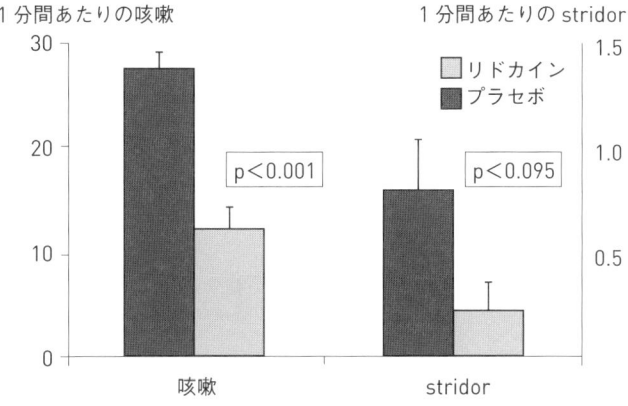

図 A-5　リドカインによる 1 分間あたりの咳嗽と stridor の効果
Antoniades N, et al. Topical lidocaine through the bronchoscope reduces cough rate during bronchoscopy. Respirology. 2009 Aug ; 14(6) : 873-6. より引用

　しかし、気管支鏡中のリドカイン使用量と血中濃度を観察した別の論文では、480〜720 mg の使用によって血中濃度は 1.9〜7.4 μg/mL であったと報告されています。リドカイン中毒とされる濃度に非常に近接しており、呼吸器科医は注意したほうがよいでしょう。

　Labedzki L, et al. Potentially toxic serum lidocaine concentrations following spray anesthesia for bronchoscopy. Klin Wochenschr. 1983 Apr ; 61(7) : 379-80.

　PW-6C-1 カテーテルにおける吸痰できないというデメリットを解決するべく、吸引が可能なカテーテルスプレー法を報告した文献があります。チャンネルからリドカインを噴霧するカテーテルを通してスプレーを行いながら麻酔を行う方法（カテーテルスプレー法）によって、麻酔効果を維持しつつ散布リドカインの量を減少させることができるとされており、シリンジで散布する従来の方法よりも効果的と考えられます（表 A-2）。

　監崎孝一郎ら. 気管支鏡検査局所麻酔時におけるカテーテルスプレー法と従来法の比較. 気管支学. 2007 ; 29(2) : 92-7.

表 A-2　気管支鏡検査時のカテーテルスプレー法による麻酔効果

パラメータ	従来法 (n=14)	カテーテル スプレー法 (n=13)	p 値
年齢（歳）	67.4±10.7	67.4±6.7	NS
体重（kg）	62.1±14.8	58.2±11.3	NS
検査時間（分）	21.2±10.3	18.2±8.5	NS
咳嗽数	62.1±62.5	27.2±36.0	p=0.091
2%を超える SpO$_2$ 低下/時間	19.3±17.6	11.6±9.4	p=0.176
6 回/分を超える心拍数増加/時間	26.9±17.5	22.4±15.8	p=0.496
不快度スコア	6.0±1.8	4.2±2.5	p=0.040
4%リドカイン使用量	11.6±4.5	2.0±0.8	p=0.000

NS：not significant
監崎孝一郎ら．気管支鏡検査局所麻酔時におけるカテーテルスプレー法と従来法の比較．気管支学．
2007；29(2)：92-7．より引用

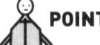
POINT───────────────────!
- 気管支鏡検査時の 4％リドカインの散布は、5 mL 程度の使用にとどめる。
- 気管支鏡検査時にリドカインを使用する際、肝機能障害や高齢者の患者さんでは中毒に留意する必要がある。
- 気管支鏡挿入前のリドカイン吸入に臨床的効果があるかどうかは定かでなく、総リドカイン投与量を増やすだけかもしれない。
- カテーテルスプレー法は、総リドカイン投与量や検査による不快感を減少させることができる可能性がある。

4 気管支肺胞洗浄の方法は?

　気管支肺胞洗浄（BAL）は、施設だけでなく医師間によってもかなり方法が異なります。

　BALの洗浄部位に関しては、びまん性肺疾患では中葉あるいは舌区（S^4、S^5）の洗浄が肺全体を代表しうると考えられています。100 mLのBAL液が100万の肺胞を反映していると考えられています。中葉、舌区は仰臥位で楔入固定がしやすく回収も良好です。好酸球性肺炎や器質化肺炎では、経気管支肺生検（TBLB）に影響を与えないのであれば、可能な限り病変部位を洗浄したほうがよいと思います。良好なBAL検体を得るためには楔入と固定をしっかりと行うことがポイントです。BALの手順を表A-3に示します（図A-6）。

表A-3　BALの手順

1	BAL中のSpO_2は3〜5%低下することが多いため、原則酸素吸入下で実施する（例：3〜5L/分、鼻カニューラ）。
2	BALまでの間、不要な分泌物の吸引は避ける（BAL液への混入を避けるため）。
3	リドカイン（キシロカイン®）はBALの楔入部位に余分に散布しない（細胞数の増加など検査結果の信頼性を損なうおそれがある）。
4	BALを行う部位に、気管支鏡を楔入する。軽く吸引をかけて、虚脱する気管支を確認する。
5	洗浄液の注入、回収に関して、注射用シリンジと気管支鏡のチャンネルの間に短い延長チューブを装着する。
6	吸引用チューブをクランプし、介助者が用手的に注射用シリンジを用いて洗浄液（35〜37℃の無菌温生理食塩水）を50 mLずつ注入し回収する。
7	原則3回（合計150 mL）繰り返す。
8	過度な陰圧は気管支の虚脱を招き回収率が低下するため、吸引圧100 mmHg未満を目標にする。
9	毎回、注入量と回収量を記録し、回収した洗浄液は滅菌ガーゼを通して、無菌カップに入れる。 ※アスベスト小体の定量を行う場合は、滅菌ガーゼを通さずに無菌カップで直混合して提出。 ※肺胞出血の場合、1回目→2回目→3回目の順番に洗浄液が血液色に変化していく。
10	吸引チューブのクランプを解除し楔入解除前に軽く陰圧をかけ、液が出てこないことを確認。楔入解除後も、楔入していた気管支の入口で気管支鏡先端を固定・呼吸し、溢れてくる残存液を十分に吸引する。 ※胸部X線で洗浄部位に一致した異常陰影が残ることがあるが24時間後にはほぼ消失する。

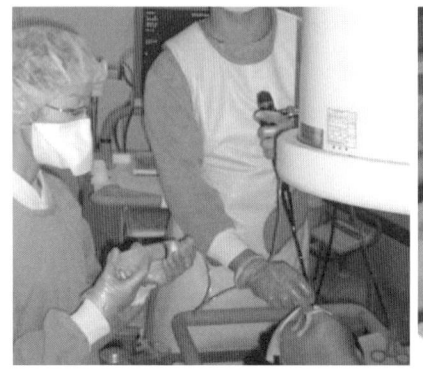
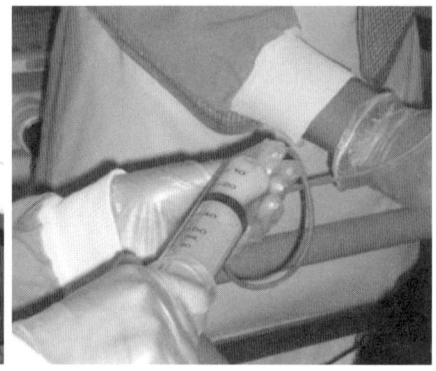

図A-6　BAL検査の実際

　BALの注入量は、アメリカ胸部疾患学会（ATS）ガイドラインでは100 mLを下回らないように、また300 mLを上回らないようにと記載されています。日本では50 mLを3回、合計150 mL注入する方法が主流ですが、欧米では60 mLを4回、合計240 mL注入する施設が多いです。ほかにも、たとえば20 mLずつ少なめに注入して回収を繰り返す手法もあります。

　Sampsonas F, et al. Performance of a standardized bronchoalveolar lavage protocol in a comprehensive cancer center : a prospective 2-year study. Cancer. 2011 Aug ; 117(15) : 3424-33.

　BALの注入速度や回収速度が介助者によってバラバラですが、あまりにもスピーディにやってしまうと、注入時に溢れてしまいます。また、吸引が強すぎると早期に虚脱を招いてしまい、回収率が低下します。ATSガイドラインの吸引圧100 mmHg未満というのはなかなか体では覚えられないと思いますが、画面で見えている気管支が虚脱しない程度とされています。度が過ぎない注入と吸引であれば多くの場合は大丈夫なので、あまり意識しなくてもよいかもしれません。

　Meyer KC, et al. An Official American Thoracic Society Clinical Practice Guideline : The Clinical Utility of Bronchoalveolar Lavage Cellular Analysis in Interstitial Lung Disease. Am J Respir Crit Care Med. 2012 May ; 185(9) : 1004-14.

　BALの回収率は50〜75％あれば大丈夫ですが、30％以下だと解析結果の評価が難しくなります。呼吸器科医の間では、回収液が150 mL中100 mLを超えるとなんとなく「うまくいった」という印象があります。もちろん、気管支肺胞上皮癌などで大量のbronchorrheaをきたしている場合には見かけの回収率が上がりますので、過大回収されることもあるとは思います。余談ですが、個人的に

は気管支肺胞上皮癌の患者さんのBALで一度だけ回収率が100%を超えたことがあります。

　BAL後は残存液によって中葉・舌区に陰影を残すことがあります。研修医や若手医師は、BAL後の胸部X線を見て「中葉・舌区の肺炎だ！」と慌てないようにしましょう。もちろん、気管支鏡後に肺炎を起こすこともあるので、注意してもし過ぎることはありません。

　BAL注入後は肺胞からのサイトカインに由来して発熱をきたしやすいとされており、その注入量に依存するという報告もあります。

　Rennard SI, et al. Bronchoalveolar lavage : performance, sampling procedure, processing and assessment. Eur Respir J Suppl. 1998 Mar ; 26 : 13S-15S.

POINT ―――――――――――――――――――――――!

✔ BALの手順を理解する。
✔ 日本と海外ではBALの注入量が異なる。
✔ BAL注入後は発熱をきたしやすいので注意する。

5 経気管支肺生検の方法は?

　経気管支肺生検のことを、TBLB（transbronchial lung biopsy）と言います。TBB（経気管支生検：transbronchial biopsy）と混同することが多いので、まず定義の確認をしましょう。

　TBB（経気管支生検：transbronchial biopsy）とは、鉗子を用いて病巣組織を直接採取することです。すなわち、相手は肺組織ではなく病巣です。そのため"lung"という言葉が付いていないのです。TBLB（経気管支肺生検：transbronchial lung biopsy）とは、びまん性肺疾患の評価を行うために胸膜にやや近い肺組織を採取することを指します。

　腫瘍もびまん性肺疾患もどちらも病巣なのだから、TBLBだけ"lung"が付くのはおかしいと思われるのはもっともです。ただ、びまん性肺疾患の場合、胸部CTで異常所見があるところだけを狙ってTBLBするわけではありません。だから病変部分を採取するとは限りませんので、"lung"が付くのだと理解しています（屁理屈といえば屁理屈なのでしょうが）。いずれにしても、日本では慣習的な意味合いでTBBとTBLBは上記のように分けて使われていることが多いので、特に若い呼吸器科医は違いを意識しておいたほうがよいでしょう。

　TBLBは、患者さんに呼吸のタイミングを協力してもらう必要がある処置です。ただ、この声かけの方法は施設によって驚くほどバラバラです。TBLBの際は気胸のリスクがTBBより高くなりますので、鉗子が胸膜直下にあることをX線透視下で確認しながら行います。正面からの透視で胸膜直下に鉗子があることが確認しやすい B^8a、B^9a、B^2b、B^3a あたりでTBLBを行うことが多いと思います。ただ、確実に胸膜直下かどうか正面像では判断しかねることが多いので、透視台のアームを回転させて接線方向で胸膜直下にあることを確認すべきだと思います（ちなみに海外ではX線透視を行わずにTBLBを行うことも少なくありません）。

　TBLBの方法や声かけにはエビデンスはありません。私はカップ型あるいは鰐口タイプの鉗子を用いて、表A-4、図A-7のようにTBLBを施行しています。気管支鏡の術者が鉗子の出入りを操作し、介助者が鉗子の開閉を行う状況を想定してください。バーチャル気管支鏡などを用いない場合、術者はどこの枝に入れるか数パターン試行することがありますので、基本的に鉗子の出し入れは術者がす

表 A-4 TBLB の手順

1	アーム付 X 線透視台を回転させて接線方向で胸膜直下に鉗子が到達することを確認しつつ、胸膜直下およそ 1 cm までゆっくりと鉗子を閉じたまま進める（細気管支領域の生検ではおよそ 1.5 cm）。このとき、不用意に胸膜まで鉗子を進めないこと。
2	上葉の生検では深吸気、中葉・下葉では軽く吸気を行わせて、息を止めてもらう。ただし下葉の TBLB ではあまり深く息を吸わせない（呼吸性変動が大きいため）。 例：「（患者さんに向かって）大きく吸って〜〜、はい、そこで息を止めてください」
3	鉗子を開く。 例：「（介助者に向かって）鉗子を開いてください」
4	ゆっくりと息を吐いてもらう。 例：「（患者さんに向かって）はい、ゆっくり息を吐いてください。そこで息を止めてください」
5	鉗子をゆっくりと閉じ、肺組織を採取する。この時に頭の中で鉗子をほんの数 mm 進める気持ちで採取する。 例：「（介助者に向かって）鉗子を閉じてください」
6	患者さんに胸痛の有無を確認する。 例：「（患者さんに向かって）いま、胸は痛くないですね？　痛かったら合図してください」
7	その後鉗子を閉じたまま、軽く吸気をしてもらいながらゆっくりと鉗子を引き抜く。 例：「（患者さんに向かって）では、ゆっくり息を吸ってください。はい、楽に呼吸してください」

べきだと思います（介助者との間で標的枝の想定や試行パターンが異なると、検査がうまく進みません）。

　TBLB が上手な同僚の平均 TBLB 時間を測定してみましたが、1 回の TBLB あたり約 13 〜 15 秒でした。早ければ 10 〜 12 秒くらいで実施可能かもしれません。TBLB に時間がかかると、患者さんの呼吸が維持できないので手順 1 → 7 までの声かけをすばやく行うことが重要になります。

　生検する部位が胸膜直下である理由は、病理学的に細気管支肺胞領域を採取するほうが診断的利点が多いからです。X 線透視下で胸膜直下に鉗子があることを確認するのはそのためです。また、呼気時に検体を把持する理由は、吸気時に比べると採取量が増えることなどが挙げられますが、確証があるわけではありません。最後に軽吸気をしてもらって採取する理由は、不要な剪断力が鉗子を引き抜く方向以外にかからないようにするためですが、あくまでそういった考えがあるというだけでこれも医学的に正しいかどうかはわかりません。いずれにしても検体は挫滅するので、肺胞領域まで病理学的に観察したいときは、シリンジなどを

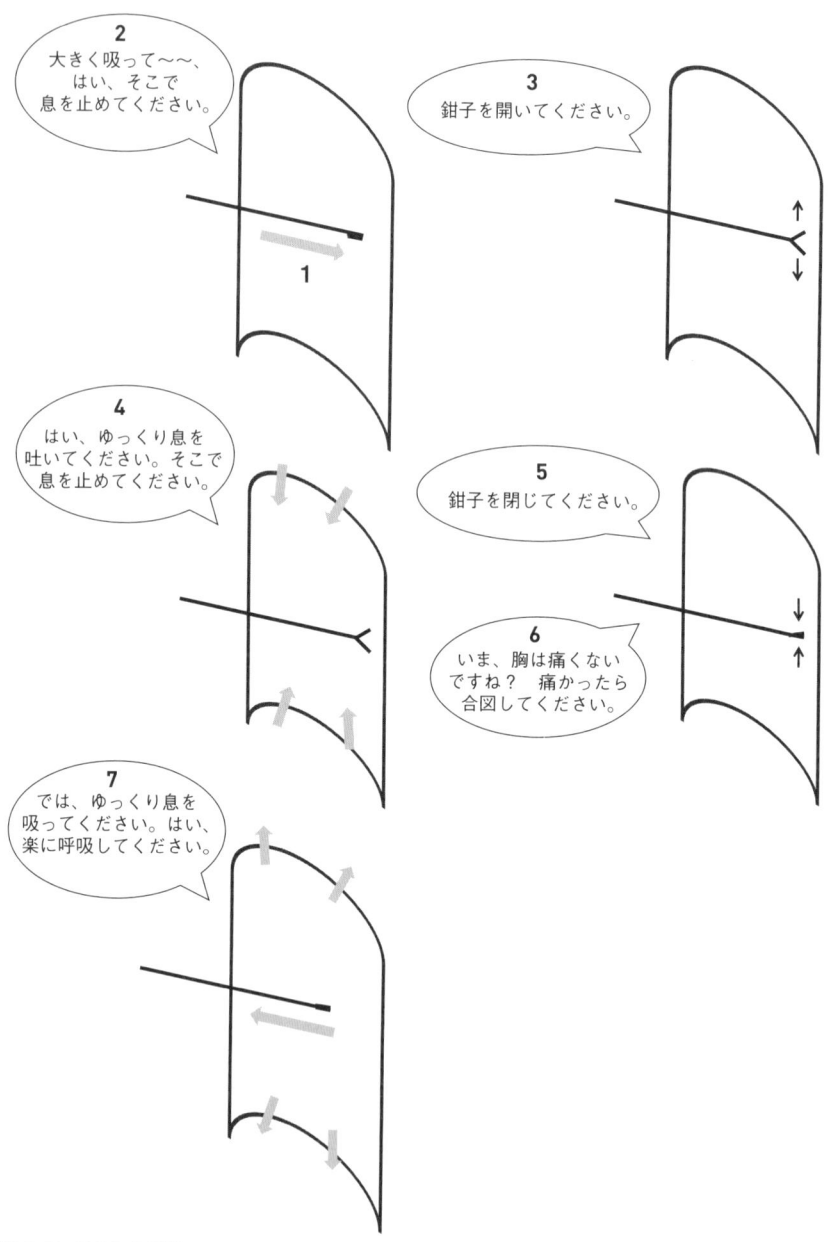

図 A-7　TBLB の手順

利用して陰圧で再膨張させる作業が必要になります。

　日本呼吸器内視鏡学会編. 気管支鏡：臨床医のためのテクニックと画像診断（第2版）. 医学書院. 2008.

 POINT ───!
　✔日本ではTBBとTBLBの用語を使い分けている。
　✔TBLBは透視下で胸膜直下を確認し、患者さんに呼吸の協力をしてもらいながら行う。
　✔TBLBは患者さんの呼吸が維持できるように、1回あたり短い時間で実施すべきである。

6 気管支鏡の前投薬・鎮静薬は何をどのように使えばよいか？

　軟性気管支鏡のガイドラインは、イギリス胸部疾患学会（BTS）から刊行されていますが、すべての気管支鏡を施行するすべての患者さんにおいて前投薬・鎮静薬が推奨されています。2013年にガイドラインが更新される予定です。アメリカ胸部疾患学会（ATS）のガイドラインでもほぼ同様の内容が記載されています。

　Wahidi MM, et al. American College of Chest Physicians consensus statement on the use of topical anesthesia, analgesia, and sedation during flexible bronchoscopy in adult patients. Chest. 2011 Nov ; 140(5) : 1342-50.

　日本では前投薬として硫酸アトロピン、塩酸ヒドロキシジン（アタラックス®）などを使用していた歴史があります。皆さんの施設では何を使用しているでしょうか。実は硫酸アトロピンの使用については議論の余地があり、海外ではむしろ推奨されていない施設が多いのですが、日本の2006年のアンケート調査では実に92％の施設で、2010年のアンケート調査でもまだ70％近い施設でアトロピンが使用されていました。

　Niwa H, et al. Bronchoscopy in Japan : a survey by the Japan Society for Respiratory Endoscopy in 2006. Respirology. 2009 Mar ; 14(2) : 282-9.
　Asano F, et al. Bronchoscopic practice in Japan : A Survey by the Japan Society for Respiratory Endoscopy in 2010. Respirology. 2013 Feb ; 18(2) : 284-90.

　現在では抗コリン薬の使用は推奨されておらず、ハイドロコドンにミダゾラム（ドルミカム®）あるいはプロポフォール（ディプリバン®）を併用した鎮静が最も効果的かつ安全とされています。これは、ここ10年で報告された複数のランダム化比較試験に基づいています。

ランダム化比較試験

　ミダゾラム単独とミダゾラム＋ハイドロコドンのプラセボ対照ランダム化比較試験がありますが、医師、看護師、患者が感じた咳嗽は有意に後者のほうが少なかったという結果でした（表A-5）。

　Stolz D, et al. Cough suppression during flexible bronchoscopy using combined sedation with midazolam and hydrocodone : a randomised, double blind, placebo controlled trial. Thorax. 2004 Sep ; 59(9) : 773-6.

　また、気管支鏡を受けた100人の患者さんに対して、処置5分前にミダゾラム

表A-5 気管支鏡時の鎮静薬：ミダゾラムとミダゾラム＋ハイドロコドンのランダム化比較試験

	ミダゾラム	ミダゾラム ＋ ハイドロコドン	p値
患者数	60人	60人	
処置時間（分）	22（平均10）	21（平均11）	0.570
使用リドカイン量（mg）	173（平均66）	171（平均60）	0.766
使用ミダゾラム量（mg）	4.9（平均2.7）	4.5（平均2.3）	0.309
咳嗽スコア			
医師 VAS	6（0〜10）	3（0〜10）	0.001
看護師 VAS	6（0〜10）	3（0〜10）	0.009
患者 VAS	3（0〜9）	2（0〜8）	0.043

VAS : Visual Analogue Scale
Stolz D, et al. Cough suppression during flexible bronchoscopy using combined sedation with midazolam and hydrocodone : a randomised, double blind, placebo controlled trial. Thorax. 2004 Sep ; 59(9) : 773-6. より引用

（0.05 mg/kg）とプラセボ（生理食塩水）をランダムに投与した比較試験があります。これによれば、気管支鏡施行時間、リドカイン投与量、合併症については両群ともに差はみられませんでした。ただし、収縮期血圧はプラセボ群で有意に高く（p＜0.003）、咳嗽（32％ vs 56％、p＝0.03）や呼吸困難感（2％ vs 34％、p＜0.001）はミダゾラム群で有意に少ないという結果でした。

Rolo R, et al. Sedation with midazolam in flexible bronchoscopy : a prospective study. Rev Port Pneumol. 2012 Sep-Oct ; 18(5) : 226-32.

2009年にはプロポフォール単独とミダゾラム＋ハイドロコドンのランダム化比較試験が行われました。この試験で、プロポフォールの安全性と有効性における非劣性が確認されました。

Stolz D, et al. Propofol versus combined sedation in flexible bronchoscopy : a randomised non-inferiority trial. Eur Respir J. 2009 Nov ; 34(5) : 1024-30.

そして、2011年にプロポフォール単独とプロポフォール＋ハイドロコドンのプラセボ対照ランダム化比較試験の報告があります（表A-6）。医師、看護師、患者が感じた咳嗽は有意にハイドロコドン併用群のほうが少ないものでした（p＝0.011）。

Schlatter L, et al. Propofol versus propofol plus hydrocodone for flexible bronchoscopy : a randomised study. Eur Respir J. 2011 Sep ; 38(3) : 529-37.

これらの試験結果から、ハイドロコドンにミダゾラムあるいはプロポフォールを併用する鎮静法が効果的かつ安全とされました。いまだに多くの日本の施設で

表A-6 気管支鏡時の鎮静薬：プロポフォールとプロポフォール＋ハイドロコドンのランダム化比較試験

	プロポフォール	プロポフォール＋ハイドロコドン	p値
患者数	154人	146人	
気管支鏡施行時間（分）	14（9〜21）	11（7.8〜17）	0.069
咳嗽スコア			
医師 VAS	2.5（1.5〜4.0）	2.0（1.0〜3.0）	0.011
看護師 VAS	2.25（1.0〜6.0）	2.0（1.0〜3.6）	0.031
気管支鏡2時間後の患者 VAS	4.0（2.0〜5.5）	3.0（1.5〜5.3）	0.025
気管支鏡24時間後の患者 VAS	2.0（1.0〜4.5）	2.0（1.0〜4.0）	0.477

VAS：Visual Analogue Scale
Schlatter L, et al. Propofol versus propofol plus hydrocodone for flexible bronchoscopy : a randomised study. Eur Respir J. 2011 Sep ; 38(3) : 529-37. より引用

も使用されている硫酸アトロピンは、気道分泌物は減少させますが咳を減らすことはできず、また循環動態を悪化させる可能性もあります。さらに緑内障や重症不整脈の患者さんには禁忌であるため、使用する意義に乏しいのが現状です。

　Malik JA, et al. Anticholinergic premedication for flexible bronchoscopy : a randomized, double-blind, placebo-controlled study of atropine and glycopyrrolate. Chest. 2009 Aug ; 136(2) : 347-54.

気管支鏡時にレミフェンタニルを使用している施設もありますが、リドカインやプロポフォールが気管支平滑筋のトーヌスを減弱させる一方で、レミフェンタニルは気管支攣縮をもたらす可能性があるため注意が必要です。

　Rogliani P, et al. The influence of propofol, remifentanil and lidocaine on the tone of human bronchial smooth muscle. Pulm Pharmacol Ther. 2013 Jun ; 26(3) : 325-31.

ハイドロコドンは日本では使用されておりませんので、現実的には少量の液体オピオイドを使用している施設が多いように思います。当院では複方オキシコドンを使用しています。ただ、アヘンアルカロイド・スコポラミン注射液（オピスコ®）や複方オキシコドン・アトロピン注射液（ヒコアト）のように抗コリン薬が配合されている商品が多いのが現状です。

POINT
- 気管支鏡時の鎮静は、ハイドロコドンにミダゾラムあるいはプロポフォールを併用する方法が効果的かつ安全である。
- 気管支鏡時の硫酸アトロピン投与は、気道分泌物を減少させるが副作用の観点から使用する意義に乏しいとされている。

7 気管支鏡時の出血の対処法にエビデンスはあるのか?

　気管支鏡時、気管支の入口部を塞いでいるようないかにも扁平上皮癌らしい病変では生検時に多く出血することが予想されます。また、肺アスペルギルス症のような症例でも大量出血を経験したことのある呼吸器科医は多いでしょう。そういった典型的な症例でなくとも、末梢病変の生検で多量の出血をきたすことも経験します。
　大きな鉗子を使うから出血が多くなるのだという意見もあると思いますが、小さな鉗子と大きな鉗子を比較した試験では出血に有意な差はみられないという報告があります。

　Loube DI, et al. The effect of forceps size on the adequacy of specimens obtained by transbronchial biopsy. Am Rev Respir Dis. 1993 Nov ; 148(5) : 1411-3.

　さて気管支から出血したとき、最もよい対処法は何でしょうか。気管支鏡先端を出血部位に楔入して圧迫止血を図る方法でしょうか、あるいは気管支鏡先端を出血部位に楔入して吸引をかけながら保持する方法でしょうか。あるいは、早々にアドレナリンを散布する方法でしょうか。はたして、こういった出血への対処法にエビデンスがあるのでしょうか。

気管支鏡の楔入

　出血した気管支に気管支鏡を楔入して圧迫止血を図ることは理論的に納得できるものではありますが、該当する報告はありません。ただし、出血している枝に確実に楔入できなければ意味がありませんので、画面が赤いからとりあえず楔入するという場当たり的な処置にならないように配慮すべきでしょう。

吸引 vs 非吸引

　止血操作としては、生検後気管支に気管支鏡を楔入したまま吸引をかける方法が多く用いられます。しかしながら、吸引をかけることで末梢気管支に刺激を与え出血が多くなるという意見もあるため、吸引をかけるか否かの判断は施設によってまちまちです。これらについて比較した臨床試験もありません。しかしながら、出血からすでに血餅が形成されている場合には、あえて吸引せず観察のみにとどめるほうがよいでしょう。

体位

　出血が多い場合、出血源を下にする体位が選択されます。しかしながら、血餅が肺の虚脱や無気肺を招くため安易な体位変換のみではよくないという意見もあります。体位についても現時点ではエビデンスはありません。

非薬剤

　別項「喀血時に冷罨法は効くのか？」（→ p.346）でも述べていますが、止血が得られるまで冷やした生理食塩水を気管支に注入し続けるという方法もあります。500 mL 程度の注入で効果が出るとされています。ただし、本当に冷やした生理食塩水が血管を収縮させて止血効果を発揮しているのかは不明です。

Conlan AA, et al. Massive hemoptysis. Review of 123 cases. J Thorac Cardiovasc Surg. 1983 Jan ; 85（1）: 120-4.

　デバイスを使った止血法としては、Endobronchial Watanabe Spigot（EWS）による止血効果が報告されています。EWS は本来、難治性気胸や有瘻性膿胸の気漏を止める目的で開発されたものですが、EWS を使用することで大量喀血の止血に成功した報告もあります。EWS により止血効果が得られる理由は、ほかの気管支塞栓物質と比べて気管支に楔入する圧力が強いためと考えられます。充填 EWS 周囲に血液が凝血することでより閉塞効果を高めることが可能で、こういったタンポナーデ効果も止血効果を高めています。

Dutau H, et al. Endobronchial embolization with a silicone spigot as a temporary treatment for massive hemoptysis : a new bronchoscopic approach of the disease. Respiration. 2006 ; 73(6) : 830-2.

　初期治療が効を奏しない場合、気管支動脈塞栓術（BAE）が適応となります。また事前に BAE をしておくことで、気管支腫瘍からの出血を予防できる可能性も示唆されています。ただ、脊髄動脈塞栓のリスクについては患者さんに十分説明しておく必要があると思われます。気道出血を可能な限り待機的手術へ移行させるための手段として、BAE は現在有効な選択肢となっています。

Chun JY, et al. Radiological management of hemoptysis : a comprehensive review of diagnostic imaging and bronchial arterial embolization. Cardiovasc Intervent Radiol. 2010 Apr ; 33(2) : 240-50.
Suyama H, et al. Bronchial artery embolization before interventional bronchoscopy to avoid uncontrollable bleeding : a case report of endobronchial metastasis of renal cell carcinoma. Intern Med. 2011 ; 50(2) : 135-9.

　また、バルーンカテーテルを挿入して、バルーンで止血を図る方法もあります。Swan-Ganz カテーテルが代替可能とされています。

Saw EC, et al. Flexible fiberoptic bronchoscopy and endobronchial tamponade in the management of

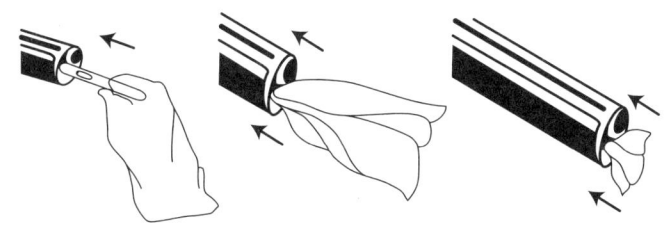

図A-8 酸化セルロース吸収性局所止血剤による止血処置
Valipour A, et al. Bronchoscopy-guided topical hemostatic tamponade therapy for the management of life-threatening hemoptysis. Chest. 2005 Jun ; 127(6) : 2113-8. より引用

massive hemoptysis. Chest. 1976 Nov ; 70(5) : 589-91.
　Jolliet P, et al. Control of massive hemoptysis by endobronchial tamponade with a pulmonary artery balloon catheter. Crit Care Med. 1992 Dec ; 20(12) : 1730-2.

　ほかにも、酸化セルロース吸収性局所止血剤（サージセル®）を使用して止血を図る方法もあります（図A-8）。喀血をきたした76人の患者さんに対して気管支鏡楔入や冷やした生理食塩水を注入する方法が行われ、それでも遷延性の出血が続く56人に対してサージセル®が詰められました。そうすると初期48時間の止血率は100％であったとされています。

　Valipour A, et al. Bronchoscopy-guided topical hemostatic tamponade therapy for the management of life-threatening hemoptysis. Chest. 2005 Jun ; 127(6) : 2113-8.

　教科書的にはYAGレーザーやアルゴンプラズマ凝固などの方法もありますが、報告例はあまり多くありません。

　Freitag L. Interventional endoscopic treatment. Lung Cancer. 2004 Aug ; 45 Suppl 2 : S235-8.
　Cho YJ, et al. Bronchoscopy for bevacizumab-related hemoptysis. Lung Cancer. 2007 Jun ; 56(3) : 465-8.

　超音波ガイド下のガイドシース併用経気管支生検は現在多くの施設で行われていると思いますが、これはガイドシースを気管支に楔入したままで処置を繰り返すことができるため、止血と同時に生検が行える安全性の高い手技であることがわかっています。Kurimotoらの報告によれば中等度の出血は116人中2人のみにみられました。そのため、出血リスクが高い場合にはよい適応となるでしょう。

　Kurimoto N, et al. Endobronchial ultrasonography using a guide sheath increases the ability to diagnose peripheral pulmonary lesions endoscopically. Chest. 2004 Sep ; 126(3) : 959-65.

薬剤散布

　トラネキサム酸を経気道的に散布する方法もあります。たとえばSolomonovらは気管支鏡時の出血2例に対してトラネキサム酸500 mg/5 mLを散布し、止血を試みました。これによって止血が得られました。

　Solomonov A, et al. Pulmonary hemorrhage：A novel mode of therapy. Respir Med. 2009 Aug；103(8)：1196-200.

　出血を予防するために生検前にトラネキサム酸を直接病変内に注入するという方法もあるのですが、これも一つの選択肢になるかもしれません。

　Zamani A. Bronchoscopic intratumoral injection of tranexamic acid：a new technique for control of biopsy-induced bleeding. Blood Coagul Fibrinolysis. 2011 Jul；22(5)：440-2.

　また、アドレナリン（エピネフリン）を出血した気管支に注入・散布する方法があります。簡便で確かに強い止血効果は得られるのですが、致死的な不整脈が起こりうる可能性があるため現時点ではすべての例において推奨されるものではありません。緊急性がある場合や処置後の再出血のリスクが高い場合に使用すべきだと考えます。

　Schaal JV, et al. Intratracheal instillation of epinephrine in life. Minerva Anestesiol. 2011 Jul；77(7)：758.
　Steinfort DP, et al. Potentially fatal arrhythmia complicating endobronchial epinephrine for control of iatrogenic bleeding. Am J Respir Crit Care Med. 2012 May；185(9)：1028-30.

　トロンビンあるいはフィブリノゲン・トロンビンも有効とされています。33人の血痰・喀血患者さんに対して検討された報告があります。少なくとも33人のうち25人できわめて有効であったとされています。

　Tsukamoto T, et al. Treatment of hemoptysis patients by thrombin and fibrinogen-thrombin infusion therapy using a fiberoptic bronchoscope. Chest. 1989 Sep；96(3)：473-6.

手術

　4時間以内に600 mLを超える出血がある場合、手術をしなかった場合の死亡率が91％であったという古い報告があります。当時は大量気道出血に対してBAEという治療はありませんでしたが、現在は手術前に緊急的にBAEを施行することが可能です。ただ、気管支鏡でこれほどの出血をきたすことは気管支動脈瘤や蔓状血管腫を誤って生検しない限りはきわめてまれだと思われます。大量喀血症例に対する手術は最も有効な手段ですが、合併症の発生率や手術関連死亡は依然として高いものです。

　Crocco JA, et al. Massive hemoptysis. Arch Intern Med. 1968 Jun；121(6)：495-8.

大量出血時に、指紋の採取のときに使用される成分でもあるブチルシアノアクリレートを出血源に塗布することですみやかな止血が得られたとする大量出血6例（全例250 mL以上）の報告もあります。

Bhattacharyya P, et al. New procedure : bronchoscopic endobronchial sealing ; a new mode of managing hemoptysis. Chest. 2002 Jun ; 121(6) : 2066-9.

気管支鏡時の出血は90％が5 mL未満という報告もありますので、あまり出合う頻度は高くないかもしれません。ただ、気管支鏡件数が多い病院では大出血をきたす症例に出合うこともありますので、対処法を身に付けておく必要があるでしょう。

Carr IM, et al. Blood Loss during Flexible Bronchoscopy : A Prospective Observational Study. Respiration. 2012 Sep ; 84(4) : 312-8.

POINT

- ✔ 気管支鏡時の出血に対して、気管支鏡を楔入したあと吸引をかけるかかけないかは施設によってまちまちである。
- ✔ 気管支鏡時の重度の出血に対してEWS、BAEなども有効である。手術の選択肢も視野に入れておく。
- ✔ アドレナリン（エピネフリン）の気道内散布は強い止血効果が得られるが、循環器系副作用に注意が必要である。

Tips
Gram 染色の考案者
Hans Christian Joachim Gram (1853-1938)

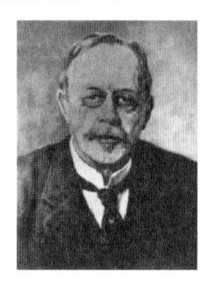

デンマークの Gram が 1884 年に発表した Gram 染色の論文があります。

Gram H. C. Ueber ide isolirte Färbung der Schizomyceten in Schnitt-und Trockenpräparaten. Fortschritte der Medicin 1884；2：185-189.

休日であろうと顕微鏡をのぞきこむ

Hans Christian Joachim Gram は、法学部教授であった Frederik Terkel Julius Gram のもとに 1853 年生まれました。Gram はコペンハーゲン大学生時代、当初植物学を専攻していましたが、ドラマティックな発見や影響を社会に与えるわけではないという点からあまり情熱が湧かなかったと言われています。むしろ、動物学や医学のほうに興味がありました。学生時代はきわめて真面目で、休日であろうと顕微鏡をのぞきこむことに没頭していたそうです。それだけでなく顕微鏡好きが高じて、生涯にわたりひどい近視を患うことになりました。

20 歳になった Gram は、Japetus Steenstrup のもとで 1873 年から 1874 年の 2 年間、動物学を学ぶスタッフとして教室で勉強しました。30 歳になる 1883 年までの間、方々の市民病院で内科研修医として研鑽を積みました。彼が医学に興味をもったのは、そもそも赤血球の研究に興味があったことが理由でしたので、病院に勤務しながら血液学の研究を続けていたと言われています。1882 年には悪性貧血における赤血球の研究結果が認められ、大学からゴールドメダルが授与されました。これはわずか 29 歳での快挙でした。

偶発的に脱色されず残った細菌

Gram は医学とともに微生物学に興味があったため、1883 年にコペンハーゲン大学微生物学部の Salomonsen の研究に加わることになりました。Salomonsen

とは生涯に渡りよい関係であったという記述が多く、手紙も多く残されているそうです。Gram は、Salomonsen の紹介でドイツ・ベルリンの Friedländer の研究所に入りました。そこで Gram は腎臓の管状円柱をいかにして染色するかということを研究しました。当時の腎臓学はほぼ未開拓であったこと、Friedländer の意向も汲む必要があったことがその理由で、微生物学的な目的で円柱染色に没頭したわけではないようです。円柱の染色過程で、偶発的に残った細菌をみつけ現在の Gram 染色を考案するに至りました。

1883 年の同研究所の Friedländer が投稿した論文に、世界初の Gram 染色の記載があります。彼は Gram の偉業を論文内で絶賛しています。そして、Gram は Friedländer が編集をしている雑誌である *Fortschritte der Medicin* に Gram 染色について投稿し、1884 年に冒頭の論文を発表することとなりました。ちなみに Friedländer は、*Klebsiella pneumoniae* の発見者でもあります。

教育主体・現場主義を貫く

その後、Gram は長期休暇をとりヨーロッパを転々としたそうです。休暇ののち、数か月間ストラスブールの薬理学の研究所で仕事をしています。仲のよかった Friedländer は 1887 年に肺結核で逝去し、Gram がベルリンを離れてから再会することはなかったといいます。

コペンハーゲンに戻った Gram は、研究をやめて患者さんの治療に専念しました。そして 1889 年に Louise I. C. Lohse と結婚、1891 年にはコペンハーゲン大学薬学部教授に任命されました。1892 年にロイヤルフレデリクス病院の内科チーフとなりました。薬局方委員会の議長も兼任しており、当時の医学部教育・細菌学において Gram を知らぬ者はいませんでした。47 歳の時にコペンハーゲン大学医学部教授職に推挙されたものの、これを辞退しました。

教育主体・現場主義を貫き通した Gram は 1923 年に 70 歳を迎え、多くの職を辞任し、事実上現場から退くこととなりました。そして 1938 年 11 月 14 日、妻 Louise に見守られ逝去しました。

現在においても Gram 染色は、さまざまな変法をもちながらも不動の地位を確立しています。

B

酸素療法・人工呼吸

8 労作時のみの低酸素血症に在宅酸素療法は導入すべきか?

　在宅酸素療法は、ご存知のとおり動脈血液ガス分析で PaO$_2$ 55 Torr 以下の患者さんや、60 Torr 以上あっても労作時に低酸素血症をきたす場合、あるいは肺高血圧症の患者さんに適用されます。医師の裁量によって、これら以外の場合でも在宅酸素療法を行うことがしばしばあります。

　呼吸器科医をしていると、慢性閉塞性肺疾患（COPD）の患者さんで安静時の SpO$_2$、PaO$_2$ は良好であるにもかかわらず、労作時に SpO$_2$ が 80％台になるケースをよく経験します。時折、スタッフから「入浴・労作時だけでも酸素を投与したほうがよいのではないですか?」と提案されることがあります。入浴時に SpO$_2$ 80％台は確かによくありません、そのとおりです。
　しかし呼吸器科医として思うのは、日本の病院では「SpO$_2$ 90％安全神話」が根強いということです。これは「SpO$_2$ 90％は大丈夫だが、SpO$_2$ 89％は大丈夫でない」という、いささかクリアカットな価値観です。確かに SpO$_2$ 90％という数値は PaO$_2$ 60 Torr に該当しますので、呼吸不全の定義でもあるその数値を下回ることがよくないということは理解できます。ただ、私たちが動脈血液ガス分析を評価する際、PaO$_2$ 60Torr と 59 Torr の差を意識することはありません。現場には SpO$_2$ のこういったクリアカットな考えが広く根付いているため、安静時 SpO$_2$ が 93％であっても、労作時 SpO$_2$ が 88％であれば、「90％を下回っているのでよくない」という安直な帰結に至ってしまいます。こういった議論は、臨床現場ではしばしば展開されていると思いますが、みなさんの病院ではいかがでしょうか。よい・よくないというのは、数値のみではなく総合判断で決まるものだと考えています。

総合判断のためのエビデンス

　国際的には、GOLD（Global Initiative for Chronic Obstructive Lung Disease）ガイドラインに基づいて、複数回測定した PaO$_2$・SpO$_2$ に基づいて酸素処方を決定すべきとしています。

　　Vestbo J, et al. Global Strategy for the Diagnosis, Management and Prevention of Chronic Obstructive Pulmonary Disease, GOLD Executive Summary. Am J Respir Crit Care Med. 2013 Feb ; 187(4) : 347-65.

日本において酸素処方は、手続きがさほど多くないため簡単に処方できます。ただ、患者さんやその家族はそう簡単にはいきません。入浴時に使用するということは酸素濃縮器を自宅に設置することになるだけでなく、その都度、酸素カニューラをお風呂場まで引っ張っていく必要があります。また労作時に使用するということは、外出のたびに酸素ボンベを持ち歩かねばなりません。動くたびに鼻にカニューラを通す必要があり、けっして軽くはない酸素ボンベを携帯して行動する必要があります。酸素療法は医学的に有益である一方で、非常にやっかいな存在でもあります。眼鏡型の酸素カニューラやオキシアーム（OxyArm^{TM}）といった改良型カニューラも開発されているものの、呼吸器科医の安易な酸素処方が患者さんや家族にとって大きなQOLの損失になりかねないことを知っておく必要があります。

Dinesen T, et al. A comparison of the OxyArm oxygen delivery device and standard nasal cannulae in chronic obstructive pulmonary disease patients. Respir Care. 2003 Feb；48(2)：120-3.

労作時のみの酸素処方が妥当な医療なのかあるいは過剰医療なのかを合理的に解決するためには、「労作時にのみ酸素濃度が低下する患者さんに対して携帯型酸素療法と酸素療法なしの比較を行う臨床試験」が必要です。安静時の低酸素血症はなく労作時のみにSpO_2 88％以下になるCOPDの患者さんに12週間の短期的酸素投与を実施し評価したクロスオーバー試験で、酸素投与がQOL改善に関連していたという報告があります。

Eaton T, et al. Ambulatory oxygen improves quality of life of COPD patients：a randomised controlled study. Eur Respir J. 2002 Aug；20(2)：306-12.

長期のアウトカムを調べる試験としては、2014年7月に終了するThe Long-term Oxygen Treatment Trial（LOTT）試験があります。この試験は重度ではないCOPDの患者さんに継続的に酸素投与を行うことで死亡率や入院のアウトカムを改善させることができるかどうかを検討するものです。

現時点では、酸素療法の開始基準の境界線上にあるような患者さんに酸素処方を行うかどうかは、おのおのの医師の裁量にまかされています。そのためまったく同じ患者さんでも、主治医によっては酸素療法を導入する場合と導入しない場合が発生します。

こういった患者さんについて、酸素処方を行うことで、①呼吸困難感などの疾患症状の改善、②ＱＯＬの改善、③死亡率を含む予後の改善、のいずれかを満たす可能性があるならば処方すべきだと考えています。Hypooxic vasoconstriction（低酸素性肺血管攣縮）による肺高血圧を予防するために酸素療法を行うという

意見があるかもしれませんが、その是非についてはコントラバーシャルであるためここでは割愛します。

酸素療法を処方された患者さんの酸素使用パターンと臨床的アウトカムについて文献で検索すると、次の2つの臨床試験（NOTT試験、MRC試験）が必ず登場します。

Continuous or nocturnal oxygen therapy in hypoxemic chronic obstructive lung disease : a clinical trial. Nocturnal Oxygen Therapy Trial Group. Ann Intern Med. 1980 Sep ; 93(3) : 391-8.
Long term domiciliary oxygen therapy in chronic hypoxic cor pulmonale complicating chronic bronchitis and emphysema. Report of the Medical Research Council Working Party. Lancet. 1981 Mar 28 ; 1(8222) : 681-6.

これらの試験によれば、COPDによる低酸素血症への1日あたりの酸素吸入時間が死亡率改善に関係すると考えられ、酸素療法が妥当と考えられるCOPDの患者さんに持続的に酸素投与を行うことが生存を延長しました（図B-1）。

Stoller JK, et al. Oxygen therapy for patients with COPD : current evidence and the long-term oxygen treatment trial. Chest. 2010 Jul ; 138(1) : 179-87.

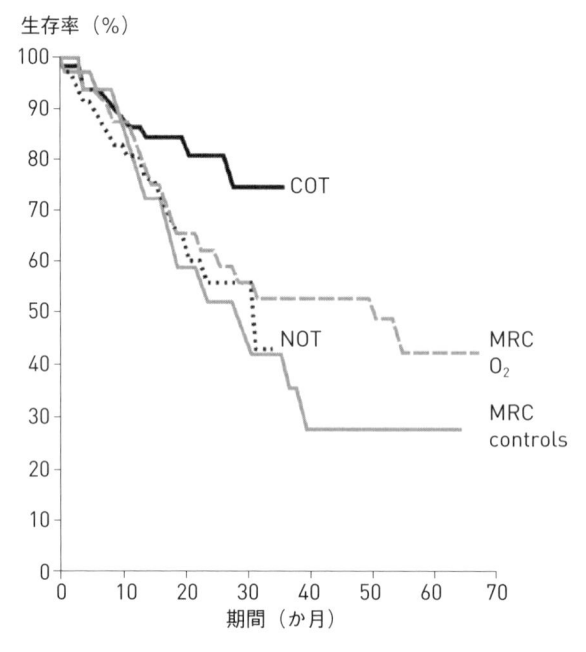

図B-1 酸素療法と生存曲線の関係
COT：continuous oxygen therapy、MRC：Medical Research Council 、NOT：nocturnal oxygen therapy
Stoller JK, et al. Oxygen therapy for patients with COPD : current evidence and the long-term oxygen treatment trial. Chest. 2010 Jul ; 138(1) : 179-87. より引用

しかし、COPDの患者さんに対する夜間の酸素療法によって死亡率を減少させるような利益はなかったとする報告や、鼻カニューラの酸素投与がプラセボ効果の結果しかもたらさなかったという報告もあります。

Chaouat A, et al. A randomized trial of nocturnal oxygen therapy in chronic obstructive pulmonary disease patients. Eur Respir J. 1999 Nov；14(5)：1002-8.
Moore RP, et al. A randomised trial of domiciliary, ambulatory oxygen in patients with COPD and dyspnoea but without resting hypoxaemia. Thorax. 2011 Jan；66(1)：32-7.

ただ、COPDの患者さんのうちいずれ酸素療法が必要になる人は多いです。そのため、「いずれ必要になるから今から吸っておけばいいですよ」と軽度の低酸素血症のみでも安易に酸素処方をしてしまう医師も少なくないと思います。もちろん、重度の低酸素血症であれば生存期間を延長することがわかっていますので酸素処方は必須でしょう。

臨床医は常に悩み続けるべき

一般的に、携帯型酸素ボンベを処方された患者さんの平均的酸素使用時間は数時間程度と言われています。低酸素状態を1日数時間だけ回避した程度で、長期的予後を変えることができるほど酸素療法に医学的な有益性があるかどうか、というのは呼吸器科医の長らくの疑問でもあります。

もちろん、いくら安静時の病態がよくても労作時や入浴時にチアノーゼが出現したり、SpO_2が極度に低下（70％台）したりするようなケースで酸素処方しなくてもよいとは思いません。また、肺高血圧症などでは酸素療法を行ったほうがよいと思いますし、臨床医の判断も臨床的にケースバイケースだと考えています。

ただ、無症状であるのに労作時のみSpO_2・PaO_2が軽度低下する場合、費用・QOL損失と患者アウトカムの不均衡を考えれば、安易に酸素を処方することは、その意義に乏しいのではないかと思わずにいられません。目の前の患者さんに本当に酸素療法を行う妥当性があるのか、臨床医は常に悩み続けるべきだと思います。

POINT
- ✔労作時のみ低酸素血症となる軽症患者さんへの在宅酸素療法は、現時点では長期予後改善のエビデンスがない。
- ✔酸素処方は患者さんの生活を一変させる重大な決定であることを知っておく。

9 | 酸素療法に対する患者さんの羞恥心を軽減する方法は?

　私たち呼吸器科医は、鼻カニューラによる酸素療法をすすめることが多いと思います。その理由は、鼻カニューラが世界的に最もシェアが広いデバイスであり、形態的にも酸素が吸入しやすいからです。
　しかし、いざ自分が鼻カニューラをつけて外を歩いているところを想像してみてください。周囲からの視線は気にならないでしょうか。呼吸が楽だからといって、酸素ボンベを持って混雑したデパートに簡単に行けるでしょうか。患者さんの多くは、酸素ボンベを持ち歩くことで奇異の目にさらされる羞恥心を感じます。われわれ呼吸器科医は、そのことを知っておく必要があります。酸素療法を受けている患者さんのうち、毎日酸素をしっかり使用しているのはたった40%であったというデータもあります。その理由は、まぎれもない「羞恥心」なのです。

　Neri M, et al. Long-term oxygen therapy in chronic respiratory failure : a Multicenter Italian Study on Oxygen Therapy Adherence(MISOTA). Respir Med. 2006 May ; 100(5) : 795-806.

　酸素療法を受ける必要のある疾患をもっていることを知られたくない患者さんはおそらく大勢います。そのため酸素療法の適応は厳密であるべきだと思う一方で、寛容でもあるべきだと私は思っています。目の前の患者さんに本当に酸素療法を行う妥当性があるのかと臨床医は常に悩み続けるべきである、と前項で述べました。

酸素吸入用メガネ
　図B-2のように、遠目には酸素を吸っているかどうかわからない酸素吸入用メガネというデバイスがあります。オキシアーム（OxyArm™）という同様に鼻に対する違和感や外見的な問題を解決するものもありますが、この酸素吸入用メガネは外見的な問題を優先的に考えられています。
　日本でもいくつかの会社が販売しています（図B-2はチェスト社「酸素吸入用メガネ　さわやかメガネ」）。アメリカではオキシビュー（Oxy-View™）という商品が大きなシェアを占めています（Oxy-View社ウェブサイト：[http://www.oxyview.com/Home.aspx]）。

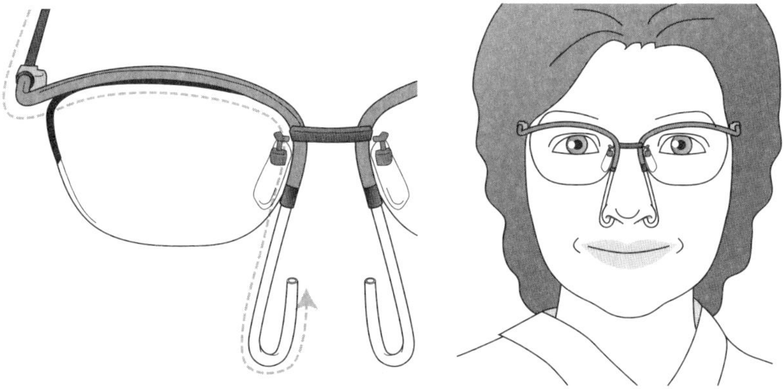

図B-2 チェスト社「酸素吸入用メガネ さわやかメガネ」
http://www.chest-mi.co.jp/ より作図

　この酸素吸入用メガネは、従来の鼻カニューラと同様にメガネフレーム内のカニューラに酸素が送られます。メガネのブリッジ部分から小さな鼻カニューラが出ており、ここから酸素が鼻の中に送られます。よく見ると違和感があるかもしれませんが、周囲の人に対しては従来の鼻カニューラほど目立つものではありません。

経気管酸素投与（TTOT：transtracheal oxygen therapy）

　TTOTは、細く柔らかいプラスチック製カテーテルから気管に直接酸素を送り込む方法です。そのため、頸部に外科的に小さな穴を開ける必要があります。このTTOTはあくまで長期酸素療法を要する患者さんに適応されるもので、外見的な問題の解決においては酸素吸入用メガネ以上の効果があります（図B-3）。

　Christopher KL, et al. Transtracheal oxygen therapy. Chest. 2011 Feb ; 139(2) : 435-40.

　またTTOTは直接気管に酸素投与を行うため、酸素化の効率がよいとされています。平均的なTTOT患者さんでは、安静時で50

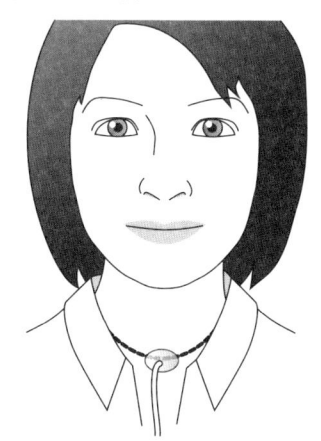

図B-3 経気管酸素投与（TTOT）

〜 60％、労作時で 30％の酸素流量を減らすことができます。専門家の間ではこの TTOT に使用するカテーテルを「SCOOP カテーテル」と呼びます。これは Spofford Christopher Oxygen Optimizing Program の略であり、単に処置やカテーテルの名前ではなく、当初は患者さんに最善の結果を出すためのチームアプローチを必要とする治療プログラムの名称でした。1980 年代にデンバーの医師 2 名によって立ち上げられたプログラムです。

　TTOT における SCOOP カテーテルは、酸素カニューラをつけることを外見的問題から躊躇する患者さんに対して羞恥心の改善に効果的なだけでなく、日常生活動作やその呼吸困難感の症状までを劇的に改善させ、酸素流量を減らすことができるメリットがあります。

酸素療法をすすめる医師が常に肝に銘じておくこと

　「酸素を吸入するのは嫌だ」という患者さんを前にして、私たち呼吸器科医は「なぜ酸素を吸入したくないのか」を傾聴すべきであり、「酸素を吸入しなければあなたは健康を害する」などと口にすべきではないと思います。リンパ脈管筋腫症（LAM）などの若年女性の呼吸不全患者さんは、鼻にカニューラを通して外を歩くことにかなりの精神的負担を強いられます。お洒落や化粧もしにくいだけでなく、恋愛に対しても障壁となると言う人もいます。

　もちろん何でもかんでも外見的側面のみを語るのは短絡的だとは思いますし、酸素吸入用メガネや TTOT のような特殊デバイスが最優先されるわけではないことも事実です。ただ、酸素処方をするということはその人の日常生活の多くの時間を変えてしまう、場合によっては人生を変えてしまうほどの決断であることを私たちは肝に銘じておかねばなりません。

POINT
- ✔ 酸素処方の際には患者さんの羞恥心に配慮する。
- ✔ 羞恥心を軽減する酸素吸入デバイスの使用も考慮する。

10 呼吸困難感の評価スケールはどれを使えばよいのか？

　呼吸困難感とは、呼吸努力を増加させる必要性（呼吸努力感）や呼吸時の不快感を自覚することです。呼吸苦と呼吸困難感、これらの用語の使い方には医療従事者によって差異があるとは思いますが、今回の本題はそこではありません。

　Meakins JC. Dyspnea. JAMA. 1934；103(19)：1442-5.

多くの評価スケールと混乱する医療現場

　息切れ・呼吸困難感の評価スケールとしては、修正Borgスケール、VAS（Visual Analogue Scale）、NRS（Numerical Rating Scale）、Fletcher-Hugh-Jones（F-H-J）分類、MRC息切れスケール（British Medical Research Council）などが使用されています。しかし、なぜこれほど多くの呼吸困難感の評価スケールがあるのでしょうか。これでは、臨床現場では混乱してしまいます。

1. 直接的評価

　まず、それぞれの呼吸困難感スケールを1つずつみていきましょう。修正Borgスケール（表B-1）、VAS（図B-4）、NRS（図B-5）は、直接的評価です。すなわち直接、患者さんが呼吸困難感を評価するスケールになります。そのため、6分間歩行試験などの運動負荷試験、運動療法における呼吸困難感の評価に有用とされています。「修正」Borgスケールとよく書かれていますが、Borg医師はもともと主観的運動強度（RPE：Ratings of Perceived Exertion）の評価のために、スケールを提唱しました。1986年にアメリカスポーツ医学会は臨床応用に際して、修正Borgスケールを提唱しました。それが現在使用されているものになります。

　Borg GA. Psychophysical bases of perceived exertion. Med Sci Sports Exerc. 1982；14(5)：377-81.

　修正Borgスケールの特徴は、0から10までのポイントに応じてそれぞれの呼吸困難感の度合いが記されており、主観的な評価でありつつもバイアスをある程度排除できる点にあります。一方NRSとVASは図に示したように患者さんが感じたままのスコアを記載するものです。NRSとVASは一見よく似ていますが、電話や口頭での調査も可能であるという点でNRSはVASよりも記録しや

表 B-1 修正 Borg スケール

0	感じない（nothing at all）
0.5	非常に弱い（very very weak）
1	やや弱い（very weak）
2	弱い（weak）
3	
4	多少強い（somewhat strong）
5	強い（strong）
6	
7	とても強い（very strong）
8	
9	
10	非常に強い（very very strong）

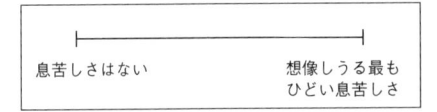

図 B-4 Visual Analogue Scale（VAS）100 mm

図 B-5 Numerical Rating Scale（NRS）

すいという利点があります。

2. 間接的評価

　F-H-J 分類（表 B-2）と MRC 息切れスケール（表 B-3）は、間接的評価です。すなわち問診などで医療スタッフが評価するスケールです。そのため、リハビリテーションの効果判定には適しません。世界的には MRC 息切れスケールがよく使われています。

　F-H-J 分類を見て、だれもが一度は思ったはずです。「100 m しか歩けない患者さんは、どの分類に入るのだろう」と。この F-H-J 分類、最初のフレッチャー（Fletcher）を飛ばして読む人が多いと思いますが、そもそもこの分類を提唱したのは Fletcher 医師です。彼はイギリス MRC の委員長でもありました。Hugh-Jones はそれを紹介した医師です。F-H-J 分類はこの 2 人の医師によるものであることを知っておく必要があるでしょう。日本呼吸器学会のガイドラインに記載されているように F-H-J、と全部ハイフンでつなぐのは本来は誤った

表B-2 Fletcher-Hugh-Jones（F-H-J）分類

1度	同年齢の健常者とほとんど同様の労作ができ、歩行、階段昇降も健常者並みにできる。
2度	同年齢の健常者とほとんど同様の労作ができるが、坂や階段の昇降は健常者並みにはできない。
3度	平地でさえ健常者並みには歩けないが、自分のペースでなら1マイル（1.6 km）以上歩ける。
4度	休みながらでなければ50ヤード（46 m）も歩けない。
5度	会話、着物の着脱にも息切れを感じる。息切れのため外出ができない。

表B-3 MRC息切れスケール（British Medical Research Council）

Grade 0	息切れを感じない。
Grade 1	強い労作時に息切れを感じる。
Grade 2	平地を急ぎ足で移動する、または緩やかな坂を歩いて登るときに息切れを感じる。
Grade 3	平地歩行でも同年齢の人より歩くのが遅い、または自分のペースで平地歩行していても息継ぎのため休む。
Grade 4	約100ヤード（91.4 m）歩行したあと息継ぎのため休む、または数分間平地歩行したあと息継ぎのため休む。
Grade 5	息切れがひどくて外出ができない、または衣服の着脱でも息切れがする。

表記です。ちなみに、どちらも名字です。Hugh-Jonesまでが名字です。

Fletcher CM. The clinical diagnosis of pulmonary emphysema ; an experimental study. Proc R Soc Med. 1952 Sep ; 45(9) : 577-84.

Hugh-Jones P, Lambert AV. A simple standard exercise test and its use for measuring exertion dyspnoea. Br Med J. 1952 Jan ; 1(4749) : 65-71.

Fletcherらが使っていた分類をもとに作られたMRC息切れスケールの使用が推奨されるようになると、F-H-J分類が使用されることは少なくなりました。その後MRC息切れスケールは改訂がいろいろと加えられ、世界的に定義が混沌としてしまいました。その結果、MRC息切れスケールは国によってまったく異なるものになってしまいました。日本版の場合、表にあるようにGrade 0からGrade 5までの6段階になっています。

Hughes JMB, Pride NB, ed. Lung Function Tests : Physiological Principles and Clinical Applications. UK : Saunders, 1999.

しかしながら、イギリスやATS/ERS（アメリカ胸部疾患学会/ヨーロッパ呼吸器学会）のMRC息切れスケールは日本版とは少々異なります。日本版の

Grade 1～5 とイギリス版の Grade 1～5 はほぼ同じですが、イギリス版の場合 Grade 0 がありません。またこれら Grade 1～5 は、ATS/ERS 版では Grade 0～4 に相当します。ややこしいこときわまりありません。"First floor" という単語が、イギリスでは 2 階を、アメリカでは 1 階を意味するのとよく似た現象ですね。

日本版の MRC 息切れスケールの問題点は、多くの健常者が Grade 0 と 1 の両方に当てはまってしまうことです。激しい運動をして息切れを感じない人などいません。イギリスや ATS/ERS 版は、「激しい運動時を除き、息切れで困ることはない」が健常者の項目の記載ですが、これが正しい記載だと私も思います。日本版の MRC 息切れスケールの Grade 0 の存在意義は不明です。そのため、日本版の MRC 息切れスケールはどこの国においても通用しません。世界で通用するのはイギリスおよび ATS/ERS の MRC 息切れスケールのみです。日本版はいまだに 91.4 メートルなどとややこしい数字を使っていますが、諸外国は面倒であるためすでに 100 m に統一しています。

ではなぜ日本だけ、F-H-J 分類を使っていたり MRC 息切れスケールが遅れをとっていたりするのでしょう。こればかりは、日本での呼吸困難感スケールの臨床実用化に踏み切った時代の怠慢と言わざるをえません。しっかりとした翻訳と文献の読み込みができていれば、この混乱は回避できたはずです。呼吸困難感は呼吸器内科医にとっては重要なバイタルサインの 1 つですので、その評価スケールはせめて世界標準くらいには追い付きたいものです。

宮本顕二．MRC 息切れスケールをめぐる混乱：いったいどの MRC 息切れスケールを使えばよいのか？ 日呼吸会誌．2008；46(8)：593-600.

POINT─────────────────────────────!
✔ 国際的には Fletcher-Hugh-Jones 分類ではなく、MRC 息切れスケールを使用している。
✔ 日本、アメリカ、イギリスで MRC 息切れスケールの内容が異なる。

11 鼻腔高流量酸素療法（ハイフローセラピー）のエビデンスは？

「酸素をネーザルで30リットル投与！」と言うと、この医者は何を言っているのだろうと思われそうですが、その常識をくつがえす、30 L/分 でも鼻から投与することが十分可能なハイフローセラピーという酸素療法があります。日本でもここ数年の間に、使用する集中治療室や呼吸器科が増えてきました。ハイフローセラピーは、代表的なものでは Fisher & Paykel 社（http://www.fphcare.co.nz/）のネーザルハイフロー（Optiflow™）などがあります。日本語訳としては鼻腔高流量酸素療法などが妥当かもしれませんが、ここでは便宜上使い慣れているハイフローセラピーという言葉を使用します。

2013年1月現在、有用と思われる医学論文を PubMed などで検索し、Fisher & Paykel 社の説明と併せて以下にレビューしました。

ハイフローセラピーとは

鼻カニューラから 30〜50 L/分 といった高流量の酸素を流すことができるデバイスです。加湿を強くかけており、鼻が痛くなる心配は少ないとされています。私も試しに装着したことがありますが、痛みは感じませんでした。加温加湿器、酸素ブレンダー、それらをつなぐ回路がセットになっており、ハイフローで送気して気道の死腔をウォッシュアウトできるだけでなく、少量の positive airway pressure もかけることができます。

このハイフロー器具ですが、世界的には AquinOx™ High Flow Humidification System（Smiths Medical 社）、High Flow Therapy（HFT™）（Vapotherm 社）、Optiflow™（Fisher & Paykel 社）などが主流です。日本でシェアを占めているのは Fisher & Paykel 社のネーザルハイフロー（Optiflow™）です（図B-6）。

2013年1月の時点では、ニュージーランドから活発にネーザルハイフローに関する臨床試験が発信されています。これは Fisher & Paykel 社がニュージーラ

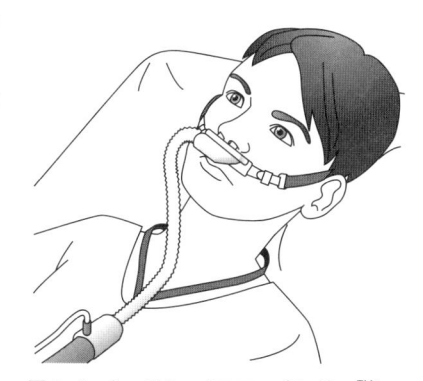

図B-6 ネーザルハイフロー（Optiflow™）

ンドの会社だからだと思われます。ただ、それでもニュージーランドでは調査した病院の8.5％にしかネーザルハイフローは常備されていない現状があります。これはコストが高いためでしょうか。

Manley BJ, et al. High-flow nasal cannulae and nasal continuous positive airway pressure use in non-tertiary special care nurseries in Australia and New Zealand. J Paediatr Child Health. 2012 Jan ; 48(1) : 16-21.

　日本でも、集中治療室のある総合病院や呼吸器科のある病院など、常備している施設がここ最近増えてきています。

ハイフローセラピーの利点
1. QOL
　酸素吸入しながら食事ができる、会話ができる、口腔ケアが可能、夜眠りやすいなどさまざまな利点があります。「それだけか」と思われるかもしれませんが、これらができるというのは入院患者さんにとってきわめて大きな利点となります。非侵襲性陽圧換気（NPPV）も当初はそういった観点も含めて開発されたものではありますが、NPPVよりもハイフローセラピーのほうが確実にQOLは良好です。鼻から酸素を30 L/分流した状態で水が飲めるか試してみましたが、問題なく飲水することができました。ただ、音は少々大きいかもしれません。これは技術改良が進めばもう少し静かになるのかもしれません。NPPVのアラーム音などに比べたらかなりましだと思います。

2. 精度の高い FiO_2
　呼吸生理学的には、通常酸素カニューラやオキシマイザーカニューラに比べて死腔ウォッシュアウトが可能となり、正確な FiO_2 を実現できるのが大きな利点です。ウォッシュアウトによって CO_2 再吸収を極限まで減らすことが可能となりました。

Dysart K, et al. Research in high flow therapy : mechanisms of action. Respir Med. 2009 Oct ; 103(10) : 1400-5.

　救急部で行われた試験では、受診した酸素9 L/分以上の吸入を要する急性呼吸不全患者さん17人（平均年齢64歳）でその有用性が示唆されています。ハイフローセラピーが呼吸困難感のスコアを軽減し（修正Borgスケールの改善：6点［5〜7］から3点［2〜4］、p＝0.0004、Visual Analogue Scaleの改善：7点［5〜8］から3点［1〜5］、p＝0.002）、呼吸数も緩和することができました（p＜

0.0008)。この試験では、76％の医療従事者が従来の酸素療法よりも有用であるという意見でした。

Lenglet H, et al. Humidified High Flow Nasal Oxygen During Respiratory Failure in the Emergency Department : Feasibility and Efficacy. Respir Care. 2012 Nov ; 57(11):1873-8.

NPPVのように、ハイフローセラピーを利用して挿管を回避できる可能性もあり、小児科領域では挿管・人工呼吸器装着の頻度が減らせたという報告があります。

Wing R, et al. Use of High-Flow Nasal Cannula Support in the Emergency Department Reduces the Need for Intubation in Pediatric Acute Respiratory Insufficiency. Pediatr Emerg Care. 2012 Nov ; 28(11) : 1117-23.

ほかの呼吸器内科領域における臨床試験として、45人の患者さんにおいて気管支鏡施行時にハイフローセラピーを使用した報告があります。たとえば、ベンチュリマスク40L/分群、ハイフローセラピー40L/分群、ハイフローセラピー60L/分群にランダム割り付けを行い、気管支鏡終了時の動脈血液ガス分析結果を検証した試験では、a/A PO_2、PaO_2/FiO_2、SpO_2がハイフローセラピー60L/分群で有意に高かったという結果でした。これは当然といえば当然の結果なのですが、この論文でディスカッションされているのは、呼吸器疾患を有する患者さんの気管支鏡施行時に有用であるという点です。呼吸不全の患者さんでは、酸素マスクに穴を開けて気管支鏡を行ったり、鎮静を深めにして挿管しながら気管支鏡を行ったりする方法もとられていると思いますが、ハイフローセラピーの場合、高流量で気管支鏡を従来どおり行える可能性があります。

Lucangelo U, et al. High-flow nasal interface improves oxygenation in patients undergoing bronchoscopy. Crit Care Res Pract. 2012 ; 2012 : 506382. Epub 2012 May 20.

挿管をしないと決めている患者さんに対するハイフローセラピーの効果も実証されており、高齢者において本来非挿管下では乗り越えられなかった間質性肺炎の急性増悪など、このデバイスによって非挿管で乗り越えられる症例も増えてくるかもしれません。

Peters SG, et al. Nasal High Flow Oxygen Therapy in Do-Not-Intubate Patients With Hypoxemic Respiratory Distress. Respir Care. 2012 Jul 10. [Epub ahead of print]

特発性肺線維症や閉塞性肺疾患に対する有用性も報告され始めています。

Bräunlich J, et al. Effects of Nasal High Flow on Ventilation in Volunteers, COPD and Idiopathic Pulmonary Fibrosis Patients. Respiration. 2013 ; 85(4) : 319-25.

3．軽度の positive airway pressure

純粋に気道内圧そのものを評価した報告がほとんどです。たとえば、口を閉じた状態で平均気道内圧（±標準偏差）を流量30、40、50 L/分で検証したところ、それぞれ 1.93±1.25 cmH$_2$O、2.58±1.54 cmH$_2$O、3.31±1.05 cmH$_2$O だったという報告があります。流量に応じて圧が上昇していることがわかります。

Parke RL, et al. The effects of flow on airway pressure during nasal high-flow oxygen therapy. Respir Care. 2011 Aug；56(8)：1151-5.

50 L/分で平均気道内圧が 7.1 cmH$_2$O 程度という報告もあるので、流量以外の因子も交絡因子として強く働いているのかもしれません。

Ritchie JE, et al. Evaluation of a humidified nasal high-flow oxygen system, using oxygraphy, capnography and measurement of upper airway pressures. Anaesth Intensive Care. 2011 Nov；39(6)：1103-10.

ただ、早産児におけるウィーニングで安易にハイフローセラピーを用いることが酸素必要性の遷延を招くとの報告もあるため、一概にハイフローセラピーがよいとは限りません。

Abdel-Hady H, et al. Early weaning from CPAP to high flow nasal cannula in preterm infants is associated with prolonged oxygen requirement：a randomized controlled trial. Early Hum Dev. 2011 Mar；87(3)：205-8.

そのため、現時点では小児科領域、特に新生児に対するエビデンスは少ないため、少なくとも小児に対してハイフローセラピーは推奨されるべきものではないと考えられます。

Wilkinson D, et al. High flow nasal cannula for respiratory support in preterm infants. Cochrane Database Syst Rev. 2011 May；(5)：CD006405.
Ward JJ. High-flow oxygen administration by nasal cannula for adult and perinatal patients. Respir Care. 2013 Jan；58(1)：98-122.

4．粘膜線毛クリアランスの適正化

Fisher & Paykel 社のウェブサイトでは、4つ目の利点としてこのクリアランスが掲げられています。これについては臨床試験や動物実験などで検証はされていないように思います。

5．外見上の問題の緩和

特に癌の終末期などでは、リザーバーマスクを装着されている姿が「いかにも病人」といった状態にみえることがあります（別項「死前期の患者さんに大量の

酸素投与は必要か？」→ p.317 参照)。ハイフローセラピーは、見た目の重症度がやや軽度にみえるデバイスでもあるため、もしかすると終末期の癌患者さんにおいても QOL や外見上の問題をある程度緩和してくれるツールになるのかもしれません。

> **POINT**
> - ハイフローセラピーは経鼻カニューラで 30 ～ 50 L/分といった高流量の酸素投与が可能なデバイスである。
> - ハイフローセラピーは精度の高い FiO_2 を実現でき、気道内圧を陽圧に維持することができる。
> - 救急部における急性呼吸不全、術後呼吸不全、小児科領域などでエビデンスが蓄積されつつある。

12 非侵襲性陽圧換気（NPPV）にウィーニングプロトコールはあるのか？

　NPPVには、ウィーニングに関するガイドラインはありません（2013年1月現在）。抜管後のNPPVの使用についてはガイドラインがあるのですが、NPPVのウィーニングについては一定のコンセンサスはまだありません。

　挿管されている患者さんの場合、たとえばARDSネットワークのウィーニングプロトコールが有名ですが、NPPVに当てはめてみてもうまくいきません。

NHLBI ARDS network. Ventilator Protocol Card.
〔http://www.ardsnet.org/system/files/6mlcardsmall_2008update_final_JULY2008.pdf〕

　いっそのこと、「えいやっ」と外してみてもいいのではないかと思われる人もいるかもしれませんが、経験豊富な医師であれば、NPPV再装着のリスクは身に染みておわかりだと思います。

　私はNPPVのウィーニングを以下のような考え方で行っています。もともとエビデンスがない領域ですので、実際に患者さんに適応する際は、主治医の判断が必要となります。

NPPVのウィーニングのための確認事項

　NPPVのウィーニングは、基本的に挿管した患者さんと同様に考えてよいと思います。つまり、自然呼吸トライアル（SBT：spontaneous breathing trial）と同じような感覚です。NPPVのウィーニングのための確認事項は、**原疾患の内容、呼吸器系、心血管系、中枢神経系**の4つです。

1. 原疾患の内容

　NPPVを装着する原疾患として多いのは、慢性閉塞性肺疾患（COPD）急性増悪、心不全、術後呼吸不全です。ウィーニングの過程で陽圧換気呼吸から陰圧の自発呼吸という循環動態の大きな変化が起こるため、血管内ボリュームの評価ができていないと特に高齢者の場合は心不全を起こしやすく注意が必要です。

2. 呼吸器系

　離脱基準として、以下の条件を満たす場合に酸素マスクなどに替えてSpO_2 97％あたりを維持するようにFiO_2を調節するという考え方があります。以下の

細かい数字は目安であり、患者さんや病状によって臨機応変に対応します。
① EPAP（expiratory positive airway pressure）＝4〜5 cmH₂O
② IPAP（inspiratory positive airway pressure）＝5〜6 cmH₂O 以下かつ FiO₂ 0.3 以下で SpO₂ 97% が維持可能
③ 呼吸回数 ≦30 回/分
④ 脈拍数 ≦100 回/分
⑤ 病状が安定している/マスク装着に違和感があるため同調していないだけと考えられる場合

　NPPV に多少リークがあっても、完全な閉鎖回路ではありませんのである程度酸素化さえ問題なければ SBT と同じ考え方で問題ないと思います。呼吸器科的には、さらに以下のことが重要になると考えられます。

- **ガス交換が適切にできる**：たとえば、SpO₂ 85〜90% 以上、PaO₂ 50〜60 mmHg 以上、pH 7.32 以上など。
- **安定した呼吸パターン**：呼吸回数が 50% 以上変化しない、RSBI（rapid shallow breathing index）60〜105 であることなど。

　※ RSBI：呼吸数（回/分）/ 1 回換気量（L）

　RSBI は、特に NPPV の場合はリークがどうしても存在するため正確には算出できません。おそらくは、RSBI が 150 を下回るような場合は多くが問題ないと考えられます。人工呼吸管理でよく使用する PaO₂/FiO₂ や RSBI といったパラメータは NPPV では信頼性に確証はありません。ただ、ウィーニングが失敗したときに役立つことがあるので、いつも考える癖をつけておくほうがよいでしょう。

　NPPV の場合、CPAP（continuous positive airway pressure）であれば 4〜5 cmH₂O、S/T（spontaneous/timed）モードであれば IPAP/EPAP＝5〜6/4〜5 cmH₂O でウィーニングトライすることが多いと思います。臨床的に落ち着いていると考えていても呼吸が失調してしまうときは、一度 EPAP 4 cmH₂O のままで PAV（proportional assist ventilation）モードに切り替えてみてもよいかもしれません。PAV モードで 2 時間程度観察して問題なければ、CPAP にして最終的に離脱します。離脱後の指示こそが最も大事なポイントだと思います。再装着にならないよう、酸素指示はしっかり出しておきましょう。

3. 心血管系

　ウィーニングにあたって、心筋虚血の徴候がなく、心拍数が 120〜140 回/分以

下、心拍数や血圧が20％以上変動しない、昇圧剤の必要がないといった状態であることが必要です。

4. 中枢神経系

患者さんの意識状態が安定していること、たとえばGCS（Glasgow Come Scale）13点以上などが目安になります。もちろん、認知症や高齢者の患者さんでは慎重な評価が必要になります。

POINT
- NPPVのウィーニングは、SBTと同じように行うべきである。
- 信頼性は高くないが、RSBIなども参考にしてウィーニングを試みる。

13 高 CO_2 血症の患者さんへの酸素投与はなぜよくないのか？

慢性閉塞性肺疾患（COPD）や気管支喘息で CO_2 ナルコーシスに陥った患者さんに大量の酸素投与を行うと、さらなる高 CO_2 血症と呼吸不全の増悪を引き起こすことが知られています。そのため、COPD 急性増悪の患者さんでは酸素投与をできるだけ控えます。日常臨床では、気管支喘息よりも COPD や結核後遺症の高 CO_2 血症の患者さんのほうが圧倒的に多いです。

たとえば、COPD の患者さんに対して PaO_2 74 mmHg 以上でコントロールすると、在院日数や人工呼吸器装着のリスクが高くなると言われています。

Joosten SA, et al. The effects of oxygen therapy in patients presenting to an emergency department with exacerbation of chronic obstructive pulmonary disease. Med J Aust. 2007 Mar；186(5)：235-8.

そのため、COPD の患者さんでは SpO_2 を 90～93％あるいは PaO_2 を 60～70 mmHg と少し低めでコントロールするほうがよいとされています。救急搬送時に SpO_2 を 88～92％程度の低めに維持することが死亡率を下げたという報告もあります。

Celli BR, et al. ATS/ERS Task Force. Standards for the diagnosis and treatment of patients with COPD：a summary of the ATS/ERS position paper. Eur Respir J. 2004 Jun；23(6)：932-46.
Austin MA, et al. Effect of high flow oxygen on mortality in chronic obstructive pulmonary disease patients in prehospital setting：randomised controlled trial. BMJ. 2010 Oct；341：c5462.

COPD に対する酸素投与が $PaCO_2$ の貯留をきたす 3 つの理由

ただあまり知られていないのが、なぜこういったことが起こるかということです。酸素吸入による $PaCO_2$ の増加の成因をめぐっては 20 年以上前から侃々諤々と議論がなされており、臨床医にとってはきわめて複雑な内容です。諸説ありますが、COPD に対する酸素投与が $PaCO_2$ の貯留をきたす理由は主に 3 つ考えられています。

Aubier らの論文で、COPD による急性呼吸不全の患者さんに 100％酸素を投与した臨床試験があります。全患者には 18％程度の分時換気量の低下がみられました。そのまま酸素投与を続けていると、$PaCO_2$ が平均で 23 mmHg 上昇しました。その理由として、①分時換気量の低下、② Haldane 効果、③死腔換気が挙げられています。死腔換気は、低酸素性肺血管攣縮による換気血流不均衡を反映しているものです。

Aubier M, et al. Effects of the administration of O2 on ventilation and blood gases in patients with chronic obstructive pulmonary disease during acute respiratory failure. Am Rev Respir Dis. 1980 Nov ; 122 (5) : 747-54.

1. 分時換気量の低下

中枢神経系の二酸化炭素感受性が低下している場合、低酸素の刺激によって呼吸が維持されているため、酸素吸入により低酸素の刺激が消失することで、分時換気量が減少し肺胞低換気を招くとされています。また睡眠時にはさらに肺胞低換気に陥り、二酸化炭素血症が悪化します。

Campbell EJM. A method of controlled oxygen administration which reduces the risk of carbon dioxide retention. Lancet. 1960 Jul ; 2(7140) : 12-4.
Bradley JM, et al. A systematic review of randomized controlled trials examining the short-term benefit of ambulatory oxygen in COPD. Chest. 2007 Jan ; 131(1) : 278-85.

COPD の患者さんにおける高 CO_2 血症にこの換気量の減少が最も寄与するとしている報告もあります。

Robinson TD, et al. The role of hypoventilation and ventilation-perfusion redistribution in oxygen-induced hypercapnia during acute exacerbations of chronic obstructive pulmonary disease. Am J Respir Crit Care Med. 2000 May ; 161(5) : 1524-9.

2. Haldane 効果

Haldane 効果と Bohr 効果は、名前は異なりますが、酸素と二酸化炭素がヘモグロビンと結合する際に互いに競合するという同一の物理学的現象を二つの側面からみたものです。

Douglas CG, et al. The laws of combination of haemoglobin with carbon monoxide and oxygen. J Physiol. 1912 Jun ; 44(4) : 275-304.

簡単に言うと、酸素投与によってヘモグロビンの二酸化炭素に対する親和性が低下するということです。カルバミノ結合によりヘモグロビンに結合されている二酸化炭素は、ヘモグロビンが酸化されることで拡散されます。二酸化炭素のヘモグロビン結合度低下の結果、血液中や組織の PCO_2 が上昇するという理論です。これを Haldane 効果といいます。しかしながら、COPD 患者さんにおける CO_2 ナルコーシスにおいて、Haldane 効果が大きく寄与するという報告は今のところありません。

3. 換気血流不均衡

換気血流比が低い肺ユニットに酸素が流れ込むと肺胞の酸素濃度が増加することによって、低酸素性肺血管攣縮（hypooxic vasoconstriction）が解除される方

向に動きます。結果、その部分の血流が相対的に増加します。逆に高換気血流比ユニットの血流は低下してしまうので、二酸化炭素の排出が減少してしまうのではないかと考えられています。COPD 患者さんにおける CO_2 ナルコーシスに酸素投与が悪影響を与えるのは、この換気血流不均衡が強制的に解除されるため(「換気血流不均衡・不均衡」とでも言いましょうか)だと現在は考えられていますが、これには異論もあります。

Dick CR, et al. O2-induced change in ventilation and ventilatory drive in COPD. Am J Respir Crit Care Med. 1997 Feb ; 155(2) : 609-14.

上記の理由から、COPD 患者さんに突然高濃度の酸素を投与することは有害であると結論付けられます。気管支喘息の場合は、慢性的に $PaCO_2$ が貯留することがほとんどないので、閉塞性肺疾患として COPD と同じ位置付けで語ることはできませんが、気管支喘息の患者さんの高 CO_2 血症の予測因子として表B-4 にあげたものが有用とされています。個人的には、呼吸補助筋を使用しているかどうかというのは、とても感度が高い所見だと思っています。

Mountain RD, et al. Clinical features and outcome in patients with acute asthma presenting with hypercapnia. Am Rev Respir Dis. 1988 Sep ; 138(3) : 535-9.

表 B-4　気管支喘息発作時の高 CO_2 血症の予測因子

	感度（%）	特異度（%）	陽性尤度比	陰性尤度比
サイレントチェスト	31	98	13	0.71
会話ができない	39	93	6.0	0.65
チアノーゼの存在	21	96	5.1	0.82
酸素投与を要する	46	91	5.1	0.59
β_2 刺激薬の使用	93	23	1.2	0.32
呼吸補助筋の使用	98	18	1.2	0.11
2 週間以内に救急受診していない	90	25	1.2	0.40

Mountain RD, et al. Clinical features and outcome in patients with acute asthma presenting with hypercapnia. Am Rev Respir Dis. 1988 Sep;138(3) : 535-9. より引用

POINT
- 高 CO_2 血症に対する酸素投与は、分時換気量の低下、Haldane 効果、換気血流不均衡によって CO_2 ナルコーシス増悪を招く。
- 呼吸補助筋を使用していなければ、高 CO_2 血症は否定的かもしれない。

Tips
Clara 細胞の発見者
Max Clara（1899-1966）

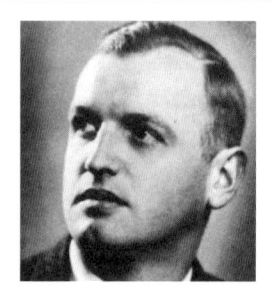

「Clara 細胞」は、呼吸器科医だけでなく医療従事者ならだれでも聞いたことがあると思います。Clara というファーストネームの女性ではなく、第二次世界大戦中にヨーロッパで有名になった男性の解剖学者です。処刑された人体を用いたため、一部の医学者からは痛烈に批判を受けたものの、彼の偉業は細胞に名を残すほどでした。

Clara 細胞の発見

Max Clara は、1899 年にオーストリア南チロル地方のボーゼン付近にある田舎の村に生まれました。オーストリアのインスブルックとドイツのライプツィヒで医学を学び、最も興味を抱いていた組織学・発生学の教室に所属しました。その翌年の 1924 年、生まれ育ったボーゼン近くの村の開業医であった父親が急逝します。その後、彼は村に戻って内科医を続けました。その合間を縫って、組織学の研究も行っていました。同時に、イタリアのパドゥア大学で教鞭もふるっていました。

1935 年にドイツのライプツィヒ大学で解剖学教室を立ち上げるにあたり、Clara はその教授に就任することとなりました。その教室の成果として、1937 年にヒトの気管支上皮において分泌細胞を新たに発見しました。これがのちの Clala 細胞です。

　　Clara M. Zur Histobiologie des Bronchalepithels［On the histobiology of the bronchial epithelium.］. Z mikrosk anat Forsch. 1937；41：321-47.

この分泌機能を有した細胞については、1955 年の文献で「Clara 細胞」という名前で記録されています。

　　Policard A, et al. Observations microélectroniques sur l'infrastructure des cellules bronchiolaires

[Electron microscopic observations on the ultrastructure of bronchiolar cells.]. Les Bronches. 1955 ; 5 : 187-96.

処刑された人体で研究

　Claraはナチスと親しい関係にあったことが知られています。少なくとも1935年から1942年までの間は強く資金援助も受けていた可能性があります。彼は、死刑に処された囚人たちの人体を使用したため、研究は当時から波紋を呼んでいました。

　　Clara M. Ueber die Aufgaben und Ziele der Anatomie in unserer Zeit[On the tasks and goals of Anatomy in our time.]. Munchner Medizinische Wochenschrift. 1935 ; 82 : 939-42.
　　Clara M. Geleitwort.[Preface.] Deutsches Hochschulverzeichnis-Lehrkorper, Vorlesungen und Forschungseinrichtungen. 1942 ; 120 : III-IV.

　第二次世界大戦が終わるまでの間、アメリカ軍に自由を奪われ不遇の時期を過ごすこととなりましたが、1946年に解放されました。その後、ドイツのいずれの教室においても彼に研究する場所はなく、教授職を得ることができませんでした。1950年にようやくトルコのイスタンブール大学の組織学教授に就任することができました。その後、1961年までその地位に就き研究に勤しんでいました。1966年にミュンヘンにて逝去しました。

C

感染性肺疾患

14 結核患者さんの入院期間はなぜ「2か月」なのか?

　結核の患者さんは、基本的に周囲に感染性がないと判断された場合に結核病棟から退院できます。当院の場合、「**結核病棟への入院期間は2か月程度です**」とお伝えすることが多いのですが、これにはいくつか理由があります(病院によっては「1か月あるいは3か月」と伝えているところもあるかもしれません)。

結核患者さんの退院基準の歴史

　日本はその昔、喀痰の抗酸菌培養検査で少なくとも2回の陰性が確認できるまで退院できませんでしたから、入院期間があまりに長くなっていました。2005年に結核病学会から、また2007年に国立病院機構から、喀痰塗抹検査が2回陰性なら退院可能とする新基準が提唱されました。これは、喀痰の塗抹陰性が培養陰性と同レベルの信頼性であることを重要視したものです。また、コンプライアンスがよく自宅療養を遵守できる場合には、2週間以上の治療が導入されていれば退院可能という現実的な緩和案も導入されました。

　　日本結核病学会 治療・予防・社会保険合同委員会. 結核の入院と退院の基準に関する見解. 結核. 2005；80(4)：389-90.
　　露口一成ら. 国立病院機構退院基準の実際と運用上における問題点. 第81回日本結核病学会総会シンポジウム「肺結核患者の新退院基準—実際の運用と問題点について」. 結核. 2007；82(2)：129-32.

　しかし厚生労働省は、同時期の2007年に新しい基準を打ち出しました。その基準をまとめたものを**表C-1**に示します。現在は、この厚生労働省の基準が全国的に使用されています。この退院に関する基準には「退院させなければならない基準」と「退院させることができる基準」の2種類あります。前者が適応されることは多くなく、ほとんどが後者の基準を用いて退院していきます。ややリスクを重視した保守的な基準でもあります。

　　厚生労働省健康局結核感染症課長.「感染症の予防及び感染症の患者に対する医療に関する法律における結核患者の入退院及び就業制限の取扱いについて」の一部改正について. 健感発第1001001号(平成19年10月1日).

「早い組」と「遅い組」

　もちろん喀痰の抗酸菌塗抹検査が最初から陰性ならすぐに退院できますが、そ

表 C-1 厚生労働省の結核患者の退院に関する基準

退院させなければならない基準（以下のいずれかを満たした場合）
①病原体を保有していないこと
②当該感染症の症状が消失したこと ・咳、発熱、結核菌を含む痰等の症状が消失した場合
退院させることができる基準（以下のすべてを満たした場合）
①2週間以上の標準的化学療法が実施され、咳、発熱、痰等の臨床症状が消失している。
②2週間以上の標準的化学療法を実施した後の異なった日の喀痰の塗抹検査又は培養検査の結果が連続して3回陰性である（3回の検査は、原則として塗抹検査を行うものとし、①による臨床症状消失後にあっては、速やかに連日検査を実施すること）。
③患者が治療の継続及び感染拡大の防止の重要性を理解し、かつ、退院後の治療の継続及び他者への感染の防止が可能であると確認できている。

　そもそもそういった患者さんは結核病棟に入院しなくても外来で治療が可能です。結核病棟に入院する患者さんのほとんどは、喀痰の抗酸菌塗抹検査が陽性の患者さんです。結核の場合、初回から培養陰性ということはまずありません。となると、ある程度の結核治療が施されないと塗抹も培養も陰性化することはありません。
　結核病棟の患者さんが退院する時期には「早い組」と「遅い組」があります。軽い病変の場合は前者、重い病変や高齢者の場合は後者になることが多いです。

　　藤野忠彦ら. 結核入院期間を決定する要因に関する臨床疫学的研究. 結核. 2008；83(8)：567-72.
　　森田博紀. 当院における肺結核患者の退院決定の現状. 結核. 2010；85(11)：787-90.

　「早い組」は、喀痰の抗酸菌塗抹検査で3回連続で陰性になることで退院できるケースです。結核治療を始めて1か月程度で塗抹が陰性化します。当初2か月と言われていた入院期間が短くなるため、よろこぶ患者さんも多いです。しかし、塗抹陰性でも培養陰性まで確認しないと患者さんを受け入れないという規定の入所施設もありますし、多剤耐性結核の場合にも塗抹検査と培養検査で共に陰性が確認できないと退院は厳しいのが現状です。そのため、一概に塗抹が陰性であっても早い組とは限りません。
　「遅い組」は、喀痰の抗酸菌培養検査で3回連続で陰性になることで退院できるケースです。この場合、塗抹はまだ陽性のままですので、結核菌は塗抹陽性・培養陰性の「死菌」になります。結核治療開始1か月程度の喀痰の抗酸菌培養から陰性化しますので、2か月目を過ぎたあたりに退院基準を満たします。「遅い組」の患者さんを退院させる場合、結核診療に慣れていない医師にその後の治療を依頼する場合には、この「死菌」について情報提供するほうが望ましいです。

そうしないと、「退院したばかりですが、喀痰塗抹が陽性でした！　結核再発かもしれません！」と再紹介になることがあります。

　以上の経緯から、私たち呼吸器科医は結核患者さんの入院期間を2か月程度と伝えています。では、毎日喀痰検査して少しでも退院が早まる可能性を高くしたらよいのではないか、というアイデアも登場しますが、残念ながらそういうわけにはいきません。あまりに繰り返すと検痰の回数過多として査定の対象となります。以前は週に1回喀痰検査を実施していましたが、現在は連日検査が推奨されていますので、比較的頻度を高くして検査している施設も増えています。

2回陰性後の再陽性化

　喀痰の塗抹・培養の状況は患者さんに逐一伝えるようにしていますが、退院を心待ちにしている患者さんの場合、塗抹・培養が2回連続で陰性になると、「リーチがかかった！」と意気揚々とすることがあります。しかしながら、その後もう一度陽性が出てしまうと結核病棟の退院基準を満たせなくなるため、その落胆は非常に大きいものとなります。厚生労働省の基準が出るまでは、塗抹2回陰性で退院が可能となるように基準を提唱していたくらいですから、塗抹2回陰性ならば医学的にはほとんど感染性はありません。しかし現行の基準を遵守すべき状況下では、抗酸菌の塗抹検査が2回陰性化したあと、再陽性化する事象はよく経験することです。結核患者さん201人の検討では、実に37人（18.4％）の結核患者さんにこの事象がみられたという報告もあります。しかし、治療開始後2か月以上経過していれば、そのほとんどの症例（96％）で培養は陰性でした。1か月～2か月の再陽性化例でも、培養陽性はコロニー数が少ない3例でした（図C-1）。なお、再陽性化は特に空洞を有する症例で多かったという結果でした（図C-2）。

市木拓ら．肺結核治療中に喀痰塗抹2回連続陰性化後に再陽性化がみられた症例の検討．結核．2012；87(8)：537-40．

　現在の厚生労働省の退院基準を遵守する場合、このように喀痰の抗酸菌塗抹検査が2回陰性後に再陽性化した患者さんは、再び一から塗抹陰性結果を3回連続で積み上げていかなければならないノルマを背負います。これはまるで賽の河原の積み石のようだと思ったことが何度かあります。たかだか3回ですが、されど3回です。結核患者さんの現行の退院基準は賽の河原の積み石を崩す鬼なのか——とこれは言い過ぎかもしれませんが、現在の結核病棟の入院長期化の原因となっているのは明白です。もちろん、相手は結核菌ですからとにかく早く退院すればいいというものではありません。ただ現行の基準にこのような問題点があ

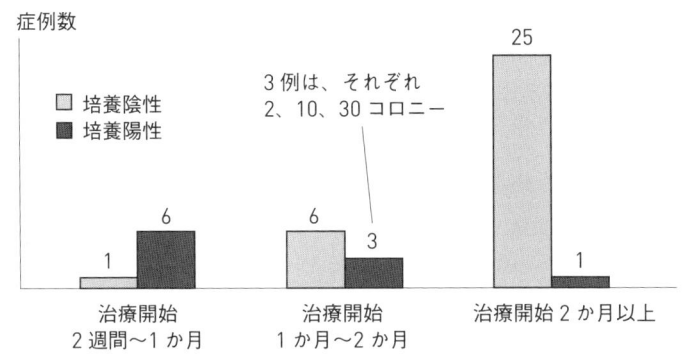

図 C-1 喀痰の抗酸菌塗抹検査の再陽性化の時期と培養結果の関係
市木拓ら．肺結核治療中に喀痰塗抹2回連続陰性化後に再陽性化がみられた症例の検討．結核．2012；87(8)：537-40．より引用

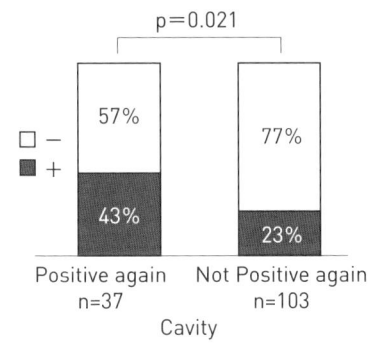

図 C-2 喀痰の抗酸菌塗抹検査の再陽性化と空洞性病変の頻度
市木拓ら．肺結核治療中に喀痰塗抹2回連続陰性化後に再陽性化がみられた症例の検討．結核．2012；87(8)：537-40．より引用

るのは、結核を診療している現場の医師であればよくご存知のことと思います。いつかこの基準に、地蔵菩薩の救済があればよいなあ、と思っています。

> **POINT**
> ✔ 結核患者さんの退院には、喀痰の抗酸菌塗抹検査で3回連続陰性となる「早い組」と培養検査で3回連続陰性となる「遅い組」の2種類がある。
> ✔ 結核患者さんは、喀痰の抗酸菌塗抹あるいは培養検査が3回連続陰性になる必要があるため、入院期間はおよそ2か月程度である。
> ✔ 治療2か月以降の喀痰の抗酸菌塗抹再陽性化例はその96％が培養陰性である。

15 結核患者さんとどのくらい接触したら自分にも感染してしまうのか？

　結核病棟に入院を余儀なくされた患者さんは、紹介された段階から肺結核とわかっていることのほうが多いです。しかしながら結核病棟のない市中病院の場合、肺結核でないと思って入院後精査すると、結核菌が喀痰からたくさん検出されたという経験は往々にしてあるでしょう。

　たとえば、市中肺炎と診断して入院してもらい抗菌薬の点滴治療を開始した患者さんがいたとします。翌朝の喀痰で大量の結核菌が検出された場合、病棟スタッフは大慌てすることでしょう。患者さんの病状ももちろん心配ではありますが、多くの医療従事者は「自分は結核に感染していないだろうか？」という一抹の不安を抱きます。

　では、いったいどのくらい曝露すれば、どのくらい感染・発病しやすいと言えるのでしょうか。

　ヒトに感染したあと、一定の結核菌は何年間もとどまって生存しています。この状態を潜在性結核感染（LTBI）と言います。LTBIは、無症状かつ非感染性です。この状態を「感染」と呼びます。LTBIがもし肺結核に進展すれば、それは「発病」となります。そのため、「結核にかかる」という言葉を使うときには、それが「感染」なのか「発病」なのかを意識しておく必要があります。約5～10％の結核未治療の接触者が一生のうちに結核を発病するとされており、90％程度の接触者は細胞性免疫による結核菌の封じ込めに成功しそのまま天寿をまっとうします。LTBIから結核が発病するリスクは、感染後最初の数年間が最も高いとされています。

Jensen PA, et al ; CDC. Guidelines for preventing the transmission of *Mycobacterium tuberculosis* in health-care settings, 2005. MMWR Recomm Rep. 2005 Dec ; 54(RR-17) : 1-141.

　結核菌に曝露した人が感染する可能性は、基本的には空気中の飛沫核の濃度と結核症患者との接触時間によります。接触の濃厚度と期間が長いほど、感染リスクは当然高くなります。結核患者さんの診療にあたった人も含め、当該患者さんと同じ空間にいた人を「接触者（contact）」と定義しています。公益財団法人結核予防会が出版している『感染症法に基づく結核の接触者健康診断の手引きとその解説』には、ハイリスク接触者、濃厚接触者、非濃厚接触者、非接触者という区別がなされています。医療従事者の場合、患者さんの結核菌飛沫核を吸入しや

すい医療行為をしていたときには濃厚接触者に該当することがあります。

8時間以上がリスク？　狭い空間がリスク？

　曝露した時間が「8時間以内だから大丈夫」という意見を現場で耳にすることがありますが、これは1996年の *New England Journal of Medicine*（NEJM）の論文やWHOのガイドラインに記載されている内容に由来するものです。このNEJMの論文はとても有名なもので、1994年4月にホノルルからシカゴ、シカゴからボルチモアまで2フライト（フライト1、2）、その1か月後にそこからの帰りに2フライト（フライト3、4）、合計4回旅客機で移動した多剤耐性結核の韓国人女性に対する接触者の健康診断を調査したものです。旅客機の乗客のうちデータ解析が可能であった760人を対象に調査した結果、フライト2、3は短い時間であったので（2時間以内）乗客の結核との因果関係はみられませんでした。しかしフライト4は8時間45分と長いフライトであり、このフライトの乗客で明らかに感染したと思われる人が複数いました。座席表をみると、韓国人女性の前後列以内の乗客の感染リスクが高いと考えられました（率比8.5、95%信頼区間1.7〜41.3、p＝0.01）（図C-3）。この結果から、曝露時間がリスクになる一つの目安になりました。それを受けて「航空機内で8時間以上接触した場合にリスク増加がある」という記載がWHOガイドラインにあります。結核患者さんと同一空間に長時間いることによって濃厚接触者と判断されることがありますが、8時間というカットオフ値はゴールドスタンダードではありません。密閉空間に3時間接触した場合であっても濃厚接触者と判断することは実際的にありうる話なのです。

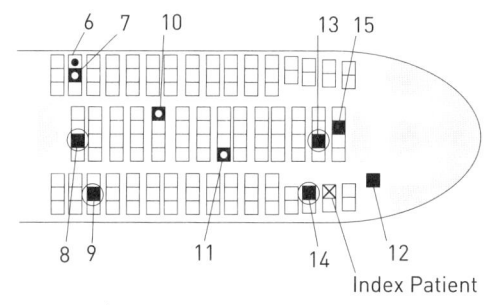

図C-3　機内の結核発病者（Index Patient）と感染者の配置
Kenyon TA, et al. Transmission of multidrug-resistant *Mycobacterium tuberculosis* during a long airplane flight. N Engl J Med. 1996 Apr ; 334(15) : 933-8. より引用

Kenyon TA, et al. Transmission of multidrug-resistant *Mycobacterium tuberculosis* during a long airplane flight. N Engl J Med. 1996 Apr ; 334(15) : 933-8.
WHO. Tuberculosis and air travel : guidelines for prevention and control. 3rd ed., Geneva : WHO. 2008.

ほかにも、感度の高いフローチャートを紹介した論文があり、空洞のない結核患者さんでは1か月120時間を超える曝露をすることが結核の感染リスクであるという意見もあります。

Gerald LB, et al. A decision tree for tuberculosis contact investigation. Am J Respir Crit Care Med. 2002 Oct 15 ; 166(8) : 1122-7.

しかし例外はあるもので、たとえば結核発病者に1日15分間を3日間だけ曝露したような短期間のケースでも、結核発病にまで至ったという報告があります（図C-4）。患者Aの職場で接触したBおよびCの2人は、わずかな訪問で結核を発病しました。

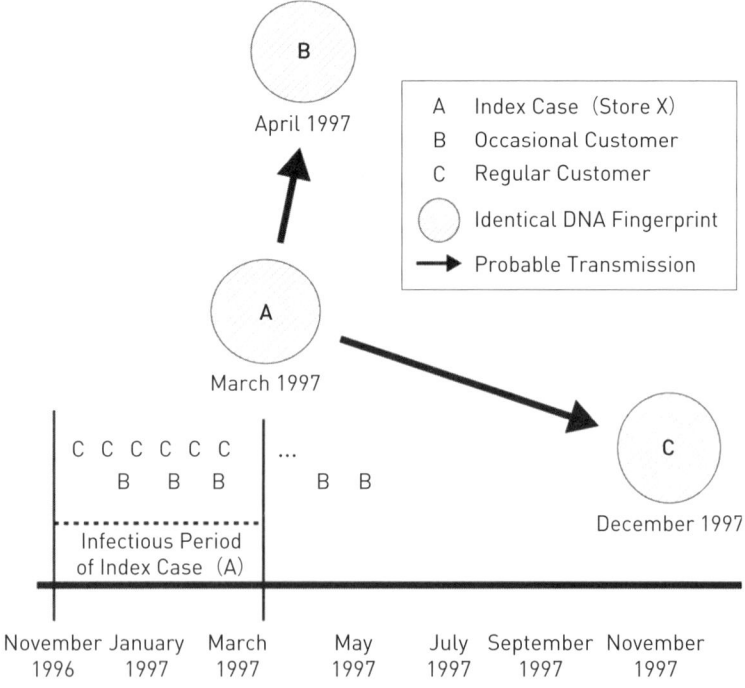

図C-4 数回の訪問で発病者（A）から感染した事例（BおよびC）
Golub JE, et al. Transmission of *Mycobacterium tuberculosis* through casual contact with an infectious case. Arch Intern Med. 2001 Oct ; 161(18) : 2254-8. より引用

Golub JE, et al. Transmission of *Mycobacterium tuberculosis* through casual contact with an infectious case. Arch Intern Med. 2001 Oct ; 161(18) : 2254-8.

　曝露時間だけでなく、たとえば曝露空間容積はどうでしょうか。空間の大きさで、①車内程度の広さ、②寝室程度の広さ、③家屋程度の広さ、④家屋以上の広さ、と分類し、結核感染のリスクを調査した報告があります。当然ながら、狭い①～②の空間サイズのほうが接触者の感染リスク（この試験ではツベルクリン反応で判断）は高いです（オッズ比 1.68、95% 信頼区間 1.31 ～ 2.14）。結核患者と接触者の共有する空間の容積が大きければ大きいほど、結核の感染性粒子は希釈されますが、この関係は疫学的にまだ十分には解明されていません。

Bailey WC, et al. Predictive model to identify positive tuberculosis skin test results during contact investigations. JAMA. 2002 Feb ; 287(8) : 996-1002.

　以上のことから、合計何時間接触したのであなたの感染リスクは○%、あなたの発病リスクは○%、という数値は出せません。限られたデータでは、寝室より狭い空間や 8 時間以上近接した場所にいることはある程度のリスク上昇が起こりうるとしか言えないのが現状ではないでしょうか。そのため、接触者健康診断をしっかり行うことでリスク患者をふるい分けることが重要になるのです。接触者健康診断の目的は、最近感染した者全員を未感染者から区別し、感染者を治療して、結核発病を予防することにあります。

　ちなみに時間や曝露空間と関係なく、結核の発病リスクが高い人がいます。たとえば、外国出生の者、高リスクの施設入所者や労働者、保健医療サービス供給体制が不十分な地域の住民、乳児・小児、HIV 感染者、免疫不全宿主、などなど。数え上げたらきりがありません。このなかでも特に HIV 感染者はリスクが高いと言われています。HIV 感染者は結核の「発病」リスクは高いとされていますが、「感染」リスクが高いかどうかはまだよくわかっていません。

CDC. Prevention and treatment of tuberculosis among patients infected with human immunodeficiency virus : principles of therapy and revised recommendations. Centers for Disease Control and Prevention. MMWR Recomm Rep. 1998 Oct ; 47(RR-20) : 1-58.

接触者にクオンティフェロンはいつ行うべきか

　さて、接触者健康診断では IFN-γ 遊離アッセイ（IGRA：Interferon-γ Release Assay）のうち、クオンティフェロン（QFT）検査が積極的に使用されます。2013 年 1 月現在は、全国的にクオンティフェロン®TB ゴールド（QFT-3G：QuantiFERON TB Gold In-Tube）が広く使用されています。2012 年 11 月には T-SPOT® が発売され、国内でも使用され始めています。

日本結核病学会予防委員会．クォンティフェロン®TB ゴールドの使用指針．結核．2011；86(10)：839-44.

曝露後6～10週目あたりで QFT 陰性者に QFT を実施します。結核に感染した場合、2～10週以内に、免疫反応によって結核菌の分裂は抑止される傾向にあります。この時、結核感染の免疫学的検査が陽性となりますので、CDC のガイドラインでは QFT 陰性の接触者は曝露後6～10週後に QFT を行うべきとの見解です。日本の結核予防会の手引きでは、最終接触から2～3か月（8～12週）後に行うべきとの見解です。これらの時期を「ウィンドウ期」と呼びます。

Mazureck GH et al. Updated guidelines for using interferon gamma release assays to detect *Mycobacterium tuberculosis* infection-United States, 2010. MMWR Recomm Rep 2010；59(RR-5)：1-25.
石川信克(監)．感染症法に基づく結核の接触者健康診断の手引きとその解説．結核予防会．2010.

ただ、これよりもさらに遅れて QFT が陽転化するという報告もあります。韓国の男性兵士に行った試験では、曝露後14～22週でも QFT 陽転化が起こりうるという結果が得られました。日本でも、QFT 陰性者から結核発病者が集団発生した事例が報告されています。そのため、一概に QFT の陽転化がないからといって結核に感染していないと安心することはできないのが現状です。

Lee SW, et al. Time interval to conversion of interferon-γ release assay after exposure to tuberculosis. Eur Respir J. 2011 Jun；37(6)：1447-52.
山口淳一ら．クォンティフェロン®TB-2G 検査陰性者から複数の発病者が発生した集団感染事例について．結核．2007；82(8)：629-34.

接触者全体の QFT 陽性率が2か月目に高いような場合は、追加で翌月・翌々月などに QFT を再検査することは妥当であると考えられます。また、5歳以下の小児では偽陰性が多く、高齢者では結核感染既往による陽性が多いため、QFT があまり役に立たない集団があることも知っておく必要があります。

徳永修ら．小児への QFT 等の適用とその課題．第84回総会シンポジウム「新しい結核感染診断法の課題と展望」．結核．2010；85(1)：21-3.

QFT が本当に陽転化したかどうかよくわからないことがあるので、QFT のデータがない医療従事者はベースラインのデータを知るため、曝露後即座に QFT を実施してよいと思います。いずれにしても一定の頻度で陽性の人がいますので、QFT 陽性＝LTBI という考え方は短絡的です。ちなみに森らによれば、健常者における QFT の陽性率は、40代で3.1%、50代で5.9%、60代で9.8%程度です。

Mori T, et al. Waning of the specific interferon-gamma response after years of tuberculosis infection. Int J Tuberc Lung Dis. 2007 Sep；11(9)：1021-5.

医療従事者の場合に限ると、相当の頻度（8.5 ～ 11.2％）で QFT が陽性です。健常者の 60 代と同じくらいの陽性率であると考えられます。

> Harada N, et al. Screening for tuberculosis infection using whole-blood interferon-gamma and Mantoux testing among Japanese healthcare workers. Infect Control Hosp Epidemiol. 2006 May ; 27(5) : 442-8.
> Alvarez-León EE, et al. Screening for tuberculosis infection in spanish healthcare workers : Comparison of the QuantiFERON-TB gold in-tube test with the tuberculin skin test. Infect Control Hosp Epidemiol. 2009 Sep ; 30(9) : 876-83.
> Talebi-Taher M, et al . Comparing the performance of QuantiFERON-TB Gold and Mantoux test in detecting latent tuberculosis infection among Iranian health care workers. Int J Occup Med Environ Health. 2011 Dec ; 24(4) : 359-66.

また、1 か月ごとに医療従事者に QFT を測定した報告があり、結核患者さんを診療している医療従事者では QFT の変動が起こりうるために、アッセイの信頼性には議論の余地があるかもしれません。

> Park JS, et al. Monthly follow-ups of interferon-γ release assays among healthcare workers in contact with TB patients. Chest. 2012 Dec ; 142(6) : 1461-8.

ちなみに中国の内モンゴルでは医療従事者の QFT 陽性率が 68％だったという報告もあります。これはさすがに高すぎますが、日本とは状況が異なると思います。

> He GX, et al. Risk factors associated with tuberculosis infection among health care workers in Inner Mongolia, China. Int J Tuberc Lung Dis. 2012 Nov ; 16(11) : 1485-91.

結核病棟がない病院での結核患者さんの管理

すぐに結核病棟がある病院への転院が決まれば問題ないのですが、年末年始などでどうしても数日間の管理を余儀なくされた場合、どうしたらよいでしょう。結核病棟がない病院で結核菌が出た際どのように対応したらよいかは、世界的に認知されているガイドラインがあります。

> Granich R, et al. WHO Guidelines for the prevention of tuberculosis in health care facilities in resource-limited settings. WHO. 1999.

個室隔離は当然ですが、ガイドラインでは当然ながら陰圧管理を推奨しています。また、部屋に HEPA（high efficiency particulate air）フィルターを設置し 6 ～ 12 回/時の換気回数を確保することや、紫外線照射装置を用いた殺菌・除菌システムを設置するよう推奨しています。陰圧管理ができる部屋や殺菌・除菌システムがない場合、そのような設置は一朝一夕でできるものではありません。

そのため、たとえば公共の場に面していない窓を開けて室内を自然換気させて、窓側に設置した換気扇を稼働させる工夫をすることが重要になります。台風

の日に窓を開けると外から風が入ってくるのはどうしたらよいか、と問われると返す言葉はなくなってしまいますが。ともかく気流を作って外に菌を追い出すことを目標にします。ただ、1か所しか窓が開いていないと結核菌が院内に飛散する結果になりますので、できれば2か所以上の窓を開けるのが望ましいと思われます（図C-5）。

　隔離病室に入室する医療従事者や面会者は、N95微粒子用マスクを着用します。患者さんが室外に出る際は、外科用マスクなど濾過効率の高いマスクを着用してもらうことになります。患者さんがN95マスクをつけている現場を見たことがありますが、本来は感染防止のために健常者が装着する目的のマスクであるため、誤った使用法はやめましょう。例外的に患者さんがN95マスクを装着するのは、免疫不全宿主の際に防護環境から出る時くらいではないでしょうか。

Raad I, et al. Masking of neutropenic patients on transport from hospital rooms is associated with a decrease in nosocomial aspergillosis during construction. Infect Control Hosp Epidemiol. 2002 Jan；23(1)：41-3.

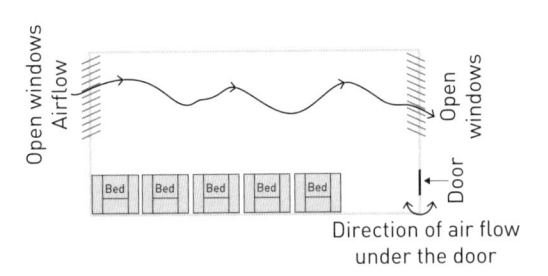

図C-5　2か所の窓を開けて気流を作る
Granich R, et al. WHO Guidelines for the prevention of tuberculosis in health care facilities in resource-limited settings. WHO. 1999. より引用

POINT

- ✔ 寝室より狭い空間に一緒にいることや8時間以上近接した場所にいることは結核感染のリスクをある程度上昇させるが、さまざまな因子が交絡するため、そのリスクを確定的な数値で示すことはできない。
- ✔ 曝露後6～10週目あたりでQFT陰性者にQFTを実施するが、その後の陽転化例もありうるため注意が必要である。
- ✔ 医療従事者におけるQFTの陽性率はやや高めであり、新たな感染の判断に使用することは議論の余地がある。
- ✔ 結核病棟がない病院でやむなく結核患者さんを管理するときは、窓を2か所以上開けるべきである。

16 非結核性抗酸菌症の治療は本当にやめてもよいのか？

　私たち呼吸器科医が出合う最も多い非結核性抗酸菌症は、肺MAC（*Mycobacterium avium* complex）症でしょう。結核よりも慢性化し治りにくいため、外来で難渋する疾患の一つだと思います。肺MAC症の患者さんに対しては、リファンピシン（RPF）、エサンブトール（EB）、クラリスロマイシン（CAM）の内服治療を導入します。余談ですが、地域差はあるもののこのレジメンを「R・E・CAM（アール・イー・カム）」と呼んでいる呼吸器科医が多いと思います。一度「レッカム」と呼んでいる医師に出会ったことがありますが、さすがにその呼称は少数派でしょう。

　肺MAC症に対する治療レジメンは表C-2のとおりです。2007年のアメリカ胸部疾患学会/アメリカ感染症学会（ATS/IDSA）のステートメントでは週3回内服レジメンも提示されていますが、コンプライアンスの観点から毎日内服するレジメンのほうがよいでしょう。

　日本結核病学会非結核性抗酸菌症対策委員会，日本呼吸器学会感染症・結核学術部会．肺非結核性抗酸菌症化学療法に関する見解— 2012年改訂．結核．2012；87（2）：83-6．
　Griffith DE, et al. An official ATS/IDSA statement : diagnosis, treatment, and prevention of nontuberculous mycobacterial diseases. Am J Respir Crit Care Med. 2007 Feb；175（4）：367-416.

表C-2　肺MAC症に対する治療レジメン

①肺MAC症化学療法の原則は、リファンピシン、エサンブトール、クラリスロマイシンの3剤内服療法が基本であり、必要に応じてストレプトマイシンあるいはカナマイシンの併用を行う。
リファンピシン：300～600 mg/日　分1　10 mg/kgを目安にする。
エサンブトール：500～750 mg/日　分1　15 mg/kgを目安にする。ただし長期治療のため視力障害に注意する。
クラリスロマイシン：600～800 mg/日　分1または分2　15～20 mg/kgを目安にする。
ストレプトマイシンあるいはカナマイシン：15 mg/kg/日以下（1000 mgまで）を週2～3回　筋注
②リファブチンはリファンピシンの効果が不十分であるときに使用してもよい。
リファブチン：150～300 mg/日　分1　リファンピシンの半量

日本結核病学会非結核性抗酸菌症対策委員会，日本呼吸器学会感染症・結核学術部会．肺非結核性抗酸菌症化学療法に関する見解— 2012年改訂．結核．2012；87（2）：83-6．より引用
Griffith DE, et al. An official ATS/IDSA statement : diagnosis, treatment, and prevention of nontuberculous mycobacterial diseases. Am J Respir Crit Care Med. 2007 Feb；175（4）：367-416. より引用

肺 MAC 症の治療を行う場合、CAM 耐性の有無だけはしっかりと確認しておく必要があります。その理由は、肺 MAC 症において CAM はその感受性と効果が関連することが確認されている唯一の薬剤だからです。また肺 MAC 症に CAM の単剤投与を行うと、CAM 耐性 MAC 症（MIC≧32μg/mL）を惹起しますので、呼吸器科的に絶対禁忌であることは覚えておかなければなりません。ちなみにマクロライド単剤だけでなく、マクロライド1剤とフルオロキノロン1剤の併用もリスクとされています。マクロライド耐性の機序としては 23S rRNA 遺伝子変異が主な理由とされており、そのほかのマクロライド（アジスロマイシンなど）とも交差耐性があることがわかっています。

National Committee for Clinical Laboratory Standards. Susceptibility testing of mycobacteria, nocardiae, and other aerobic actinomycetes. Approved Standard. Wayne, PA : NCCLS ; 2003. Document No. M24-A.
Grifith DE, et al. Clinical and molecular analysis of Macrolide resistance in *Mycobacterium avium* complex lung disease. Am J Respir Crit Care Med. 2006 Oct ; 174(8) : 928-34

肺 MAC 症例の患者さんの理想的な経過としては、治療開始後2～3か月ほどで排菌はなくなり、症状が改善します。このような理想的な経過の患者さんは、菌陰性化後1年の治療で再発しないことがあります。ただ、呼吸器科医のなかには肺 MAC 症の再発を経験した医師はたくさんいると思います。ここで一つの疑問が生じます。もし再発が防げるなら永遠に内服すればよいのではないか、と。なぜ1年ないし2年でやめなければならないのか、副作用が軽度ならずっと服用し続ければよいのではないか、そういった疑問をもった呼吸器科医は少なくないと思います。

治療期間に関するエビデンス

日本やアメリカでは、上記のステートメントから「菌陰性化後およそ1年」が治療期間の一つの目安になっています。一方イギリスでは、治療期間は2年間という記載がイギリス胸部疾患学会（BTS）ガイドラインにあります。

Subcommittee of the Joint Tuberculosis Committee of the British Thoracic Society : Management of opportunistic mycobacterial infections : Joint Tuberculosis Committee Guidelines 1999. Thorax. 2000 Mar ; 55(3) : 210-8.

イギリスのガイドラインの治療期間は、BTS 主導のスタディに基づいています（ガイドライン発刊当時はまだその論文は in press でした）。イソニアジド（INH）、RFP、EB の投与あるいは RFP、EB の投与を行った75人の肺 MAC 症の試験で、この投与期間が24か月なのです。

The Research Committee of the British Thoracic Society. Pulmonary disease caused by *Mycobacterium avium-intracellulare* in HIV-negative patients : five-year follow-up of patients receiving standardised treatment. Int J Tuberc Lung Dis. 2002 Jul ; 6(7) : 628-34.

　イギリスのガイドラインの文章ではまずこの論文を提示しています。そのあとにマクロライドを使用した治療選択肢についての記載があるのですが、この24か月という数字が残ってしまい、結局2年間の治療を推奨している経緯があります。ただ、イギリスのガイドラインは1999年のものですし、まだCAMのエビデンスも集積していなかった頃のものです。そのため、世界的には2007年のATS/IDSAガイドラインが使用されています。

　ATS/IDSAが1年を推奨する理由について述べていきましょう。マクロライドを初めて肺MAC症に使用した大規模な論文は1995年のAIDS患者さん45人を対象にしたものです。ここでは、マクロライドはおおよそ1年間使用されています (300±186日)。

　Dautzenberg B, et al. Clarithromycin Study Group of France. Clarithromycin in the treatment of *Mycobacterium avium* lung infections in patients without AIDS. Chest. 1995 Apr ; 107(4) : 1035-40.

　その後、多くのスタディが行われましたが、最低でも6か月の化学療法を行うことで12か月時点でのMACの培養が陰性になりやすいことがわかってきました。この12か月時点での喀痰の抗酸菌培養陰性というのが一つの微生物学的アウトカムとして使用されることが増えてきました。

　Wallace RJ Jr, et al. Clarithromycin regimens for pulmonary *Mycobacterium avium* complex : the first 50 patients. Am J Respir Crit Care Med. 1996 Jun ; 153(6 Pt 1) : 1766-72.
　Griffith DE, et al. Azithromycin-containing regimens for treatment of *Mycobacterium avium* complex lung disease. Clin Infect Dis. 2001 Jun ; 32(11) : 1547-53.

　一度喀痰の菌が長期陰性化したあとに再度陽性になる場合、新しいMACジェノタイプに再感染した可能性のほうが高いという報告があり、12か月時点での喀痰の抗酸菌培養陰性というのは肺MAC症治療における妥当なエンドポイントであると考えられました。

　Wallace RJ Jr, et al. Repeat positive cultures in *Mycobacterium intracellulare* lung disease after macrolide therapy represent new infections in patients with nodular bronchiectasis. J Infect Dis. 2002 Jul ; 186(2) : 266-73.

　ATS/IDSAが推奨する1年という期間は、こういった試験に由来しているものと考えられます。ただ、このガイドラインの筆頭著者であるGriffith医師のグループによる研究ばかりですので、第三者的な立場での臨床試験が望ましいと考えられます。いずれにせよ、世界的には1年という治療期間が広く受け入れられていると思います。

患者さんとの話し合いが必要

　さて、本題は肺 MAC 症に対する内服を一生続けるという選択肢についてです。エビデンスがあってこそ、こういった選択ができるわけですが、実はそもそもこの問題を解決するための臨床試験は組めません。エンドポイントを設定しようにも、その結果が出る時期があまりにも先なのです。

　ただ、日常臨床において肺 MAC 症の再発はしばしば遭遇するものです。もちろん、単純な再発とは限りません。異なるジェノタイプの再感染であったりポリクローナル感染であったりすることもあるかもしれません。そのため、再発したときの薬剤感受性が以前と異なる可能性も十分ありえます。ただそういった場合に、アミノグリコシドの併用や手術ができない症例で薬剤感受性が許容できるのであれば、R・E・CAM の永続的な内服も可能ではないかと思います。特に結節/気管支拡張型の場合、治療完遂後の再発（再感染）は有意に多いとされています。

　　Wallace RJ Jr, et al. Repeat positive cultures in *Mycobacterium intracellulare* lung disease after macrolide therapy represent new infections in patients with nodular bronchiectasis. J Infect Dis. 2002 Jul；186(2)：266-73.

　肺 MAC 症の患者さんへの永続的な内服治療は、どのくらい耐性化を招くのか、あるいはどのような有害事象をもたらすのかデータはなく、安全性も保証できません。そのため、こういった選択肢は医学的には不適切であろうと考えられます。それらを天秤にかけたうえで永続的に内服するという選択肢を選ぶのであれば、患者さんに弊害をしっかりと説明する義務があります。ちなみに私の患者さんでもこの方法に納得し、長期に内服している人がいます。これは、耐性菌であったとしても肺 MAC 症にヒト-ヒト感染が起こらないからこそ可能なことだと思います。

POINT
- ✔ 同一ジェノタイプの MAC は、12 か月の治療を行うことで治療可能と考えられるが、再陽性化は時に経験する事象である。再感染か再燃かの臨床的判断は現時点では難しい。
- ✔ 肺 MAC 症の治療を永続的に続けることは、その妥当性を検証できる臨床試験は現実的に期待できないため、患者さんと十分に話し合って決める必要がある。

17 抗酸菌の名前の由来は?

　抗酸菌（*Mycobacterium* 属）の名前にはいろいろありますが、非常にユニークなものもみかけます。では、これらにはどのような由来があるのかご存知でしょうか。抗酸菌の名前の由来については教科書などにもあまり記載されていないので知らない人も多いと思います。知っておくと呼吸器科医同士の話の種くらいにはなるかもしれません。

　呼吸器科医が出合う可能性のある抗酸菌の名前の由来をまとめました（表C-3）。

表 C-3 抗酸菌の名前の由来

代表的菌種	名前の由来	命名表記
M. abscessus	もともと M. chelonae の一部であったが、その後分離された。膿瘍（abscess）を形成する性質がある特徴に由来する。	Kusunoki and Ezaki 1992, ATCC 19977
M. avium	Avium はラテン語で鳥の意味。本来トリに感染するもので、哺乳類であっても反芻動物の一部（シカなど）に感染するものと考えられてきた。	Chester 1901, ATCC 25291
M. bovis	ウシ結核の起因菌であるため、ラテン語のウシ（bovine）から。	Karlson and Lessel 1970, ATCC 19210
M. chelonae	アオウミガメ（Chelonia corticata）から。ウミガメの肺から同定され、この名称となった。	Bergey et al. 1923, ATCC 35752
M. fortuitum	英語の偶発的（fortuity）が語源。1938年にビタミンの皮下注射を行われていたブラジル人から発見された。	da Costa Cruz 1938, ATCC 6841
M. gordonae	アメリカのラトガース大学の細菌学者 Ruth E. Gordon の名前に由来する。	Bojalil et al. 1962, ATCC 14470
M. intracellulare	細胞内寄生菌であるため、細胞内（intracellular）という意味から。	Runyon 1965, ATCC 13950
M. kansasii	アメリカのカンザス州の呼吸器感染症患者さんから同定されたため。レモン色の光発色菌であったため、当初は yellow bacillus と呼ばれていた。	Hauduroy 1955, ATCC 12478
M. leprae	ラテン語でらい（leprosy）の意味。	Hansen 1874, not cultivated
M. malmoense	スウェーデン南部の都市マルメ（Malmö）の4人の患者さんから検出されたことに由来する。	Schroder and Juhlin 1977, ATCC 29571
M. marinum	英語の海（marine）から。Joseph D. Aronson によって、フィラデルフィア水族館で死んだ魚の肝臓や脾臓から検出されたため。	Aronson 1926, ATCC 927
M. massiliense	ラテン語で発見地マルセイユの意味。マルセイユにおける呼吸器感染症患者さんの喀痰や気管支肺胞洗浄液から検出されたため。	Adékambi et al. 2006, CCUG 48898
M. scrofulaceum	頸部リンパ節結核である scrofula に由来する。HIV 感染症の小児の頸部リンパ節腫脹をきたすことが多い。	Prissick and Masson 1956, ATCC 19981
M. simiae	ラテン語の猿類の意味。アカゲザルから発見されたため。	Karassova et al. 1965, ATCC 25275

代表的菌種	名前の由来	命名表記
M. szulgai	ポーランドの微生物学者 T. Szulga の名に由来する。	Marks et al. 1972, ATCC 35799
M. terrae	ラテン語で地球の意味。当初 radish bacillus と呼ばれていた。	Wayne 1966, ATCC 15755
M. tuberculosis	結核病巣に病理学的に tuber（結節）所見が観察されたため、ドイツ語でその所見を Tuberculose と表現したことがはじまり。	Zopf 1883, ATCC 27294
M. xenopi	ヒキガエルの一種であるアフリカツメガエル（Xenopus laevis）から分離されたため。	Schwabacher 1959, ATCC 19250

ATCC：American Type Culture Collection、CCUG：Culture Collection of the University of Gothenburg

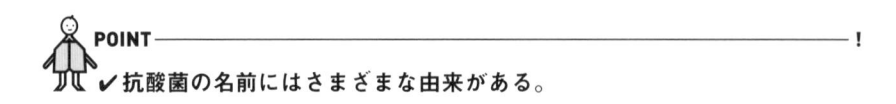

POINT
- ✓ 抗酸菌の名前にはさまざまな由来がある。

18 肺化膿症の抗菌薬の選択と治療期間のエビデンスは?

　肺化膿症（lung abscess、肺膿瘍）は、呼吸器感染症によって肺実質が壊死を伴った病態と定義されます。用語を厳密に使い分ける医師もいますが、壊死性肺炎や肺壊疽などと基本的に同じ疾患スペクトラムと考えられます。肺化膿症の治療期間はエキスパートオピニオンとして、3〜4週間程度の治療を推奨する医師もいれば、治療反応性をみて個別に決めるべきだと考えている医師もいます。抗菌薬単独で治療する場合、治療反応性をみてその都度抗菌薬を継続するかどうかを決定すると、治療に何か月も要するケースが一般的です。教科書的には、治療期間は28〜42日と記載されています。しかしながら、この根拠は希薄です。4〜6週間の治療によっても空洞性病変が軽快しない肺化膿症を delayed closure などと呼びますが、この場合は外科治療のほうが望ましいとされています。

　また、初期に使用する抗菌薬のどれがベストなのかも議論の余地があります。第一選択がクリンダマイシンと書いてある教科書もまだまだ多いですが、*Klebsiella pneumoniae* などのグラム陰性菌への効果不足や *Streptococcus anginosus* グループなどの耐性化の観点から躊躇する医師も多いと思います。特に *K. pneumoniae* は、肺化膿症の10〜20％程度に関与している可能性があるので注意が必要です。

　　Takayanagi N, et al. Etiology and outcome of community-acquired lung abscess. Respiration. 2010 Jul；80(2)：98-105.
　　Wang JL, et al. Changing bacteriology of adult community-acquired lung abscess in Taiwan：*Klebsiella pneumoniae* versus anaerobes. Clin Infect Dis. 2005 Apr；40(7)：915-22.

　いったい初期治療としてはどの抗菌薬を使用すればよいのでしょうか、そして治療期間はどのくらい投与すればよいのでしょうか。

抗菌薬の選択

　肺化膿症の患者さん39人をペニシリン群20人、クリンダマイシン群19人にランダム化して投与した1983年の臨床試験では、クリンダマイシン群のほうが有熱期間と悪臭を伴う痰の喀出期間が有意に短いという結果でした（発熱：4.4日 vs 7.6日、悪臭を伴う痰の喀出期間：4.2日 vs 8.0日、いずれも p＜0.05）。この試験ではクリンダマイシンを3〜6週間投与することで肺化膿症の再発を抑制できました。

Levison ME, et al. Clindamycin compared with penicillin for the treatment of anaerobic lung abscess. Ann Intern Med. 1983 Apr；98(4)：466-71.

　またフランスからの報告で、肺化膿症に対してアモキシシリン／クラブラン酸を 21 日間投与した試験があります。50 人以上の患者さんへ投与され、効果は概して良好でした。

Germaud P, et al. Monotherapy using amoxicillin/clavulanic acid as treatment of first choice in community-acquired lung abscess. Apropos of 57 cases. Rev Pneumol Clin. 1993；49(3)：137-41.

　70 人の誤嚥をきたした誤嚥性肺炎・肺化膿症の患者さんに対して前向きに行われたランダム化比較試験があります。アンピシリン／スルバクタム群と、クリンダマイシン±第 2 ～ 3 世代セファロスポリン群の 2 群に割り付けられました。治療期間の中央日数は前者が 22.7 日、後者が 24.1 日でした。治療終了時の臨床的反応性はアンピシリン／スルバクタム群が 73％、クリンダマイシン群が 66.7％でした。統計学的には微妙なラインですが、この試験結果からクリンダマイシン単独は、少なくともアンピシリン／スルバクタムよりも推奨されないのではないかと考えられました。

Allewelt M, et al. Ampicillin + sulbactam vs clindamycin +/- cephalosporin for the treatment of aspiration pneumonia and primary lung abscess. Clin Microbiol Infect. 2004 Feb；10(2)：163-70.

　レトロスペクティブに 205 人の肺化膿症を解析した日本の報告では、95.1％が抗菌薬のみで軽快し、全体の半数がアンピシリン／スルバクタムで治療されました。しかしながら、治療失敗例が多かったのもアンピシリン／スルバクタムでした。平均治療期間±標準偏差は、26±20 日でした（ただしノカルジア症やアクチノミセス症の場合は長期治療［76 ～ 189 日］を要しました）（表 C-4）。

Takayanagi N, et al. Etiology and outcome of community-acquired lung abscess. Respiration. 2010 Jul；80(2)：98-105.

　肺化膿症には当初はクリンダマイシンが有効とされていましたが、耐性菌の問題などからβラクタマーゼ阻害薬配合ペニシリン系抗菌薬も有効であると考えられました。そのため、クリンダマイシン単剤で治療することは推奨されません。また、嫌気性菌に効果があるとされたフルオロキノロン系抗菌薬であるモキシフロキサシンも、肺化膿症にも使用されることがあります。

　たとえば、139 人の肺化膿症に対してモキシフロキサシン群とアンピシリン／スルバクタム群にランダムに割り付けた試験があります。96 人が解析可能で、画像的・臨床的に軽快するまで続けられました。治療期間は、モキシフロキサシン群 30.5 日、アンピシリン／スルバクタム群 35 日の投与期間で、効果は両群と

表 C-4 肺化膿症の治療内容とそのアウトカム

一次治療	患者数	治療失敗率	二次治療	死亡
アンピシリン/スルバクタム	101	12 (11.9%)	カルバペネム (n=10) 第4世代セファロスポリン (n=1) フルオロキノロン (n=1)	1 (1.0%)
第1・2・3世代セファロスポリン±クリンダマイシン	42	3 (7.1%)	カルバペネム (n=3)	1 (2.4%)
ペニシリン±クリンダマイシン	34	1 (2.9%)	カルバペネム (n=1)	0
カルバペネム	23	0	0	0
フルオロキノロン	5	0	0	0

Takayanagi N, el al. Etiology and outcome of community-acquired lung abscess. Respiration. 2010 Jul ; 80 (2) : 98-105. より引用

も80%以上と同等でした。

Ott SR, et al. Moxifloxacin vs ampicillin/sulbactam in aspiration pneumonia and primary lung abscess. Infection. 2008 Feb ; 36(1) : 23-30.

ただモキシフロキサシンも嫌気性菌に必ず効果があるわけではなく、アメリカの10施設で調べられた感受性検査では、30%程度の *Bacteroides* 属がモキシフロキサシンに耐性であるという報告もあります。

Snydman DR, et al. National survey on the susceptibility of *Bacteroides fragilis* group : report and analysis of trends in the United States from 1997 to 2004. Antimicrob Agents Chemother. 2007 May ; 51(5) : 1649-55.

個人的にはメトロニダゾールもよい選択肢になると考えて使用することがありますが、残念ながら肺化膿症に対する臨床試験は組まれていません。そのほかの治療法としては、化膿腔にドレーンを入れるという手法もあり、有効とされています。ただし、肺内に外部と交通するドレーンを挿入するため、呼吸不全や治療失敗のリスクを伴います。

Siraj O, et al. An update on the drainage of pyogenic lung abscesses. Ann Thorac Med. 2012 Jan-Mar ; 7(1) : 3-7.

実臨床においては、胸水をGram染色してそれである程度菌を推定して治療にあたるのが妥当ではないかと考えられます。単一菌のみか混合感染か、どこまでカバーすればよいのかという起因菌推定が可能になると思われますので、初期治療の抗菌薬を選択する場合にはGram染色は重要なツールになります。

治療期間

　肺化膿症自体が画像で「肺化膿症らしい」という点で診断されていることが多いため、経験的に治療されているケースが多いと思います。菌が同定されればDe-escalationを行うことは妥当と思われますが、肺化膿症は混合感染が多いため、経験的治療をそのまま継続するケースも少なくありません。そのため臨床試験が非常に組みにくい現状があり、治療期間も報告によって一定していません。

　肺化膿症は臨床的軽快が得られるまで3〜4週間かかることが多く、慣習的にそのくらいの期間抗菌薬を投与するのが通例となっています。そのため、実際のところ組まれた臨床試験の多くは3〜4週間の治療期間でした。膿胸と違って早期に手術を行うほうが予後がよいかどうかという議論は勃発していませんが、delayed closureのような場合には外科的手術も視野に入れたほうがよいかもしれません。

> **POINT**
> - 肺化膿症に対するクリンダマイシン単独治療は推奨されない。
> - 肺化膿症は、多くが3〜4週間治療することで臨床的に軽快するが、治療期間のエビデンスはない。

19 カンジダ肺炎は鑑別に挙げるべきか？

　カンジダ肺炎は免疫不全宿主などでみられることがあると考えられています。しかしながら、カンファレンスなどでカンジダ肺炎が鑑別診断として挙がることはまずありません。その理由は、「まず起こりえない病態だから」とされています。
　はたしてカンジダ肺炎は本当にまれなのでしょうか。またどういったときに鑑別に挙げればよいのでしょうか。

カンジダ肺炎はまれか？

　カンジダ肺炎は喀痰検査では診断できず、病理学的に肺組織に *Candida* spp. が浸潤することが必須とされています。その理由は、喀痰検査ではコロナイゼーションとの区別がきわめて難しく、臨床的には判断できないことが多いからです。口腔咽頭分泌物の誤嚥により原発性のカンジダ肺炎や肺化膿症が生じることがありますが、播種性カンジダ症によって肺やそのほかの臓器に病変が生じることのほうが多いとされています。

　Pappas PG, et al. Clinical practice guidelines for the management of candidiasis : 2009 update by the Infectious Diseases Society of America. Clin Infect Dis. 2009 Mar ; 48(5) : 503-35.

　232人の集中治療室の患者さんのうち気道から *Candida* spp. が検出された77人において、剖検でだれ一人カンジダ肺炎を起こしていることを証明できなかったという報告があります。カンジダ肺炎がきわめてまれな病態であることがわかるかと思います。

　Meersseman W, et al. Significance of the isolation of *Candida* species from airway samples in critically ill patients : a prospective, autopsy study. Intensive Care Med. 2009 Sep ; 35(9) : 1526-31.

　ただいくつかの試験でカンジダ肺炎の報告がみられており、カンジダ肺炎診断における喀痰検査や気管支肺胞洗浄（BAL）の有用性についても言及されているものもあります。たとえば、集中治療室で死亡した25人の呼吸器検体を気管吸引、保護的標本擦過（PSB：protected specimen brush）、BAL、非直視下生検、気管支鏡ガイド下生検で採取し、検討した報告があります。病理学的にカンジダ肺炎であるか検討されました。25人のうち2人（8％）がカンジダ肺炎と確定診断されました。検体採取の方法については特に診断能に差はみられませんで

表 C-5 剖検でカンジダ肺炎と診断された患者における喀痰と BAL の診断精度

	喀痰培養 (n=110)	BAL 培養 (n=85)
Candida spp. の培養陽性検体数	55	41
感度 (%)	85	71
特異度 (%)	60	57
陽性的中率 (%)	42	29
陰性的中率 (%)	93	89

Kontoyiannis DP, et al. Pulmonary candidiasis in patients with cancer : an autopsy study. Clin Infect Dis. 2002 Feb ; 34(3) : 400-3. より引用

した。

El-Ebiary M, et al. Significance of the isolation of *Candida* species from respiratory samples in critically ill, non-neutropenic patients. An immediate postmortem histologic study. Am J Respir Crit Care Med. 1997 Aug ; 156(2 Pt 1) : 583-90.

アメリカの MD アンダーソンがんセンターにおける剖検の臨床試験では、死亡前に行った喀痰検査や BAL は特異度の低さから、やはりカンジダ肺炎診断における有用性は低いと考えられました (表 C-5)。病理学的所見や切片培養所見に基づいたカンジダ肺炎の診断ではありますが、本当にカンジダ肺炎だったのか疑問が残ると著者は述べています。

Kontoyiannis DP, et al. Pulmonary candidiasis in patients with cancer : an autopsy study. Clin Infect Dis. 2002 Feb ; 34(3) : 400-3

カンジダ肺炎の報告例の多くが血液疾患や悪性腫瘍に続発したものですが、アルコール多飲者がカンジダ肺炎を発症した報告もあるため、一概に日常診療で「起こりえない病態」と結論付けるのは早計かもしれません。

Tamai K, et al. Fatal community-acquired primary *Candida* pneumonia in an alcoholic patient. Intern Med. 2012 Nov ; 51(22) : 3159-61.

また 1250 g 未満の早産児において、男児 (オッズ比 26.3、95％信頼区間 2.44 〜 284) や前期破水 (オッズ比 12.3、95％信頼区間 1.16 〜 130) は有意にカンジダ肺炎のリスクが上昇するという報告があります。

Frezza S, et al. Risk factors for pulmonary candidiasis in preterm infants with a birth weight of less than 1250 g. Eur J Pediatr. 2005 Feb ; 164(2) : 88-92.

カンジダ肺炎の画像所見

造血幹細胞移植レシピエントのうち、病理学的に診断された 17 人のカンジダ

肺炎を検討した試験があります。この報告によれば、多発結節影 15 人（88%）、コンソリデーション 11 人（65%）、小葉中心性結節影 7 人（41%）、halo sign を伴うスリガラス陰影 5 人（33%）がよくみられた胸部 CT 所見でした。

Franquet T, et al. Pulmonary Candidiasis after Hematopoietic Stem Cell Transplantation : Thin-Section CT Findings. Radiology 2005 Jul ; 236(1) : 332-337.

免疫不全のある 22 人のカンジダ肺炎を検討した報告では、多発結節影 21 人（95%）、小葉中心性結節影 11 人（52%）、ランダム分布の多発結節影 10 人（48%）がよくみられた所見でした。

Althoff Souza C, et al. Pulmonary invasive aspergillosis and candidiasis in immunocompromised patients : a comparative study of the high-resolution CT findings. J Thorac Imaging. 2006 Aug ; 21(3) : 184-9.

アスペルギローマのように菌球を形成するという報告もあります。しかしこれらの報告の多くは喀痰や気管支鏡によるカンジダ肺炎の診断であるため、本当にカンジダの菌球が起こりうるのかどうかは定かではありません。

Yokoyama T, et al. A necrotic lung ball caused by co-infection with *Candida* and *Streptococcus pneumoniae*. Infect Drug Resist. 2011 Dec ; 4 : 221-4.
Arshad Aitaf Bachh, et al. Pulmonary Candidiasis Presenting as Mycetoma. Lung India. 2008 Oct-Dec ; 25(4) : 165-167.
Shelly MA, et al. Pulmonary mycetoma due to *Candida albicans* : case report and review. Clin Infect Dis. 1996 Jan ; 22(1) : 133-5.

肺化膿症のような画像所見をみることもあるとされています。

Sihvo EI, et al. Subacute primary *Candida* lung abscess. Scand J Infect Dis. 1999 ; 31(6) : 592-5.

カンジダの気道コロナイゼーションを観察することには意味がないのか？

また、カンジダ肺炎ではないにせよ、気道にカンジダのコロナイゼーションがあるだけでも弊害があるという報告もあるため、一概に気道検体からの *Candida* spp. に意味がないとは言えないかもしれません。

323 人の人工呼吸器関連肺炎（VAP）疑いの患者さんのうち、181 人（56%）に *Candida* spp. の気道コロナイゼーションがみられ、このコロナイゼーションがみられた患者群のほうが死亡率は高いと報告されています（44.2% vs 31.0%、$p=0.02$）。

Hamet M, et al. *Candida* spp. airway colonization could promote antibiotic-resistant bacteria selection in patients with suspected ventilator-associated pneumonia. Intensive Care Med. 2012 Aug ; 38(8) : 1272-9.

211人の*Candida* spp.の気道コロナイゼーションがある患者さんを検討した多施設共同試験では、コロナイゼーションが緑膿菌によるVAPリスクを上昇させるという報告もあります（オッズ比2.22、95％信頼区間1.00～4.92、p＝0.049）。

Azoulay E, et al. Candida colonization of the respiratory tract and subsequent pseudomonas ventilator-associated pneumonia. Chest. 2006 Jan；129(1)：110-7.

　ラットにおける動物実験では、*Candida* spp.の存在が肺胞マクロファージを傷害し、緑膿菌性肺炎のリスクになるのではないかと考えられています。

Roux D, et al. *Candida albicans* impairs macrophage function and facilitates *Pseudomonas aeruginosa* pneumonia in rat. Crit Care Med. 2009 Mar；37(3)：1062-7.

　ただ、緑膿菌による肺傷害に対して*Candida* spp.の存在が保護的な役割をはたしている可能性が動物実験で示唆されており、結論は出ていません。

Ader F, et al. Short term *Candida albicans* colonization reduces *Pseudomonas aeruginosa*-related lung injury and bacterial burden in a murine model. Crit Care. 2011 Jun；15(3)：R150.

POINT
- ✔ カンジダ肺炎はきわめてまれであるが、報告レベルでは散見される。
- ✔ カンジダが原因で起こす肺異常陰影は、播種性カンジダ症の症状の一部として多発結節影を呈することが多い。
- ✔ カンジダの気道コロナイゼーションは、緑膿菌性肺炎のリスクとなる可能性が示唆されている。
- ✔ 血液疾患、悪性腫瘍、アルコール多飲者、早産児などではカンジダ肺炎のリスクが高くなるかもしれない。

20 市中肺炎にステロイドは使用すべきか？

　急性呼吸促迫症候群（ARDS）のような重症の病態では、ステロイドの投与は予後改善に効果的とは結論付けられていません。発症早期や晩期のARDSでは有害に働く可能性もあるため、世界的にもまだコンセンサスは得られていません。ところが市中肺炎の場合、ステロイドが有効とされる報告もあります。しかしながら、日常臨床で市中肺炎にステロイドを併用するケースはまだまだ多くありません。現時点ではどういった市中肺炎にステロイドを使用するのが妥当でしょうか。

ステロイドの作用機序

　ステロイドは、図C-6に示すように肺毛細血管からの血漿成分の漏出を減少させ、血管壁からの多核白血球の遊走や血管内皮への固着を抑制します。また、白血球細胞質内においてステロイド感受性遺伝子に作用し抗炎症性タンパクを産生し、炎症性タンパク発現を抑制します。そのため、肺胞上皮が傷害されるケースでは、こういった作用を期待してステロイドを投与することがあります。

エビデンスと考察

　重症肺炎の患者さん30人に対して、抗菌薬治療開始時にヒドロコルチゾン10 mg/kgを1回投与する群とプラセボを投与する群にランダムに割り付けたところ、血清 TNF-α に変化はみられませんでした。

Marik P, et al. Hydrocortisone and tumor necrosis factor in severe community-acquired pneumonia. A randomized controlled study. Chest. 1993 Aug ; 104(2) : 389-92.

　市中肺炎に対するステロイドの議論のときに必ずといっていいほど引用されるConfalonieriらの報告で、ICUに入室した市中肺炎の患者さん46人を、ヒドロコルチゾン200 mgボーラス投与後10 mg/時間で7日間投与するステロイド群とプラセボ群にランダムに割り付けた試験があります。8日までの PaO_2/FiO_2 比改善（p=0.002）と胸部X線スコアの改善（p<0.0001）がステロイド群に有意に観察されました。またステロイド群は、在院日数（p=0.03）や死亡率（p=0.009）も改善しました（この試験ではステロイド群に死亡した患者さんがいなかったのですが）。患者背景にばらつきがあり、ランダム化比較試験にしては規

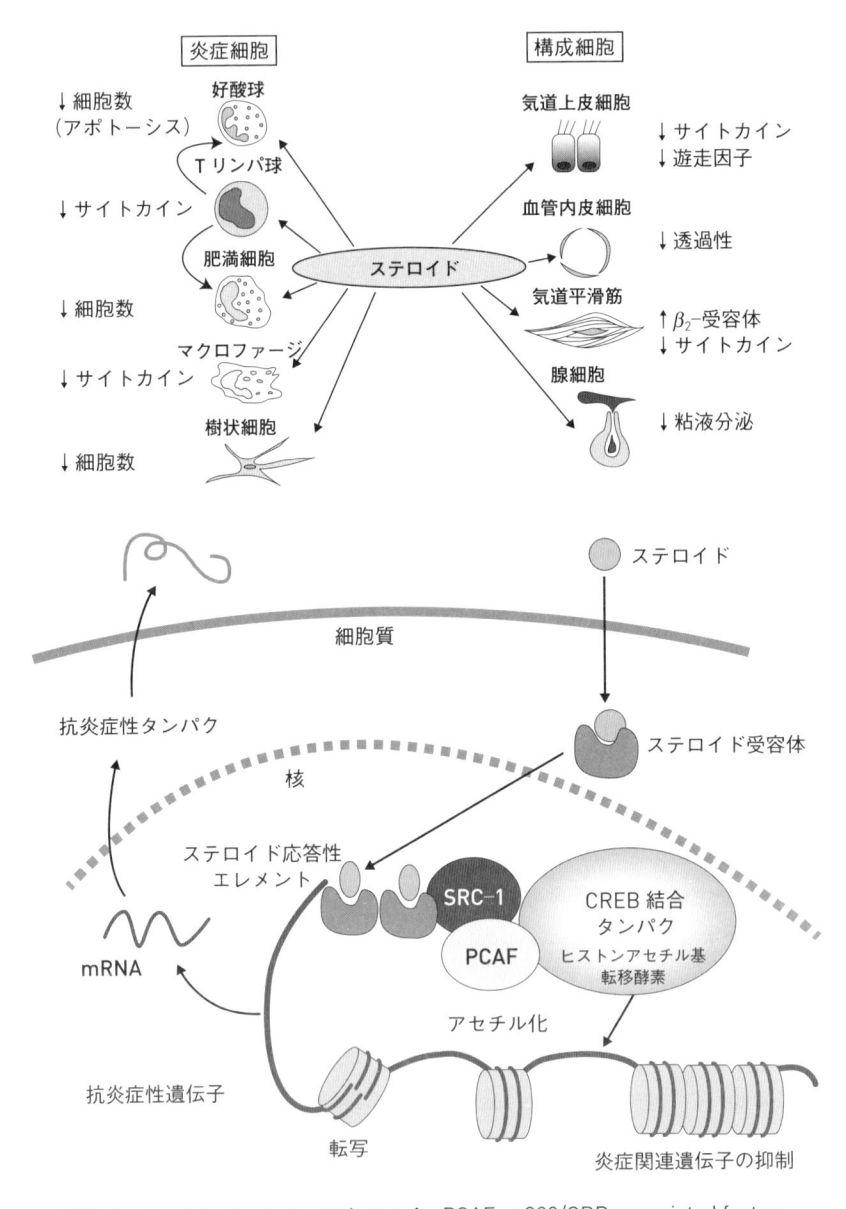

SRC-1 : steroid receptor coactivator-1、PCAF : p300/CBP-associated factor

図C-6 ステロイドの作用機序（上：ステロイドの細胞に及ぼす影響、下：細胞質・核内のステロイドのはたらき）

Barnes PJ, et al. How do corticosteroids work in asthma? Ann Intern Med. 2003 Sep ; 139(5 Pt 1) : 359-70. より引用

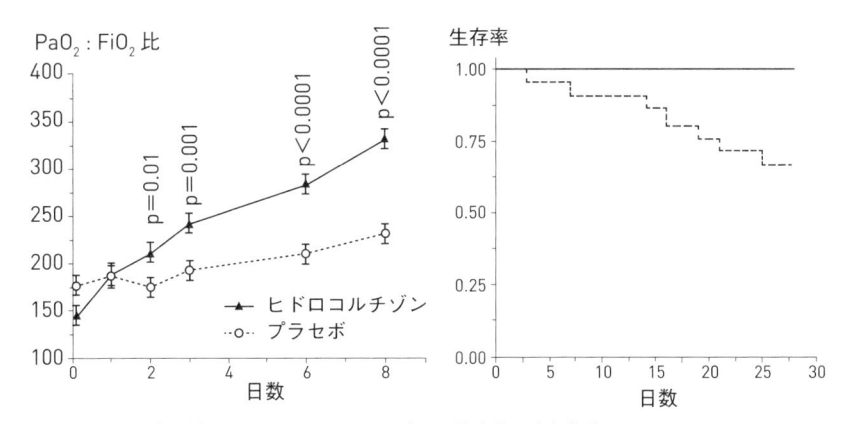

図 C-7 市中肺炎に対するステロイドの PaO_2/FiO_2 比改善と生存曲線
Confalonieri M, Hydrocortisone infusion for severe community-acquired pneumonia: a preliminary randomized study. Am J Respir Crit Care Med. 2005 Feb; 171(3): 242-8. より引用

模が小さい試験ではありますが、重症市中肺炎においてステロイドが有効と結論付けられています（図 C-7）。

Confalonieri M, Hydrocortisone infusion for severe community-acquired pneumonia: a preliminary randomized study. Am J Respir Crit Care Med. 2005 Feb; 171(3): 242-8.

レトロスペクティブに 308 人の市中肺炎の患者さんを検討した報告がありますが、多変量解析においてステロイドの使用は有意に死亡率を減少させたという結果が得られました（オッズ比 0.287、95％信頼区間 0.113～0.732）。ただ、レトロスペクティブ試験であり、ステロイドが投与された時期にもばらつきがあります。

Garcia-Vidal C, Effects of systemic steroids in patients with severe community-acquired pneumonia. Eur Respir J. 2007 Nov; 30(5): 951-6.

31 人の市中肺炎の患者さんを、1 日あたりプレドニゾロン 40 mg を 3 日間投与するステロイド群とプラセボ群にランダムに割り付けたところ、抗菌薬投与日数はステロイド群のほうが有意に短く（p＜0.05）、バイタルサインの改善もステロイド群のほうが早いという結果でした（p＜0.05）。この結果は、中等度から重症の市中肺炎のサブグループで有意に認められました。

Mikami K, et al. Efficacy of corticosteroids in the treatment of community-acquired pneumonia requiring hospitalization. Lung. 2007 Sep-Oct; 185(5): 249-55.

上記 4 試験をまとめたシステマティックレビューでは、試験によっては効果が

あるものを認めつつも、ルーチンのステロイド使用を行うことは推奨されないと結論付けられています。サンプルサイズが少ない臨床試験が多いことが指摘されています。

　　Salluh JI, et al. The role of corticosteroids in severe community-acquired pneumonia : a systematic review. Crit Care. 2008 ; 12(3) : R76.

　213人の市中肺炎の患者さんにおけるランダム化比較試験で、1日あたり40 mgのプレドニゾロンを7日間投与するステロイド群とプラセボ群に割り付けた試験があります。7日目、30日目の臨床的軽快は両群ともに差はみられず（p＝0.38、p＝0.08）、ステロイド群ではむしろ72時間を超えてからの肺炎再発リスクが高くなったという結果でした（p＝0.04）。ただし、CRP値はステロイド投与後急速に減少がみられました（図C-8）。この試験では、ステロイドを漸減していないことが問題ではないかとほかの研究者から指摘がありました。また、使用した抗菌薬もガイドラインからやや逸脱がみられているのではないか、との指摘もありました。

　　Snijders D, et al. Efficacy of corticosteroids in community-acquired pneumonia : a randomized double-blinded clinical trial. Am J Respir Crit Care Med. 2010 May ; 181(9) : 975-82.

　重症の市中肺炎の患者さんでは半数以上に副腎機能低下がみられると考えられているため、重症の市中肺炎の場合にステロイドの使用が妥当であるという意見もあります。そのため、市中肺炎にステロイドを使用することで大きな恩恵を受

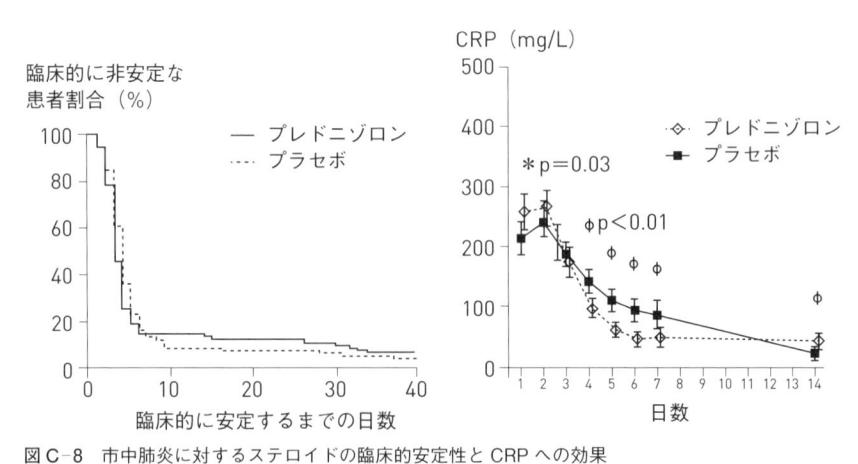

図C-8　市中肺炎に対するステロイドの臨床的安定性とCRPへの効果
Snijders D, et al. Efficacy of corticosteroids in community-acquired pneumonia : a randomized double-blinded clinical trial. Am J Respir Crit Care Med. 2010 May ; 181(9) : 975-82. より引用

けるのは、副腎機能低下例かもしれないという指摘もあります。

　Salluh JI, et al. Cortisol levels in patients with severe community-acquired pneumonia. Intensive Care Med. 2006 Apr；32(4)：595-8.

　ただし敗血症の場合だと、有名な CORTICUS 試験においてステロイドは副腎機能別での死亡率改善はみられておらず、あくまでショックからの改善に有効であるとされています。

　Sprung CL, et al. Hydrocortisone therapy for patients with septic shock. N Engl J Med. 2008 Jan；358(2)：111-24.

　いずれにしても、現時点で市中肺炎にステロイドを使う意義は議論の余地があり、生存への恩恵をもたらすほどではないだろうというのが共通認識になっています。生存のアウトカムは改善させることができなくても、臨床アウトカムはある程度改善させることができるだろうと考えられています。

　たとえば 2011 年の Lancet の論文で、市中肺炎に対するステロイドが在院日数の軽減に寄与したという報告があります。ICU 入室を要するほどではない市中肺炎で入院したオランダの患者さん 304 人を、1 日あたりデキサメタゾン 5 mg を 4 日間使用するステロイド群とプラセボ群にランダムに割り付けた試験では、ステロイド群では有意に在院日数が短いという結果でした（6.4 日 vs 7.5 日、95％信頼区間 0〜2 日、p＝0.0480）。また、30 日目の社会的機能（RAND-36）がステロイドによって改善しました（p＝0.0091）。CRP 値はステロイド群で急速に減少がみられました（ただしその後再上昇がみられています）。院内死亡率や ICU 入室率は両群ともに差はみられませんでした（図 C-9）。

　Meijvis SC, et al. Dexamethasone and length of hospital stay in patients with community-acquired pneumonia：a randomised, double-blind, placebo-controlled trial. Lancet. 2011 Jun；377(9782)：2023-30.

　2011 年のランダム化比較試験 6 試験 437 人の市中肺炎の患者さんを組み込んだシステマティックレビューにおいて、市中肺炎へのステロイドは症状の緩和には有効であろうと結論付けられています。

　Chen Y, et al. Corticosteroids for pneumonia. Cochrane Database Syst Rev. 2011 Mar；(3)：CD007720.

　9 試験 1001 人の市中肺炎の患者さんを組み込んだ 2012 年のメタアナリシスでは、ステロイドの使用は死亡率減少には寄与しませんでしたが（Peto 法のオッズ比 0.62、95％信頼区間 0.37〜1.04、p＝0.07）、重症肺炎においては死亡率減少に寄与すると結論付けられています（Peto 法のオッズ比 0.26、95％信頼区間 0.11

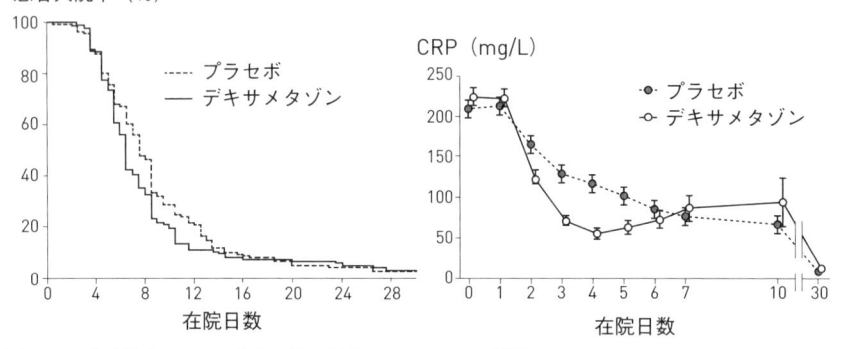

図 C-9　市中肺炎における在院日数に対するステロイドの効果
Meijvis SC, et al. Dexamethasone and length of hospital stay in patients with community-acquired pneumonia : a randomised, double-blind, placebo-controlled trial. Lancet. 2011 Jun ; 377(9782) : 2023-30. より引用

〜 0.64、p = 0.003)。また、5 日以上のステロイド使用は有意に死亡率減少に寄与しました（Peto 法のオッズ比 0.51、95％信頼区間 0.26 〜 0.97、p = 0.04、I^2 = 37％)。

Nie W, et al. Corticosteroids in the treatment of community-acquired pneumonia in adults : a meta-analysis. PLoS One. 2012 ; 7(10) : e47926

　起因菌別では、レジオネラ肺炎などの非定型肺炎、ニューモシスティス肺炎ではステロイドが有効とされていることが多いですが、こういった微生物は重症肺炎の像を呈することが多いため、呼吸器科医としては短期間のステロイドを「使いたくなってしまう」心理があります。いくら有効性が実証されていなくても、ARDS にステロイドを投与する呼吸器科医は多いです。ニューモシスティス肺炎ではステロイド投与のエビデンスがありますが、そのほかの起因菌に対するステロイド投与は現時点では世界的にコンセンサスはありません。

　結論としては、市中肺炎に対するステロイド治療は、経験的に使用しても生存の改善に寄与しないと考えられますが、在院日数や呼吸機能改善、症状緩和といった点では利点があるかもしれません。個人的には McGee らが述べているように、短期の期間でなおかつ副作用が問題なさそうな場合には、あまりステロイドを怖がらずに使用すればよいのではないかと思っています。

McGee S, et al. Use of corticosteroids in treating infectious diseases. Arch Intern Med. 2008 May ; 168 (10) : 1034-46.

POINT

- ✔ 市中肺炎に対するステロイドの使用によって、死亡率が低下するという明らかなエビデンスはない。
- ✔ 市中肺炎に対するステロイドは、在院日数短縮や早期の呼吸機能改善、症状緩和などに有効である可能性がある。

Tips

Saccomanno 法の考案者
Geno Saccomanno (1915-1999)

　蓄痰法の代表的な方法である Saccomanno 法 (Saccomanno's Fixative Procedure) は、呼吸器科医であればご存知のことと思います。下記の論文は 1963 年に発表された Saccomanno による論文です。Saccomanno は、扁平上皮化生を 4 つの異型度に分類（異型なし、軽度異型、中等度異型、高度異型）し、ウラニウム鉱の鉱夫の喀痰を長期に追跡しました。

　Saccomanno G, et al. Concentration of carcinoma or atypical cells in sputum. Acta Cytol. 1963 ; 7 : 305-10.

　Geno Saccomanno は、ユタ州 Moab に 1915 年に生まれました。セントルイス大学で病理学を学んだのち、生まれ故郷に近いコロラド州グランドジャンクションのセントメアリー病院の病理医として 1948 年に赴任しました。西部コロラド州、東部ユタ州において精力的に病理医として活躍し、中枢性の肺癌における喀痰細胞診技術（言わゆる Saccomanno 法）を確立しました。

　その後グランドジャンクションで妻と生涯をともにしました。セントメアリー病院癌研究所を 1993 年に開設し、1997 年同施設を Saccomanno 研究所に改名しました。1999 年 7 月 10 日に逝去しました。

　Saccomanno 法は、喀痰の粘液を除去することで細胞成分を高密度に集めて細胞診を行おうとする手法であり、1963 年に考案されました。従来の自然喀出法では、3 日以上の連続検痰が必要で、喀出後できるだけ早く塗抹固定する必要がありましたが、Saccomanno 法は保存性の面で優れており当時の呼吸器内科医にとって画期的でした。Saccomanno 法は、50％エタノールと 2％ポリエチレングリコール 20mL を混入した喀痰保存用容器を用いて採取されます。ただ、良悪性の判定にはよいものの、組織型判定はしばしば困難となることもあります。

　近年は、YM 式喀痰固定液などの登場によりオリジナル Saccomanno 法ではない集痰法が主流となりつつあります。たとえば YM 式は細胞変性（収縮、膨化）がないこと、Saccomanno 法で使用するハイスピードミキサーを必要としないため、集団検診での複数検体処理に有用とされています。

D

閉塞性肺疾患

21 気管支喘息に対する吸入ステロイド薬はどれを使用したらよいのか？

　気管支喘息に対する吸入ステロイド薬は、合剤も含めると2013年1月現在7種類あります（表D-1、2）。どの製剤を使用すればよいのか、悩んだことはないでしょうか。逆に、呼吸器科医の皆さんはどのようにして吸入ステロイド薬を選んでいるでしょうか。

　デバイスの選択については、GINA（Global Initiative for Asthma）よりもBTS / SIGN（British Thoracic Society and Scottish Intercollegiate Guidelines Network）のほうが詳しく書かれていますので、ぜひご参照ください。

> British Thoracic Society, Scottish Intercollegiate Guidelines Network. British Guideline on the Management of Asthma : A national clinical guideline. 2012.

　まず、吸入ステロイド薬はすぐに効果が発現する薬剤ではありません。基本的に維持療法として使用するもの（コントローラー）であるため、吸入を開始してから5～7日後から効果が発現し約3～4週間でピークに達すると言われています。例外的に、ブデソニド/ホルモテロール（シムビコート®）は発作時治療が単剤で可能です（SMART［single maintenance and reliever therapy］療法）。これは、ステロイドの薬効を期待しているわけではなく、合剤となっている長時間作用型 β_2 刺激薬（LABA）の薬効に期待したものです。

> Chapman KR, et al. Single maintenance and reliever therapy（SMART）of asthma : a critical appraisal. Thorax. 2010 Aug ; 65(8) : 747-52.

　ただSMART療法に期待されている気管支喘息の急性悪化数を減少させる臨床的効果は、統計学的に有意ではあるものの、コントロール群との差は大きくありません。長期的安全性も不透明ですし、議論の余地はまだまだ残されている治療法ですので、呼吸器科医は今後の情報にアンテナを張っておく必要があるでしょう。何より、患者さんが気管支喘息の病態を理解してこのSMART療法を使用しないとだめだろうと思います。

　初期から吸入ステロイド薬とLABAの合剤を使うべきかどうかという点については、世界的にはまだ議論の余地があります。合剤での死亡リスク増加のエビデンスはないという結論が出ていますが、本来吸入ステロイド薬とLABAの合剤は重症で治療反応性の悪い症例に使われるべきものだと私は考えています。日本国内では合剤を最初から使うケースが増えていますが、LABAを組み合わせ

ることが本当に目の前の患者さんにとってよいことなのか、呼吸器科医は考え続けるべきです。特に小児や高齢者については、本当にその組み合わせが必要なのか熟考したほうがよいと思います。

Chowdhury BA, et al. The FDA and safe use of long-acting beta-agonists in the treatment of asthma. N Engl J Med. 2010 Apr；362（13）：1169-71.
Cates CJ, et al. Safety of regular formoterol or salmeterol in children with asthma : an overview of Cochrane reviews. Cochrane Database Syst Rev. 2012 Oct；10：CD010005. doi：10.1002/14651858.CD010005.pub2.

　日本アレルギー学会の『喘息予防・管理ガイドライン2012』では、国際ガイドラインを参考にして、日本の保険で定められている最大使用量を「高用量」とし治療ステップ3〜4で使用することになっています。そして、その半分量を「中用量」と定め治療ステップ2〜3で、さらにその半分量を「低用量」として治療ステップ1〜2で使用するかたちになっています（表D-3）。

　これらたくさんある吸入ステロイド薬のうち、いったいどれを優先して使えばよいでしょうか。勤務している病院で採用されている吸入ステロイド薬でしょうか、あるいは最近の流行を優先してLABAとの合剤を使用すべきでしょうか。呼吸器科医として最適な吸入ステロイド薬を選択するための指標はいくつかあると思いますが、個人的には呼吸器科医が考慮しなければならないのは、以下の項目だと思います。

・吸気速度の確保が可能かどうか
・におい/味
・操作性/携帯性
・吸入残量のわかりやすさ
・局所的副作用
・服薬アドヒアランス

　もちろん、患者さんにとってはこれらに加えて値段も重要かもしれません。多くの呼吸器科医は、ドライパウダー製剤を第一選択にしていると思います。フルチカゾン（フルタイド®ディスカス）、ブデソニド（パルミコート®タービュヘイラー）、モメタゾン（アズマネックス®ツイストヘラー）、合剤（アドエア®、シムビコート®）がそれにあたります。

表 D-1 吸入ステロイド薬

一般名	商品名	1回量	1日最大量	用法	使用可能噴霧回数	平均粒子径	吸入器具(方法)
ベクロメタゾン	キュバール 50 エアゾール キュバール 100 エアゾール	小児 1 回 50 μg 成人 1 回 100 μg	小児 200 μg 成人 800 μg	1日2回	100	1.1 μm	pMDI
フルチカゾン	フルタイド 50 ディスカス フルタイド 100 ディスカス フルタイド 200 ディスカス	小児 1 回 50 μg 成人 1 回 100 μg	小児 200 μg 成人 800 μg	1日2回	60	3.3 μm	DPI
	フルタイド 50 ロタディスク フルタイド 100 ロタディスク フルタイド 200 ロタディスク				1枚4回		
	フルタイド 50 μg エアゾール 120 吸入用				120	2.8 μm	pMDI
	フルタイド 100 μg エアゾール 60 吸入用				60		
ブデソニド	パルミコート 100 μg タービュヘイラー 112 吸入	小児 1 回 100〜200 μg 成人 1 回 100〜400 μg	小児 800 μg 成人 1600 μg	1日2回	112	2.6 μm	DPI
	パルミコート 200 μg タービュヘイラー 56 吸入				56		
	パルミコート 200 μg タービュヘイラー 112 吸入				112		
	パルミコート吸入液 0.25 mg パルミコート吸入液 0.5 mg	小児：0.25 mg (1 日 2 回) または 0.5 mg (1 日 1 回) 成人：0.5 mg (1 日 2 回) または 1 mg (1 日 1 回)	小児 1 mg 成人 2 mg	1日1〜2回	—	5.0 μm 以下	ネブライザー
シクレソニド	オルベスコ 50 μg インヘラー 112 吸入用	小児 1 回 100〜200 μg 成人 1 回 100〜400 μg	成人 800 μg	1日1回	112	1.1 μm	pMDI
	オルベスコ 100 μg インヘラー 56 吸入用				56		
	オルベスコ 100 μg インヘラー 112 吸入用				112		
	オルベスコ 200 μg インヘラー 56 吸入用				56		
モメタゾン	アズマネックスツイストヘラー 100 μg 60 吸入 アズマネックスツイストヘラー 200 μg 60 吸入	成人 1 回 100 μg	成人 800 μg	1日2回	60	2.0 μm	DPI

・地球温暖化に関するモントリオール議定書によって、特定フロンの製剤が製造中止になりました。そのため、アルデシン、ベコタイドは販売中止となりました。
・pMDI：加圧式定量噴霧式吸入器(pressurized metered dose inhaler)、DPI：ドライパウダー吸入器(dry powder inhaler)

D 閉塞性肺疾患

表 D-2 吸入ステロイド薬/β_2刺激薬 配合薬

一般名	商品名	1回量	1日最大量	用法	使用可能噴霧回数	平均粒子径	吸入器具(方法)
フルチカゾン/サルメテロール	アドエア 100 ディスカス (28/60) 吸入用 アドエア 250 ディスカス (28/60) 吸入用 アドエア 500 ディスカス (28/60) 吸入用	成人 100〜500 ディスカス 1 吸入	小児 200 μg 成人 1000 μg	1日 2回	28、60	4.4 μm	DPI
	アドエア 50 エアゾール 120 吸入用 アドエア 125 エアゾール 120 吸入用 アドエア 250 エアゾール 120 吸入用	成人 50〜250 エアゾール 1回 2吸入	小児 200 μg 成人 1000 μg	1日 2回	120	3.1 μm	pMDI
ブデソニド/ホルモテロール	シムビコートタービュヘイラー 30 吸入 シムビコートタービュヘイラー 60 吸入	成人タービュヘイラー 1 吸入	成人タービュヘイラー 4 吸入	1日2回 あるいは発作時	30、60	2.4〜2.5 μm	DPI

・小児に適応されている配合剤は、2013年1月現在「アドエア 100 ディスカス」「アドエア 50 エアゾール」の2つです。
・pMDI：加圧式定量噴霧式吸入器(pressurized metered dose inhaler)、DPI：ドライパウダー吸入器(dry powder inhaler)
・シムビコートは維持療法と発作時治療が単剤で可能(SMART [single maintenance and reliever therapy] 療法)。
　定期吸入が1日2吸入の場合：発作時6吸入まで(合計8吸入まで可能)
　定期吸入が1日4吸入の場合：発作時4吸入まで(合計8吸入まで可能)
　　Chapman KR, et al. Single maintenance and reliever therapy(SMART) of asthma : a critical appraisal. Thorax. 2010 Aug ; 65(8):747-52.

表 D-3 治療ステップと吸入薬の使用量

吸入薬剤名	治療ステップ 1 軽症間欠型 低用量	治療ステップ 2 軽症持続型 低用量	治療ステップ 3 中等症持続型 中用量	治療ステップ 4 重症持続型 高用量
ベクロメタゾン（キュバール®） フルチカゾン（フルタイド®） シクレソニド（オルベスコ®） モメタゾン（アズマネックス®）	100〜200	100〜200	200〜400	400〜800
ブデソニド（パルミコート®）	200〜400	200〜400	400〜800	800〜1600
フルチカゾン/サルメテロール（アドエア®）	200（100 製剤 1 吸入、1日 2 回相当）	200（100 製剤 1 吸入、1日 2 回相当）	500（250 製剤 1 吸入 1日 2 回相当）	1000（500 製剤 1 吸入 1日 2 回相当）
ブデソニド/ホルモテロール（シムビコート®）	320 1 吸入 1日 2回	320 1 吸入 1日 2回	640 2 吸入 1日 2回	960〜1280 3〜4 吸入 1日 2 回

・数値の単位は μg
・シムビコート®は1吸入あたり 160 μg のブデソニドが口腔内に到達すると予測されますが、吸入器内は1吸入あたり 200 μg とされています。
日本アレルギー学会喘息ガイドライン専門部会(監). 喘息予防・管理ガイドライン 2012. 協和企画. 2012. より一部改変

21 気管支喘息に対する吸入ステロイド薬はどれを使用したらよいのか？

吸気速度の確保が可能かどうか

　吸入ステロイド治療を行ううえで吸気速度はおおよそ30 L/分（500 mL/秒）あればよいとされていますが、フルタイド®ロタディスクやパルミコート®の場合60 L/分（1000 mL/秒）近くの吸気速度が必要です。高齢者だと吸気流速があまり確保できないため、ドライパウダー吸入器（DPI：dry powder inhaler）をうまく吸えません。そのため、エアゾール製剤（オルベスコ®、キュバール®、フルタイド®エアー、アドエア®エアゾール）を使用することになります。

　加圧式定量噴霧式吸入器（pMDI：pressurized metered dose inhaler）は、20 L/分（333 mL/秒）の吸気速度があれば十分で、むしろあまり速く吸いすぎると肺内到達率が低下するという報告すらあります。吸気流速を測定することは実臨床ではまずありませんので、DPIでは「速く深く吸い込むイメージ」、pMDIでは「3秒かけてゆっくり吸い込むイメージ」でよいと考えられます。

　　川上憲司．吸入シンチグラフィと肺内病変分布．呼吸．1995；14(1)：42-7．

におい/味

　オルベスコ®およびキュバール®では少しだけアルコール臭がありますので、それが困るという患者さんにはこれら以外の製剤を選択することになります。ほかの製剤はほぼ無味無臭ですが、アドエア®の場合は少し甘みを感じるように思います。

操作性/携帯性

　pMDIはプッシュする際に吸入しないといけませんが、DPIは自分のタイミングで吸入することができるので、まずこの操作性を患者さんに確認したほうがよいかもしれません。

　製剤の大きさについては、たとえばパルミコート®やシムビコート®はフルタイド®ディスカスよりやや小さめで、携帯性に優れているのはパルミコート®ではないかと思います。ただ操作性という点では、実際に操作してみればわかると思いますが、フルタイド®ディスカス、アドエア®ディスカスのほうが簡便です。キュバール®、オルベスコ®も適度な大きさで、操作性や携帯性にも優れていると思います。ただ、何より患者さんが実際にデバイスを触ってみて、自分に合う・合わないを判断してもらうのが最もよいでしょう。

D 閉塞性肺疾患

吸入残量のわかりやすさ

　薬剤の噴霧残数を患者さんが理解していないと、患者さんが何も入っていない製剤を吸入し続けるという事態が起こりうるため注意が必要です。実際に残量を把握していないがゆえにコントロール不良となるケースもあります。

Sander N, et al. Dose counting and the use of pressurized metered-dose inhalers : running on empty. Ann Allergy Asthma Immunol. 2006 Jul ; 97(1) : 34-8.

　エアゾール製剤の多くはカウンターそのものが取り付けられないので、それぞれ残量の確認に工夫が必要です。

　たとえば、キュバール®は、「キュバール®残量計」というスケールがあります（図D-1左）。同社から発売されているアイロミール®も同じ残量の確認方法です。アダプターからアルミ容器を取り出し、その先端を右側にある「満タン」「約3/4」「約半分」「約1/4」「わずか」と指定されている穴のいずれかにセットし、左右の重さがつりあう穴の指定内容が残量という方法です。残量計を準備しないといけないため、少々煩雑なのが難点です。

　オルベスコ®は、「ピヨスケ」という残量計があります（図D-1右）。ヒヨコの形をしたプラスチックに穴が開いているので、その部分にアダプターからボンベを外して入れます。傾斜で大まかな残量がわかるようになっています。たくさん残量があると、ヒヨコがくちばしを地面に付けますが、使用すればするほどヒヨコが起き上がってきます。

　フルタイド®エアゾールは、シンプルですが噴霧が終了する日を記したシールを容器に貼付するという方法が推奨されています。

　キュバール®、オルベスコ®は完全に溶解されていますので空になるまで使い切ればなくなったことがわかりますが、アドエア®エアゾール、フルタイド®エアゾールは薬効成分がないにもかかわらず余分に数十回噴射可能ですので、何も

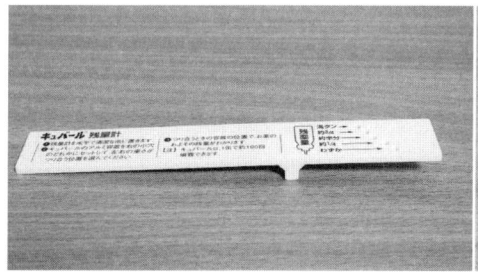

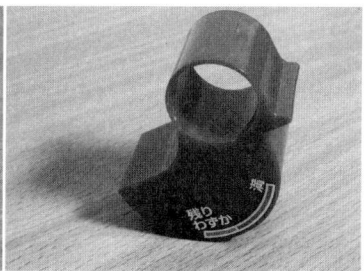

図D-1　キュバール®残量計と「ピヨスケ」

21 気管支喘息に対する吸入ステロイド薬はどれを使用したらよいのか？

入っていない状態で吸入し続ける事態が起こりうるため注意が必要です。医療従事者でこの点を知らない人も多いので、呼吸器科医としては知っておかなければなりません。

pMDI製剤の例外として、アドエア®エアゾールは背部に残量カウンターが付いています。pMDI製剤以外でカウンターで残りの回数を数字で示している製剤は、フルタイド®ディスカス、アドエア®ディスカス、アズマネックス®ツイストヘラー、シムビコート®です。厳密なカウンターは付いていませんが、パルミコート®はなくなったら赤い印が小窓の下に来るという肉眼的に残量を確認するタイプで、フルタイド®ロタディスクは表示窓に残数である1～4の数字が表示されます。

「水に浮かべて浮いたら薬剤はもう残っていない、沈めばまだ使える」という残量確認方法は推奨されていませんので気を付けてください。水に浮かぶパターンをpMDIで検討した報告では、その浮かび方は残量を反映していないとされています。そのため、水に浮かべて残量を確認する方法は過信しないほうがよいでしょう。

Cain WT, et al. The misconception of using floating patterns as an accurate means of measuring the contents of metered-dose inhaler devices. Ann Allergy Asthma Immunol. 2001 Nov；87(5)：417-9.

局所的副作用

局所的な副作用として、咳嗽、咽頭刺激、口内乾燥、嗄声があります。これらは製剤ごとに大きな差はないと考えられていますが、もし出現した場合には吸入方法やうがいなどをしっかりしているか確認する必要があります。また、製剤を変更することも考慮してもよいかもしれません。個人的にはpMDI製剤はこういった局所的副作用が少ないように思います。

呼吸器科医が知っておきたい局所的副作用としてコールドフレオン現象（cold Freon effect）があります。これは、エアゾール製剤をオープンマウス法またはクローズドマウス法（別項「患者さんへの吸入手技の指導はどのようにするのか？」p.128参照）で直接吸入すると、患者さんによっては吸入時に強い咳嗽をきたす現象で、フロンガスの冷却刺激によって引き起こされると考えられます。フロンガスが使われているエアゾール製剤では、コールドフレオン現象を抑えるためにスペーサーを使用するといった工夫が必要になることもあります。噴射速度のかなり速いフルタイド®エアゾール、アドエア®エアゾールはスペーサーを使って吸入するほうが望ましいと思います。キュバール®、オルベスコ®は通常

の吸入法（オープンマウス法またはクローズドマウス法）でほとんど問題ないと思います。

　地球温暖化の懸念からフロンガスを使用した吸入薬は製造中止になったのではないのか？　と気付いた人もいるかと思いますが、現在製造されているエアゾール製剤に用いられているフロンガスは「代替フロン」と言います。たとえば、HFA-134a（テトラフルオロエタン）は骨格に塩素原子を含まないため、太陽光線による分解でオゾンを破壊する塩素原子を生じないとされています。オゾン層破壊係数が低いことから代替フロンとされていますが、強力な温室効果ガスであることには変わりなく、今後の世界的な動向に注意が必要です。以前まで添加されていた特定フロン（クロロフルオロカーボン）は2010年までに全廃されており、現在使用されていません。

服薬アドヒアランス

　上記の製剤ごとの欠点によって、服薬アドヒアランスがある程度規定されると思われます。吸入ステロイド薬は継続使用しなければ意味がありません。ぜひ患者さんに合った吸入ステロイド薬を処方してもらえれば、と思います。

　表D-1、2には粒子径を記載していますが、それほど粒子径は気にしなくてもよいと考えています。たしかに径が小さいほうが肺内到達率は大きくなるのですが、基本的に気管支喘息は末梢気道に薬剤粒子を到達させればよいのであって、2〜3μm程度の粒子径であれば問題ありません。むしろ小さすぎると、薬剤粒子は呼気に排出されてしまいます。ただ、シクレソニドとフルチカゾンのように粒子径が異なる場合、標的としている気管支そのものの径によって使い分けられる可能性があり、将来的に気管支喘息の治療に「気管支の細さ」を意識した治療プランが考慮される時代が来るかもしれません。

　Cohen J, et al. Particle size matters : diagnostics and treatment of small airways involvement in asthma. Eur Respir J. 2011 Mar ; 37(3) : 532-40.

　また粒子径が小さい場合、気管支喘息のコントロール達成率が高いという報告もあります。頭の片隅に入れておいたほうがよいかもしれません。

　Barnes N, et al. Asthma control with extrafine-particle hydrofluoroalkane-beclometasone vs. large-particle chlorofluorocarbon-beclometasone : a real-world observational study. Clin Exp Allergy. 2011 Nov ; 41(11) : 1521-32.

　肺胞まで薬剤が到達すると、全身性副作用が多くなるという意見や、糖尿病リスクを上昇させるという報告もありますが、日常臨床でそれを実感することはま

ずありません。ただし、もともとコントロール不良の糖尿病を罹患している患者さんに吸入ステロイド薬を処方する場合には注意が必要だと思います。

Suissa S, et al. Inhaled corticosteroids and the risks of diabetes onset and progression. Am J Med. 2010 Nov ; 123(11) : 1001-6.
Ulrik CS, et al. Targeting small airways in asthma : improvement in clinical benefit? Clin Respir J. 2011 Jul ; 5(3) : 125-30.

POINT
- ✔ 初期から吸入ステロイド薬とLABAとの合剤を使用することは、世界的にもまだ議論の余地がある内容であるため、適応を熟考すべきである。
- ✔ 吸入ステロイド薬は、吸気速度の確保、におい・味、操作性/携帯性、吸入残量のわかりやすさ、局所的副作用などを考慮して選択する。
- ✔ 吸入ステロイド薬の粒子径の大きさによって気管支喘息コントロールに大きな差が出るというエビデンスはない。

22 気管支喘息に対する吸入ステロイド薬はいつまで続けたらよいのか?

気管支喘息の患者さんに吸入ステロイド薬を開始してもらうと、「これは永遠に続けなければならないのですか?」と聞かれることがあります。実は、いつまでこの吸入ステロイド薬を続けたらよいのかということは最近になってようやくガイドラインにも言及されるようになりました。ただ、エビデンスが非常に少ないのが現状です。

GINA (Global Initiative for Asthma) の記載に沿った考察

コントロール良好な気管支喘息の場合、吸入ステロイド薬のステップダウンについて GINA では以下の項目が記載されています。それらを補足するデータを加えて説明します。

GINA report. Global Strategy for Asthma Management and Prevention updated. 2011.
〔http://www.ginasthma.org/guidelines-gina-report-global-strategy-for-asthma.html.〕

「1. 中用量から高用量の吸入ステロイド薬単独で治療している場合、3 か月ごとに 50%の吸入ステロイド薬減量を考慮する」

高用量吸入ステロイド薬治療を受けている 259 人の気管支喘息の患者さんで、50%の吸入ステロイド薬減量をした場合としなかった場合で気管支喘息の急性増悪頻度に差はみられませんでした ($p=0.354$) (表 D-4)。

Hawkins G, et al. Stepping down inhaled corticosteroids in asthma : randomised controlled trial. BMJ. 2003 May ; 326(7399) : 1115.

表 D-4 ステップダウンによる気管支喘息アウトカム

	ステップダウン群 (n=130)	コントロール群 (n=129)	オッズ比 (95%信頼区間)	p 値
気管支喘息の急性増悪	40 人 (31%)	33 人 (26%)	1.29 (0.75〜2.23)	0.354
不定期あるいは救急部受診	2 (2%)	1 (1%)	2 (0.18〜22.3)	0.567
入院	4 (3%)	1 (1%)	4.06 (0.45〜36.86)	0.179

Hawkins G, et al. Stepping down inhaled corticosteroids in asthma : randomised controlled trial. BMJ. 2003 May ; 326(7399) : 1115. より引用

BTS/SIGN（British Thoracic Society and Scottish Intercollegiate Guidelines Network）ではGINAのように50％と断言はしておらず、25～50％のステップダウンを推奨しています。

<small>British Thoracic Society, Scottish Intercollegiate Guidelines Network. British Guideline on the Management of Asthma : A national clinical guideline. 2012.</small>

「2. 低用量の吸入ステロイド薬単独で治療している場合、1日1回の用量に減量を考慮してもよい」

軽度から中等症の患者さんでは、たとえばブデソニド（パルミコート®）は1日2回と1日1回の吸入では同等の効果とされています。シクレソニド（オルベスコ®）以外の製剤では基本的に1日2回の吸入ですが、1日1回にすることでコンプライアンスが改善することは容易に想像できると思います。ただ、ブデソニド以外の吸入薬についてはデータが少ないです。

<small>Boulet LP, et al. Once-daily inhaled corticosteroids for the treatment of asthma. Curr Opin Pulm Med. 2004 Jan ; 10(1) : 15-21.
Masoli M, et al. Budesonide once versus twice-daily administration : meta-analysis. Respirology. 2004 Nov ; 9(4) : 528-34.</small>

「3. 吸入ステロイド薬と長時間作用型 β_2 刺激薬（LABA）を併用している場合、LABAを継続したまま吸入ステロイド薬を50％減量する。もし吸入ステロイド薬を低用量相当まで減量できれば、LABAの中止を考慮してもよい。これらの代替案としては、1日1回の吸入治療に切り替えることが挙げられる。ほかの代替案としてはLABAを中止してほかの薬剤との併用を考慮する方法がある。しかしこの方法は気管支喘息コントロールの増悪を招く可能性がある」

「4. LABA以外の喘息治療薬と吸入ステロイド薬を併用している場合、吸入ステロイド薬を低用量相当まで50％ずつ減量していき、その後併用している薬剤の中止を考慮する」

LABAを吸入ステロイド薬と併用しているコントロール良好な気管支喘息の患者さんの場合、医学的にはLABAを中止することが望ましいと考えられますが、LABAを中止することで気管支喘息コントロールが不良になる可能性が示唆されています（図D-2）。

<small>Brozek JL, et al. Long-Acting β_2-Agonist Step-off in Patients With Controlled Asthma. Arch Intern Med. 2012 Oct ; 172(18) : 1365-75.</small>

しかしながら、2012年のヨーロッパ呼吸器学会（ERS）ではLABAを中止し

気管支喘息コントロール

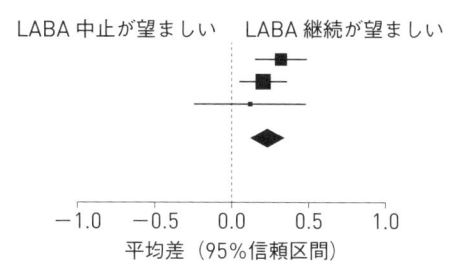

LABA 中止が望ましい　　LABA 継続が望ましい

平均差（95％信頼区間）

QOL

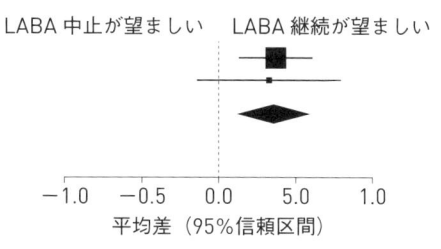

LABA 中止が望ましい　　LABA 継続が望ましい

平均差（95％信頼区間）

図 D-2　LABA のステップオフと継続が及ぼす気管支喘息コントロールと QOL への影響
Brozek JL, et al. Long-Acting β_2-Agonist Step-off in Patients With Controlled Asthma. Arch Intern Med. 2012 Oct ; 172(18) : 1365-75. より引用

ても問題ないという演題発表もあり、まだ議論に決着は付いていません。

　Simon RA, et al. Safety of long-acting β-agonist(LABA) withdrawal in patients in two clinical asthma trials. ERS 2012 oral presentation.

　ちなみにモンテルカストを使用してステップダウンする方法は気管支喘息コントロールの増悪リスクと関連しており、過去1年に全身性ステロイドを使用した患者さんではリスクが高いとされていますので（オッズ比 2.39、95％信頼区間 1.13〜5.09、p＝0.022）、注意が必要です。

　Drummond MB, et al. Risk factors for montelukast treatment failure in step-down therapy for controlled asthma. J Asthma. 2011 Dec ; 48(10) : 1051-7.

「5. 最小量の維持療法でコントロールできている場合、またはその状態で1年間無症状ならば、治療の中止を考慮する」

　「症状がなくなったからといって治療を中止したり弱めたりすべきではない」「気道の炎症は完全には改善されない」という医師の意見をよく耳にする一方で、ガイドラインに基づいてステップダウンを積極的にがんばろうとする若手の医師

は多いです。どちらも間違いではないのですが、やはり安易にステップダウンすることによる気管支喘息の再増悪は少なくありません。少なくとも6か月症状が落ち着いている気管支喘息患者さんで吸入ステロイド量を半量にすると、半数近く（44.4％）に増悪がみられたという報告があります。やはり1年程度は症状がないことを確認したほうが無難かもしれません。

Tsurikisawa N, et al. Markers for step-down of inhaled corticosteroid therapy in adult asthmatics. Allergol Int. 2012 Sep ; 61(3) : 419-29.

慢性の気管支喘息患者さんでは、症状が強くなりそうなときに短期間だけ吸入ステロイド薬あるいは内服ステロイド薬を使用するという選択肢もあるのではないかと考えられています。

Boushey HA, et al. Daily versus as-needed corticosteroids for mild persistent asthma. N Engl J Med. 2005 Apr ; 352(15) : 1519-28.
Turpeinen M, et al. Daily versus as-needed inhaled corticosteroid for mild persistent asthma(The Helsinki early intervention childhood asthma study). Arch Dis Child. 2008 Aug ; 93(8) : 654-9.

吸入ステロイド薬を毎日吸入する群と間欠的に吸入する群を比較した2012年のシステマティックレビューでは、呼吸機能検査の恩恵は毎日吸入するほうがよかったものの、気管支喘息発作の頻度に有意差はみられず（リスク比1.07、95％信頼区間0.87〜1.32）、むしろ小児では間欠的に吸入するほうが身長の伸びがよかったという結果でした。あまり実臨床で間欠的吸入は行われていませんが、将来的には一考の余地がある手法かもしれません。

Chauhan BF, et al. Intermittent versus daily inhaled corticosteroids for persistent asthma in children and adults. Cochrane Database Syst Rev. 2013 Feb ; 2 : CD009611.

決め手は患者さんの理解

個人的には気管支喘息の再発のリスクをしっかりと説明して、いつでも受診できるかたちにしていれば、ステップダウンは可能だと考えています。ただ、症状がなくてもピークフロー値が低いような場合には積極的にステップダウンは行いません。若い患者さんに比べて高齢者のステップダウンは困難です。なかには慢性閉塞性肺疾患（COPD）なのか気管支喘息なのか、あるいはその合併なのかはっきりしない患者さんも数多くいます。

ステップ1〜2の患者さんはステップダウン後に予約受診日に受診しないケースが少なくないため、おそらくはそのまま軽快を維持しているのではないかと思っています。呼吸器科医であれば何度か経験していることと思いますが、吸入ステロイド薬をいつまで続けるのかという議論の前に、患者さん自身が自己中断

してしまうケースは少なくありません。多くの場合、症状が改善したから、発作がなくなったからというのがその理由です。そのため、予約受診日に受診せずに半年後に喘息発作などで救急受診するシナリオも呼吸器科医であればよく経験します。

　気管支喘息をいかにコントロールするかという点は腕のみせどころではありますが、呼吸器科医として最も大事なのは、気管支喘息は簡単に完治する疾患ではないということを患者さんに理解してもらうことではないかと思います。

POINT ─────────────────────────────!

- ✔ コントロールが良好の気管支喘息患者さんで中〜高用量の吸入ステロイド薬単独で治療している場合、3か月ごとに50％の吸入ステロイド薬減量を考慮する。
- ✔ 吸入ステロイド薬と長時間作用型β_2刺激薬（LABA）を併用している場合、LABAを継続したまま吸入ステロイド薬を50％減量する。吸入ステロイド薬が低用量相当まで減量できれば、LABAの中止を考慮してもよいが、気管支喘息のコントロール悪化を招く可能性がある。
- ✔ 最小量の維持療法でコントロールできている場合、その状態で1年間無症状ならば、治療の中止を考慮する。

23 妊婦・授乳婦の気管支喘息治療のエビデンスは？

妊婦の気管支喘息の治療

　妊娠は気管支喘息の合併リスクが高く、妊婦の3.4〜12.4％に合併すると言われています。増悪は妊娠24週から36週に多いとされており、出産後も26〜42％に増悪を起こします。妊婦で吸入ステロイド薬治療を行っている群と行っていない群では、気管支喘息の増悪率はそれぞれ4％と18％だったという報告もあり、妊婦の気管支喘息において吸入ステロイド薬治療はきわめて重要な維持治療となります。

<small>Tan KS, et al. Asthma in pregnancy. Am J Med. 2000 Dec ; 109(9) : 727-33.
Rey E, et al. Asthma in pregnancy. BMJ. 2007 Mar ; 334(7593) : 582-5.</small>

　正常妊娠であっても妊婦の呼吸機能にネガティブな変化が生じるくらいですので、妊婦の気管支喘息発作は胎児に低酸素血症をもたらし、流産や胎児発育不全のリスクファクターとなります。

<small>Greenberger PA. Asthma during pregnancy. J Asthma1990 ; 27(6) : 341-7.</small>

　気管支喘息を適切にコントロールできれば、胎児や母親の死亡率の増加を防ぐことが可能です。妊婦の気管支喘息で最も懸念されるのは、妊娠中の薬物使用に対する不安から、患者さん自身だけでなく主治医が必要な気管支喘息治療薬を中止・制限することで気管支喘息コントロールが悪化することです。呼吸器科医としてこれは避けなければなりませんし、妊婦の患者さんにとって何が安全な薬剤かを知っておく必要があります。母体と胎児を守るために産婦人科医の応援は必須ですが、妊婦の気管支喘息は産婦人科医だけでなく呼吸器科医も知っておきたい病態の1つです。

　妊娠中に一部の薬剤を使用すると催奇形性が高くなることはよく知られています。ご存知のとおり妊娠中の薬剤によってリスクの高低があります。まず、妊娠中に使用しても問題ない気管支喘息治療薬を表D-5に掲載します。最も使用頻度が高い吸入ステロイド薬は、ほぼ安全です。

表 D-5 妊娠中の喘息患者に使用できると考えられている薬剤と注意点（喘息予防・管理ガイドライン 2012 および Japanese Guideline for Adult Asthma[1] より [いずれも日本アレルギー学会]）

吸入薬
①吸入ステロイド薬
　　ヒトに対する安全性を示唆するエビデンスはブデソニド（パルミコート®）が多いです[2]。
②吸入 β_2 刺激薬（吸入ステロイド薬との配合剤を含む）
　　短時間作用型吸入 β_2 刺激薬（SABA）に比べると、長時間作用型吸入 β_2 刺激薬（LABA）のほうが安全性を示唆するエビデンスは少ないものの、妊娠中の安全性はほぼ同等です。
③クロモグリク酸ナトリウム（DSCG）
　　ヒトのデータは限られていますが、副作用や安全性に問題はないとされています[3]。
④吸入抗コリン薬

経口薬
①テオフィリン徐放製剤
　　ほとんど安全ですが、新生児黄疸との関連性を指摘する報告があります[4]。
②経口 β_2 刺激薬
③経口ステロイド薬
　　プレドニゾロン、メチルプレドニゾロンは胎盤通過性が小さいことが知られています。4つの症例対照研究では口蓋裂が多くなるかもしれないとされていますが、全体の催奇形性のリスクは高くないとされています[5,6]。早産や低出生体重児との関連も指摘されています[7]。
④ロイコトリエン受容体拮抗薬
　　妊娠中の投与は有益性が上回る場合のみに限定すべきです。ただし、明らかな催奇形性とは関連していないとされています[8]。
⑤抗ヒスタミン薬

注射製剤
①ステロイド薬
②アミノフィリン
③アドレナリン
　　アドレナリンはやむを得ないときのみに限られ、一般的に妊婦に対しては避けたほうがよいです[9]。

その他
　貼付 β_2 刺激薬：ツロブテロール

---

1) Ohta K, et al. Japanese guideline for adult asthma. Allergol Int. 2011 Mar；60(2)：115-45.
2) Norjavaara E, et al．Normal pregnancy outcomes in a population-based study including 2,968 pregnant women exposed to budesonide. J Allergy Clin Immunol. 2003 Apr；111(4)：736-42.
3) National Heart, Lung, and Blood Institute, National Asthma Education and Prevention Program Asthma and Pregnancy Working Group. NAEPP expert panel report. Managing asthma during pregnancy：recommendations for pharmacologic treatment-2004 update. J Allergy Clin Immunol. 2005 Jan；115(1)：34-46.
4) Stenius-Aarniala B, et al. Slow-release theophylline in pregnant asthmatics. Chest. 1995 Mar；107(3)：642-7.
5) Park-Wyllie L, et al. Birth defects after maternal exposure to corticosteroids：prospective cohort study and meta-analysis of epidemiological studies. Teratology. 2000 Dec；62(6)：385-92.
6) Gur C, et al. Pregnancy outcome after first trimester exposure to corticosteroids: a prospective controlled study. Reprod Toxicol. 2004 Jan-Feb；18(1)：93-101.
7) Schatz M, et al. The relationship of asthma medication use to perinatal outcomes. J Allergy Clin Immunol. 2004 Jun；113(6)：1040-5.
8) Bakhireva LN, et al. Safety of leukotriene receptor antagonists in pregnancy. J Allergy Clin Immunol. 2007 Mar；119(3)：618-25.
9) Chaudhuri K, et al. Anaphylactic shock in pregnancy: a case study and review of the literature. Int J Obstet Anesth. 2008 Oct；17(4)：350-7.

妊婦に対するアドレナリンについては議論の余地があり、アナフィラキシーショックに対して投与しなかったことで過去に訴訟になったケースもあります。ただ、母体のほうが優先される状態であれば、投与してもよいと考えられます。子宮への血流低下による胎児への影響が懸念されますが、明らかな有害事象はあまり報告されていないので、私たちが想定しているよりは安全かもしれません。むしろ、投与しないことのほうが胎児への悪影響が大きいというのが世界的なコンセンサスだと思います。ちなみに、アナフィラキシーショックの場合には妊婦・非妊婦問わずアドレナリンが優先されます。

Sheikh A, et al. Adrenaline for the treatment of anaphylaxis : cochrane systematic review. Allergy. 2009 Feb ; 64(2) : 204-12.

公的な胎児危険度分類は日本に存在しないため、胎児への危険度はアメリカ食品医薬品局(FDA)の分類(表D-6)やオーストラリアの分類を参考にすることが多いです。FDAの推奨を薬物別に掲載します(表D-7)。

吸入ステロイド薬、吸入β_2刺激薬など喘息治療薬の大部分は、ヒトでの対照試験が実施されていないためカテゴリーCになっています。ブデソニドのように、薬剤によってはある程度安全性が証明されているものもあります。

表D-6 FDA胎児危険度分類

カテゴリーA	適切な、かつ対照のある研究で、妊娠第一期(first trimester)の胎児に対するリスクがあることが証明されておらず、かつそれ以降についてもリスクの証拠がないもの。
カテゴリーB	動物実験では胎児へのリスクが確認されていないが、妊婦に対する適切な、対照のある研究が存在しないもの。または、動物実験で有害な作用が確認されているが、妊婦に対する対照のある研究では、リスクの存在が確認されていないもの。
カテゴリーC	動物実験では胎児への有害作用が証明されていて、適切で対照のある妊婦への研究が存在しないもの。しかし、その薬物の潜在的な利益によって、潜在的なリスクがあるにもかかわらず妊婦への使用が正当化されることがありうる。
カテゴリーD	使用・市販後の調査、あるいは人間を用いた研究によってヒト胎児のリスクを示唆する明らかなエビデンスがあるが、潜在的な利益によって、潜在的なリスクがあるにもかかわらず妊婦への使用が正当化されることがありうる。
カテゴリーX	動物・人間による研究で明らかに胎児奇形を発生させる、かつ/または使用・市販による副作用の明らかなエビデンスがあり、いかなる場合でもその潜在的なリスクはその薬物の妊婦への使用に伴う潜在的な利益よりも大きい(事実上禁忌)。

以上のことから、テオフィリンなどのキサンチン誘導体、経口ステロイド薬、経口 β_2 刺激薬などの経口薬やアドレナリンは必要でない場合は使用せず、吸入ステロイド薬、吸入 β_2 刺激薬などの吸入薬で妊婦の気管支喘息をコントロールするのがベストだと考えられます。

表 D-7 気管支喘息治療薬の FDA 胎児危険度分類

キサンチン製剤	テオフィリン（テオドール®、ユニフィル®、ネオフィリン®、テオロング® など）	C
クロモグリク酸ナトリウム（DSCG）	クロモグリク酸ナトリウム（インタール®）	B
ロイコトリエン拮抗薬	ザフィルルカスト（アコレート®）、モンテルカスト（シングレア®、キプレス®）、プランルカスト（オノン®）	B
抗アレルギー薬※（抗ヒスタミン薬）	アタラックス®、ザジテン®、アレギサール®、アゼプチン®、アレグラ®、アレロック®、アレジオン® など	C
	ポララミン、タベジール®、ペリアクチン®、ジルテック® など	B
全身性ステロイド薬	プレドニゾロン（プレドニン®）	C
	デキサメタゾン（デカドロン®）	C
	ベタメタゾン（リンデロン®）	C
	ヒドロコルチゾン（ソル・コーテフ®、サクシゾン®）	C
	コルチゾン（コートン®）	D
吸入ステロイド薬	ブデソニド（パルミコート®）	B
	ベクロメタゾン（キュバール®）	C
	フルチカゾン（フルタイド®）	C
	フルチカゾン/サルメテロール（アドエア®）	C
	ブデソニド/ホルモテロール（シムビコート®）	C
β_2 刺激薬	テルブタリン（ブリカニール®）	B
	サルメテロール（セレベント®）	C
	その他の β_2 刺激薬（貼付薬を含む）	C

※抗ヒスタミン薬のうち、ヒドロキシジン(アタラックス®)、トラニラスト(リザベン®)、オキサトマイド(セルテクト®)、ペミロラスト(アレギサール®)は、添付文書には妊婦に禁忌と記載されていますので注意してください(動物実験で大量投与時に催奇形性がみられたため)。

Sumit Kar, et al. A review of antihistamines used during pregnancy. J Pharmacol Pharmacother. 2012 Apr-Jun; 3(2): 105-8.

授乳婦の気管支喘息の治療

　気管支喘息治療を行っている場合、母乳に代謝された薬剤が漏出する可能性がありますがその量はわずかです。授乳していても新生児・乳児に影響が出る可能性はほとんどありません。現時点では、気管支喘息の治療薬では断乳が必要となることはほとんどありません。

　これまで列挙した気管支喘息治療薬のうち、授乳で影響が出るかもしれないと考えられる薬を挙げるとするならばキサンチン誘導体であるテオフィリン徐放製剤です。具体的には、新生児・乳児に興奮、不眠などの精神的症状をきたす可能性があります。

　妊娠と気管支喘息の関連についての余談です。妊娠前から葉酸を摂取すると神経管閉鎖障害のリスクが低下することが有名ですが、妊娠後期まで葉酸摂取を続けると児の喘息発症率が上昇するという報告もあります。

Whitrow MJ, et al. Effect of supplemental folic acid in pregnancy on childhood asthma : a prospective birth cohort study. Am J Epidemiol. 2009 Dec ; 170(12) : 1486-93.

　ただし近年の報告では、葉酸と児の喘息との関連性は乏しいとするものが多いようにも思います。

Bekkers MB, et al. Maternal use of folic acid supplements during pregnancy, and childhood respiratory health and atopy. Eur Respir J. 2012 Jun ; 39(6) :1468-74.
Martinussen MP, et al. Folic acid supplementation in early pregnancy and asthma in children aged 6 years. Am J Obstet Gynecol. 2012 Jan ; 206(1) : 72. e1-7.

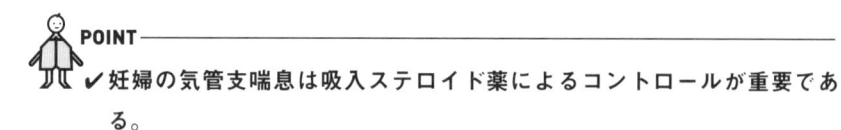

POINT
- ✔妊婦の気管支喘息は吸入ステロイド薬によるコントロールが重要である。
- ✔妊婦に対する気管支喘息治療薬の使用はおおむね比較的安全であるが、安全性が確認されているものを優先的に使用すべきである。
- ✔授乳婦の気管支喘息治療薬で乳汁移行に留意すべきものを挙げるとすればテオフィリン徐放製剤であるが、それでも比較的安全とされている。

24 気管支喘息発作に対する全身性ステロイドの最適量は?

　気管支喘息発作に対して全身性ステロイド投与が必要であることは当然ですが、その最適量についてはあまり知られていません。世界中の呼吸器科医が気管支喘息の治療で最も重要視するガイドラインは GINA（Global Initiative for Asthma）ですが、投与量についての記載は多くありません。

　GINA report. Global Strategy for Asthma Management and Prevention updated. 2011. 〔http://www.ginasthma.org/guidelines-gina-report-global-strategy-for-asthma.html〕

　さて、気管支喘息発作に対して全身性ステロイドが有効であるとわかったのは 1980 年代頃です。その礎の一つとなった論文では、97 例の気管支喘息発作を起こした患者さんをメチルプレドニゾロン群とプラセボ群に割り付けました。ただこの試験の結果では、平均 1 秒量に有意差はみられなかったのです。そのかわり、入院へ移行した症例は 60% 減少し（p＜0.003）、さらには自覚症状指数の改善が有意にみられたため（p＜0.05）、ステロイド全身投与は効果的であると結論付けられました。

　Littenberg B, et al. A controlled trial of methylprednisolone in the emergency treatment of acute asthma. N Engl J Med. 1986 Jan；314(3)：150-2.

　一般的に全身性ステロイドの臨床的効果は、早くても 3〜4 時間、平均的には 6 時間程度経過しないと出ないとされています。そのため、投与するならば早期に投与したほうがよいのかもしれません。たとえば、来院して 1 時間以内に気管支喘息発作に対してステロイド投与を行うことで、救急部からの入院をある程度防ぐことができるだろう（オッズ比 0.40、95% 信頼区間 0.21〜0.78）という、それを裏付けるシステマティックレビューもあります。

　Rowe BH, et al. Early emergency department treatment of acute asthma with systemic corticosteroids. Cochrane Database Syst Rev. 2001；(1)：CD002178.

　当然ながら、人工呼吸管理が必要なくらい重度の喘息発作の場合は RSI（rapid sequence intubation）の準備をしながらアドレナリン（エピネフリン）を投与するほうが理にかなっています。
　ちなみに、副腎皮質ステロイドの臨床的効果は経口製剤と静脈注射製剤で差はないとされているため、欧米では気管支喘息発作に対して経口で治療することも少なくありません。

Ratto D, et al. Are intravenous corticosteroids required in status asthmaticus? JAMA. 1988 Jul ; 260 (4) : 527-9.
Jónsson S, et al. Comparison of the oral and intravenous routes for treating asthma with methylprednisolone and theophylline. Chest. 1988 Oct ; 94(4) : 723-6.

気管支喘息発作に対する全身性ステロイドの最適量

　これは非常に興味深いことですが、呼吸器科医によってステロイドの使用量や回数がバラバラです。そのため、私も研修医の時はそうでしたが、研修医や若手呼吸器科医は「いったいどのくらいの量のステロイドを1日何回点滴したらよいのか？」と思うことがしばしばあると思います。

　よく研修医のアンチョコで目にするのが、ステロイドの作用力価の比率をまとめた表D-8のような表です。たとえば、グルココルチコイド作用（抗炎症作用）としては、ヒドロコルチゾンを1とした場合、プレドニゾロンが4、メチルプレドニゾロンが5、ベタメタゾンやデキサメタゾンで25～30と書かれていることが多いです。

　これをそのまま換算すると、1日あたりプレドニゾロン50 mgを使用した場合、ヒドロコルチゾン200 mg、メチルプレドニゾロン40 mg、ベタメタゾンおよびデキサメタゾン8 mgという数値が等価的な用量になります。これは確かに実臨床で使用されているステロイドの量と大きく差はありません。血中半減期に目を向けると、ヒドロコルチゾン、プレドニゾロン、メチルプレドニゾロン、ベタメタゾンおよびデキサメタゾンの順番に半減期が長くなっていきます。

　気管支喘息の治療で最も使用されるメチルプレドニゾロンは、生物学的半減期が12～36時間、血中半減期は2～3時間です。血中濃度をある程度維持したい

表D-8　全身性ステロイド薬の力価換算

薬品名	商品名	血中半減期（時間）	グルココルチコイド作用	ミネラルコルチコイド作用
ヒドロコルチゾン	ソル・コーテフ　サクシゾン	1～2	1	1
プレドニゾロン	プレドニン	2～3	4	0.8
メチルプレドニゾロン	ソル・メドロール　ソル・メルコート	2～3	5	ほぼ0
ベタメタゾン	リンデロン	3～4	25～30	ほぼ0
デキサメタゾン	デカドロン	3～4	25～30	ほぼ0

ヒドロコルチゾンを1としたときの力価で表記

状況では、複数回投与しなければなりませんが、多くの文献ではメチルプレドニゾロンの1日投与回数はまちまちです。ちなみに日本の添付文書ではメチルプレドニゾロンは気管支喘息発作の場合1日4～6回の投与が推奨されています。

　気管支喘息発作時の全身性ステロイドの量に関する臨床試験はたくさんあります。1980～1990年に多くの臨床試験が行われました。多くの試験がメチルプレドニゾロンを使用しています。

　気管支喘息重積発作で入院した成人患者さん24人をメチルプレドニゾロン15 mg 6時間ごと、40 mg 6時間ごと、125 mg 6時間ごとに72時間後まで投与したという3群比較のランダム化試験があります。予測1秒量は投与開始時と比較して、メチルプレドニゾロン40 mg群で1.5日後、125 mg群で1日後に有意に改善しました（p＜0.01）が、メチルプレドニゾロン15 mg群では3日後になっても有意な改善はありませんでした。そのため維持量として6時間ごとの40 mgは必要だろうという結論になりました。ただ、24人を8人ずつランダムに割り付けるといういささかパワー不足の試験です。

　　Haskell RJ et al. A double-blind, randomized clinical trial of methylprednisolone in status asthmaticus. Arch Intern Med. 1983 Jul ; 143(7) : 1324-7.

　1988年のJAMAの論文では、77人の喘息患者さんを1日あたりのメチルプレドニゾロン160 mg内服、320 mg内服、500 mg点滴、1000 mg点滴の治療群に割り付けたものがあります。この結果、呼吸不全の頻度、1秒量、入院日数、副作用に差はみられませんでした。これによって、経口ステロイドは急性期の気管支喘息に妥当な選択肢であることが示唆され、メチルプレドニゾロンは1日量として160 mg程度で十分だろうと考えられました。

　　Ratto D, et al. Are intravenous corticosteroids required in status asthmaticus? JAMA. 1988 Jul ; 260(4) : 527-9.

　1995年のCHESTの論文では、救急受診した気管支喘息の患者さん150人にメチルプレドニゾロン100 mgあるいは500 mgを投与して、その3時間後の呼吸機能検査で予測1秒量を比較した試験があります。その結果、500 mg群で55.3％、100 mg群で51.9％と有意差はみられませんでした（表D-9）。すなわち、初回投与量は500 mgも必要ないと考えられます。

　　Emerman CL, Cydulka RK. A randomized comparison of 100-mg vs 500-mg dose of methylprednisolone in the treatment of acute asthma. Chest. 1995 Jun ; 107(6) : 1559-63.

　メチルプレドニゾロン以外だと、ヒドロコルチゾンのスタディがいくつかあります。66人の気管支喘息発作の患者さんで3群ランダム化試験を行ったものが

表 D-9 気管支喘息発作に対するメチルプレドニゾロン 100 mg と 500 mg の効果

	100 mg 群（n=74）	500 mg 群（n=76）	p 値
外来吸入ステロイド薬使用率	24%	16%	NS
外来プレドニゾン使用率	12%	7%	NS
治療前の1秒量	32.6%	38.6%	NS
治療3時間後の1秒量	51.9%	55.3%	NS

NS：not significant
Emerman CL, Cydulka RK. A randomized comparison of 100-mg vs 500-mg dose of methylprednisolone in the treatment of acute asthma. Chest. 1995 Jun ; 107(6) : 1559-63. より引用

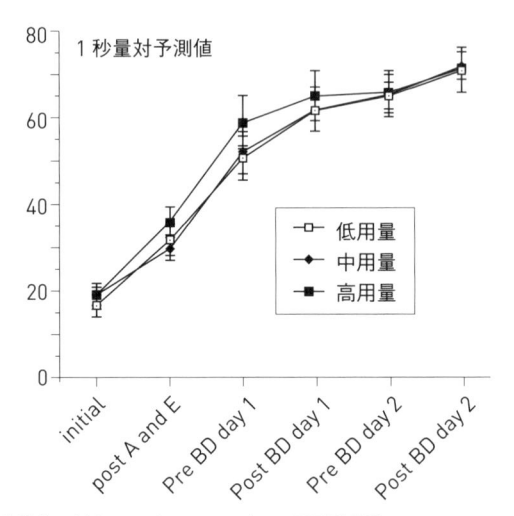

図 D-3 気管支喘息発作に対するヒドロコルチゾンの用量別効果
A and E：accident and emergency department、BD：bronchodilator treatment
Bowler SD, et al. Corticosteroids in acute severe asthma: effectiveness of low doses. Thorax. 1992 Aug ; 47(8) : 584-7. より引用

あります。ヒドロコルチゾンの投与を2日間続けたあと低用量経口プレドニゾンを続けるメニューで、初期のヒドロコルチゾンの量を 50 mg 1日4回、100 mg 1日4回、500 mg 1日4回の3群に分けて比較しました（図D-3）。結論としては、ピークフローや呼吸困難スコアに差はみられませんでした。すなわち、ヒドロコルチゾンを初期に投与する場合は1日 200 mg（50 mg 1日4回）程度で十分だということになります。

Bowler SD, et al. Corticosteroids in acute severe asthma : effectiveness of low doses. Thorax. 1992 Aug ; 47(8) : 584-7.

2001年のコクランレビューでは、低用量のメチルプレドニゾロンとヒドロコルチゾン（1日あたりメチルプレドニゾロン80 mg以下、ヒドロコルチゾン400 mg以下）は臨床的効果をもたらす投与量として妥当であると結論付けられています。

Manser R, et al. Corticosteroids for acute severe asthma in hospitalised patients. Cochrane Database Syst Rev. 2001；(1)：CD001740.

さらに2009年のシステマティックレビューでは、基本的にプレドニゾロン換算で50〜100 mgを超える量にはさほど利益がないこと、投与期間はステロイド投与量を漸減せずに5〜10日程度行えば十分であることが結論付けられています。

Krishnan JA, et al. An umbrella review：corticosteroid therapy for adults with acute asthma. Am J Med. 2009 Nov；122(11)：977-91.

これら複数の試験結果から、メチルプレドニゾロン換算で15 mg 1日4回では足りず、1日100〜160 mg程度あればよいこと、血中半減期の観点から6時間ごと程度で投与したほうがよいのではないかと考えられました。日本国内ではメチルプレドニゾロン40〜125 mgを初回に点滴し、以後6時間ごとに40〜80 mgを点滴するケースが多いようです。アスピリン喘息のリスクを少しでも避けるべきという考えの医師はリン酸エステルのステロイドであるデキサメタゾンやベタメタゾンを使用していると思います。

GINAのガイドラインでは、外来を受診した時点では1日あたりプレドニゾロン0.5〜1.0 mg/kg等量が推奨されています。入院を要するようなケースではメチルプレドニゾロン60〜80 mg相当量を1日1回投与（分割投与とは書かれていません）、または1日あたりヒドロコルチゾン300〜400 mgを100 mg 1日3〜4回などのように分割投与することを推奨しています（イギリスのガイドラインBTS/SIGN［British Thoracic Society and Scottish Intercollegiate Guidelines Network］はヒドロコルチゾン100 mg 1日4回を推奨）。また多くの場合、1日あたりメチルプレドニゾロン40 mg、ヒドロコルチゾン200 mgでも問題ないだろうとされています。ベタメタゾンは4〜8 mgを1日4回程度投与されていることが多いです。

British Thoracic Society, Scottish Intercollegiate Guidelines Network. British Guideline on the Management of Asthma：A national clinical guideline. 2012.

現時点でエビデンスとして言えることは、気管支喘息発作時の全身性の大量ステロイド投与にはあまり意味がないだろうということです。

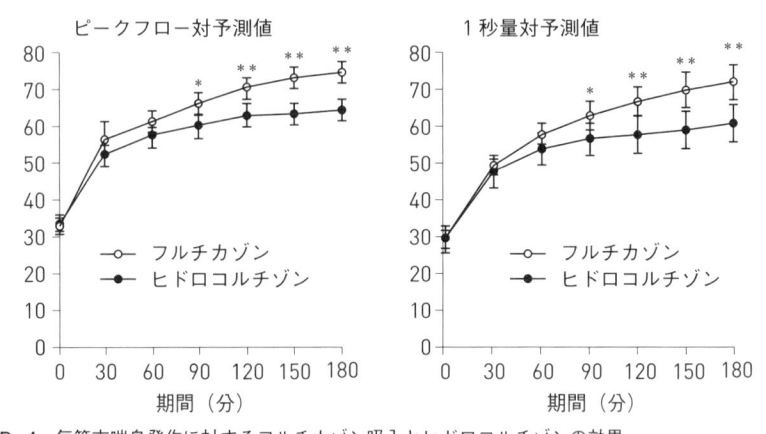

図 D-4 気管支喘息発作に対するフルチカゾン吸入とヒドロコルチゾンの効果
Rodrigo GJ. Comparison of inhaled fluticasone with intravenous hydrocortisone in the treatment of adult acute asthma. Am J Respir Crit Care Med. 2005 Jun ; 171(11) : 1231-6. より引用

　補足ですが、急性期に大量の吸入ステロイド薬を用いるという方法もあります。これはたとえばフルチカゾン吸入3000μgを10分ごとに3時間まで投与するという方法です（図D-4）。この方法はピークフロー値、1秒量で比較するとヒドロコルチゾン500mg点滴静注よりも効果的だとされていますが、まだ議論の余地がある手法だと思います。

　Rodrigo GJ. Comparison of inhaled fluticasone with intravenous hydrocortisone in the treatment of adult acute asthma. Am J Respir Crit Care Med. 2005 Jun ; 171(11) : 1231-6.

治療期間

　GINAには、気管支喘息発作時の全身性ステロイドは7日間と14日間で同等と書かれています。これは日本の論文に基づいています。やや人数が少ない試験ですが、気管支喘息発作で来院しメチルプレドニゾロン80mgを8時間ごとに投与された20人を、1日あたり0.5mg/kgのプレドニゾロンを7日間投与する群と14日間投与する群にランダムに割り付けて比較した試験です。経口ステロイドを開始してからの平均ピークフローのベスト値は、両群で差がみられませんでした。最終的には両群ともに70％台までピークフロー値が改善しています（図D-5）。

　Hasegawa T, et al. Duration of systemic corticosteroids in the treatment of asthma exacerbation ; a randomized study. Intern Med. 2000 Oct ; 39(10) : 794-7.

ピークフロー（％ベスト値）

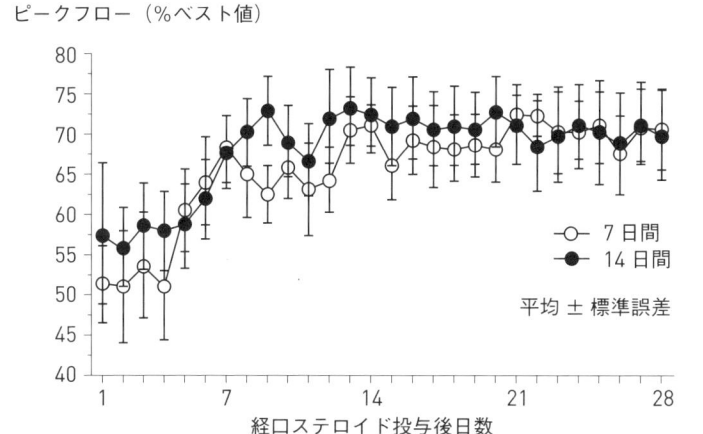

図 D-5　気管支喘息発作に対するプレドニゾロンの投与期間別効果
Hasegawa T, et al. Duration of systemic corticosteroids in the treatment of asthma exacerbation; a randomized study. Intern Med. 2000 Oct;39(10) : 794-7. より引用

　また、GINA には気管支喘息発作時の全身性ステロイド投与期間は 3～5 日の短期間であってもほとんど問題ないとも書かれています。ステロイドを漸減させる方法や長期に投与することは、現時点では患者さんへの利益は少ないだろうと結論付けられています。UpToDate® にはもっと緩やかな記載で「症状の軽快に応じて終了する」と記載されています。イギリスのガイドライン BTS/SIGN では、少なくとも 5 日間の経口プレドニゾロン 40～50 mg/日が推奨されています。

　　British Thoracic Society, Scottish Intercollegiate Guidelines Network. British Guideline on the Management of Asthma : A national clinical guideline. 2012.

　前述の 2009 年のシステマティックレビューでは、全身性ステロイド投与量は漸減せずに 5～10 日の治療で問題ないと報告されています。

　　Krishnan JA, et al. An umbrella review : corticosteroid therapy for adults with acute asthma. Am J Med. 2009 Nov ; 122(11) : 977-91.

　そのため現時点では、気管支喘息発作に対するステロイド投与は、臨床的に効果があれば 3～5 日間、長くても 1 週間あれば十分だろうと考えられます。

　筋注であればもっと短い期間のステロイド投与が可能かもしれません。190 人の気管支喘息発作の患者さんを、経口のメチルプレドニゾロン 160 mg を漸減しつつ 8 日間使用する群とメチルプレドニゾロン 160 mg を 1 回だけ筋注する群にランダムに割り付けた試験があります。結果、喘息発作の再発のアウトカムに差

表 D-10　気管支喘息発作に対する筋注メチルプレドニゾロンの効果

	筋注メチルプレドニゾロン＋経口プラセボ群 (n=92)	経口メチルプレドニゾロン＋筋注プラセボ群 (n=88)	再発率差
10 日目再発率 (n=180)	14.1% (13/92)	13.6% (12/88)	0.5% (−9.6%〜10.6%)
21 日目再発率 (n=180)	18.5% (17/92)	22.7% (20/88)	−4.2% (−16.1%〜7.6%)

Lahn M, et al. Randomized clinical trial of intramuscular vs oral methylprednisolone in the treatment of asthma exacerbations following discharge from an emergency department. Chest. 2004 Aug ; 126(2) : 362-8. より引用

はみられませんでした（筋注群 14.1% vs 経口群 13.6%）（表 D-10）。

Lahn M, et al. Randomized clinical trial of intramuscular vs oral methylprednisolone in the treatment of asthma exacerbations following discharge from an emergency department. Chest. 2004 Aug ; 126(2) : 362-8.

　小児科の論文でも、デキサメサゾン 1.7 mg/kg 筋注を 1 回行うことで、プレドニゾン内服 5 日間と同等の効果があるために、安全に自宅に帰すことができるのではないかと論じた報告があります。

Gries DM, et al. A single dose of intramuscularly administered dexamethasone acetate is as effective as oral predonisone to treat asthma exacerbations in young children. J Pediatr. 2000 Mar ; 136(3) : 298-303.

プレドニゾロン錠を所持してもらう

　気管支喘息発作の程度によりますが、短時間作用型吸入 $β_2$ 刺激薬の吸入で効果がみられず症状が持続する場合に、経口ステロイド薬（プレドニン® 5 mg）3〜4 錠を内服のうえ救急外来を受診してもらうようにお願いすることがあります。全身性ステロイドは効果を発現するまでに時間がかかるためです。個人的には中等度の発作以上の場合にはプレドニゾロンを内服してから外来に来るようにお願いしています。ただ、プレドニゾロン内服に忍容性があることがわかっている患者さんで、使用法がしっかり理解できるケースに限ります。定型的な使用法ではないことを説明したうえで所持してもらいます。

　補足ですが、ヒドロコルチゾンやメチルプレドニゾロンの投与でさらなる気管支喘息症状の悪化がみられる場合、アスピリン喘息を考慮してステロイド薬をデキサメタゾン（デカドロン®）やベタメタゾン（リンデロン®）に変更したほう

がよいとされています。

> **POINT**
> - 気管支喘息発作時のステロイドの全身投与量は、1日あたりメチルプレドニゾロン 60 〜 80 mg 相当量、ヒドロコルチゾン 300 〜 400 mg 相当量が妥当である。
> - 気管支喘息発作時のステロイドの大量投与（例：メチルプレドニゾロン 500 mg/日）にはあまり意味がない。
> - 気管支喘息発作時のステロイドの全身投与量は、日本ではメチルプレドニゾロン 40 〜 125 mg を初回に点滴し、以後 6 時間ごとに 40 〜 80 mg を点滴するケースが多い。
> - 気管支喘息発作時に筋注製剤を使用することでステロイド投与期間を減らすことができる。
> - コンプライアンスのよい患者さんでは有事に備えて経口ステロイド薬を所持してもらう方法もある。

25 気管支喘息発作に対するアミノフィリンの点滴は危険なのか？

　気管支喘息発作の際に、アミノフィリン（ネオフィリン®）の点滴を行うことがあると思います。多くの場合、アミノフィリン（250 mg/筒）を輸液に希釈し、最初の半量を15分程度で点滴し（およそ6 mg/kg相当）、残りの半量を45分程度で点滴するような投与方法がなされていると思います。ただ、アミノフィリンはできるだけ使わないほうがよいという意見もあり、若手の医師や研修医は結局どうしたらよいのか悩むこともあると思います。

　テオフィリン徐放製剤を内服している患者さんの場合、アミノフィリンはその血中濃度を上昇させるとされています。嘔気くらいであれば問題ないかもしれませんが、20 μg/mL以上の中毒域に到達してテオフィリン中毒に陥ると、難治性の痙攣や低カリウム血症を発症することもあります。

　Robertson, NJ. Fatal overdose from a sustained-release theophylline preparation. Ann Emerg Med. 1985 Feb；14(2)：154-8.

　では、テオフィリンを服用していない患者さんではアミノフィリンを積極的に使用すべきでしょうか？　あるいは、いずれにしても積極的に使用すべきではないのでしょうか？

日本と欧米のガイドラインでの違い

　日本アレルギー学会の『喘息予防・管理ガイドライン2012』では、アミノフィリンを発作時に有効な薬剤として位置付けていますが、GINA（Global Initiative for Asthma）のガイドラインでは、優先順位としてはかなり下に位置付けられています。たとえば、ほかの気管支拡張薬や全身性ステロイドなどを投与してもよくならないときに投与してもよいとされていますが、それでも優先順位は抗コリン薬の吸入よりは下です。吸入気管支拡張薬や吸入ステロイド薬を使用する標準治療を受けている患者さんの急性の気管支喘息発作に対して、アミノフィリンは追加的な気管支拡張効果はもたらさないと明言されています。

　GINA report. Global Strategy for Asthma Management and Prevention updated. 2011. 〔http://www.ginasthma.org/guidelines-gina-report-global-strategy-for-asthma.html.〕
　Rodrigo G, et al. A meta-analysis of the effects of ipratropium bromide in adults with acute asthma. Am J Med. 1999 Oct；107(4)：363-70.

　その理由として、アミノフィリンは副作用が多い割にそれに見合うだけの気管

支拡張作用がβ_2刺激薬に比べて乏しいことが理由に挙げられています。イギリスのBTS/SIGN（British Thoracic Society and Scottish Intercollegiate Guidelines Network）ガイドラインでも、同様にアミノフィリンに対して否定的な意見が述べられています。しかしながら、「上級医に相談してから使用すること」と結論付けられています。

British Thoracic Society, Scottish Intercollegiate Guidelines Network. British Guideline on the Management of Asthma : A national clinical guideline. 2012.

成人の気管支喘息患者さんのシステマティックレビューでは、不整脈（オッズ比3.02、95％信頼区間1.15〜7.90）と嘔吐（オッズ比4.21、95％信頼区間2.20〜8.07）のリスクとその効果の乏しさから、気管支喘息発作におけるアミノフィリンの使用は望ましくないと結論付けられています。

Nair P, et al. Addition of intravenous aminophylline to inhaled beta(2)-agonists in adults with acute asthma. Cochrane Database Syst Rev. 2012 Dec ; 12 : CD002742.

では欧米では臨床でアミノフィリンはまったく使われなくなったのかといえば、そうではありません。実臨床との相違があることは呼吸器科医の皆さんも実感していると思います。ガイドラインで推奨されていない現状であっても、アメリカで行われた小児科集中治療医に対するアンケート結果では60％近い医師がアミノフィリンを使用していました。アミノフィリンを使用していた医師の87％が、ほかの治療が有効でなかった場合にこれを使用していました。このアンケート結果は集中治療の現場を反映しているものですから、患者さんが重症であるためアミノフィリンを使用せざるをえなかったものと考えられます。実臨床では想定よりも多くアミノフィリンが使用されているのにもかかわらず、アミノフィリンの効果を検討した前向き試験は少ないです。

Dalabih A, et al. Contemporary aminophylline use for status asthmaticus in pediatric ICUs. Chest. 2012 Apr ; 141(4) : 1122-3.

テオフィリンが有効と考えられる対象

テオフィリンの使用に対して肯定的な結果を出している臨床試験は、対象が重症の気管支喘息発作であることが多いです。たとえば、小児集中治療室に入室した重度の気管支喘息小児47人のうち23人にテオフィリンを投与したスタディがありますが、挿管されなかった小児のうちテオフィリン治療を受けた小児のほうが修正Wood-Downes臨床喘息スコアが3点以下に回復するのが早かったという報告があります（テオフィリン群：18.6±2.7時間 vs コントロール群：31.1±

臨床喘息スコア＞3点の患者（率）

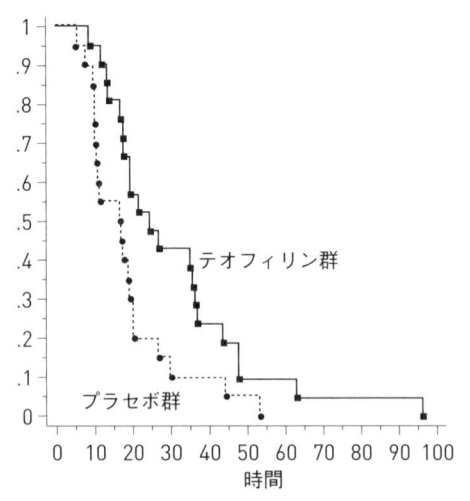

図 D-6　重症気管支喘息の小児に対するテオフィリンの効果
Ream RS, et al. Efficacy of IV theophylline in children with severe status asthmaticus. Chest. 2001 May；119(5)：1480-8. より引用

4.5 時間、$p<0.05$）（図 D-6）。

Ream RS, et al. Efficacy of IV theophylline in children with severe status asthmaticus. Chest. 2001 May；119(5)：1480-8.

　小児科領域のシステマティックレビューでは、β_2 刺激薬やステロイドにアミノフィリンを加えることで、在院日数や症状に変化はもたらさなかったものの、投与 6 時間以内の呼吸機能の改善をもたらしたという報告もあります。

Mitra A, et al. Intravenous aminophylline for acute severe asthma in children over two years receiving inhaled bronchodilators. Cochrane Database Syst Rev. 2005 Apr；(2)：CD001276.

　成人の気管支喘息と慢性閉塞性肺疾患（COPD）のスタディで、メタプロテレノール吸入とメチルプレドニゾロンの点滴を行った 133 人の気管支喘息患者さんをランダムにアミノフィリン点滴群とプラセボ点滴群に割り付けた比較試験があります。この試験では、アミノフィリンを加えることで喘息発作による入院率を下げることができたと報告しています（6％ vs 21％、$p=0.016$）。

Wrenn K, et al. Aminophylline therapy for acute bronchospastic disease in the emergency room. Ann Intern Med. 1991 Aug；115(4)：241-7.

　気管支喘息発作に対するアミノフィリンは、日本国内では血中濃度に気を付け

れば問題ないだろうという位置付けで、欧米ではリスクを重視したかなり保守的な位置付けであることがわかります。ただ、世界的にも重度の気管支喘息発作や初期治療の反応性が悪い患者さんでは利益があると考えられていますし、アメリカの小児集中治療現場でも頻繁に使用されています。

気管支喘息発作に対してアミノフィリンを投与する場合、テオフィリンを内服していない場合あるいは最後の内服から8時間以上経過していればローディングとして5 mg/kgを20分かけて投与、4～8時間のうちに内服していればその半分量（2.5 mg/kg）をローディングとして投与、4時間以内に内服していればローディングをせずに維持投与（0.5～0.9 mg/kg/時間）します。

Fanta CH, et al. Treatment of acute asthma. Is combination therapy with sympathomimetics and methylxanthines indicated? Am J Med. 1986 Jan;80(1):5-10.

なお、高齢や肥満の患者さん、マクロライド系・ニューキノロン系抗菌薬を内服している患者さんではアミノフィリンの点滴によりテオフィリンの血中濃度が上昇することが知られていますので、注意が必要です。

POINT

- ✔ 重度の気管支喘息発作や初期治療に反応しにくい気管支喘息発作には、アミノフィリンの点滴は有効かもしれないが、副作用の懸念から気管支喘息発作でのルーチンの使用は推奨されない。
- ✔ 気管支喘息発作時のアミノフィリンの点滴は、日本と欧米でガイドライン上の意見が異なる。
- ✔ アミノフィリンを点滴する場合、テオフィリン徐放製剤の内服歴によって投与量を減量する必要があるため、注意すること。

26 患者さんへの吸入手技の指導はどのようにするのか?

呼吸器科医は患者さんに吸入指導ができなければなりません。しかしながら、呼吸器科医向けの教科書にはその具体的な内容はあまり記載されていません。基本的に加圧式定量噴霧式吸入器（pMDI：pressurized metered dose inhaler）、ドライパウダー吸入器（DPI：dry powder inhaler）の2種類の吸入方法を知っていればよいと思います。

まずpMDIの場合、患者さんに「空うち」のことを話しておかなければなりません。すべての製剤が最初から使用できるわけではなく、まず空うちをしないといけません。添付文書や薬剤師さんからの説明でその点はカバーできると思いますが、念のためそれぞれの製剤の空うち回数を表D-11に記載します。空うちを行ったあと、実際の吸入を行います。

pMDIとDPIでは少し吸入方法が異なりますので注意しましょう。呼吸器科医が知っておくべきpMDIとDPIの大きな違いは、**pMDIはゆっくり吸入し、DPIは速く吸入する**ということです。また、**pMDIは吸入前に容器を振る必要があります**（溶解製剤のpMDIは振らなくてよいのですが、ややこしいのでpMDI

表D-11 吸入薬の空うち回数と使用可能噴霧回数

一般名	商品名	空うち回数	使用可能噴霧回数
ベクロメタゾン	キュバールエアゾール	2	100
フルチカゾン	フルタイドエアー	2	60、120
シクレソニド	オルベスコインヘラー	3	56、112
フルチカゾン/サルメテロール	アドエアエアゾール	4	120
プロカテロール	メプチンエアー メプチンキッドエアー	2	100
サルブタモール	サルタノールインヘラー	2	200
	アイロミールエアゾール	4	200
フェノテロール	ベロテックエロゾル	2	200
オキシトロピウム	テルシガンエロゾル	2	84
イプラトロピウム	アトロベントエロゾル	2	200
クロモグリク酸ナトリウム	インタールエアロゾル	2	200

128

は振ると覚えたほうが無難です)。また、両者とも吸入後に**息止めをする**(5秒を目安)ことを知らない医療従事者も時にみかけますので、吸入手技についてはこれを機にしっかり学びましょう。

pMDIの吸入方法

上述のとおり、吸入時は3秒ほどかけてゆっくり吸う必要があります。pMDIは、20 L/分(333 mL/秒)の吸気速度があれば十分で、あまり速く吸いすぎると口腔内に薬効成分が付着してしまい肺内到達率が低下するという報告すらあります。

川上憲司. 吸入シンチグラフィと肺内病変分布. 呼吸. 1995；14(1)：42-7.

一般的にpMDIの吸入方法には、クローズドマウス法とオープンマウス法の2種類があります。吸入手技を正しく行うことができればどちらの方法でも効果に差はありません(表D-12)。

Chhabra SK. A comparison of "closed" and "open" mouth techniques of inhalation of a salbutamol metered-dose inhaler. J Asthma. 1994；31(2)：123-5.

スペインの論文で、患者さん68人、医師30人、看護師30人にpMDIの吸入手技を試してもらった臨床試験があります(表D-13)。もちろん日本のデータがこのまま反映されるとは思いませんが、吸入手技についての知識が浸透していないという興味深いデータです。

表D-12　pMDIの吸入方法

クローズドマウス法	①苦しくならない程度に十分に息を吐き出す。 ②**吸入器を振った後、アダプターの吸入口を口で軽くくわえ、漏れがないようにする。** ③息を吸い込み始めると同時に、吸入器具を1プッシュする。薬はゆっくり吸入する。 ④そのまま口を閉じて息を止め、5秒間数える。 ⑤息をゆっくり吐き出す。
オープンマウス法	①苦しくならない程度に十分に息を吐き出す。 ②**吸入器を振った後、口から3〜4cm吸入器具を離した状態で構える。** ③息を吸い込み始めると同時に、吸入器具を1プッシュする。薬はゆっくり吸入する。 ④そのまま口を閉じて息を止め、5秒間数える。 ⑤息をゆっくり吐き出す。

表 D-13　吸入手技の知識の浸透度

	患者 (n=68)	医師 (n=30)	看護師 (n=30)
クローズドマウス法 vs オープンマウス法	84% vs 16%	40% vs 60%	73% vs 27%
振るべき吸入器を事前に振っていなかった	26%	30%	7%
吸気時に吸入器具をしっかり吸えていない	28%	7%	13%
吸入後息止めをしていない	41%	7%	10%
吸入手技について教育を受けたことがない	60%	67%	40%

Sotomayor H, et al. Assessment of techniques and errors in the use of metered dose inhalers in the adult patient. Rev Med Chil. 2001 Apr ; 129(4) : 413-20. より引用

　どれだけ吸入手技を理解していても、小児や高齢者ではうまくいかないことがしばしばあります。その場合には、吸入補助器具（スペーサー、チャンバー）を使用すべきだと思います（別項「吸入補助器具（スペーサー、チャンバー）はどれを使用したらよいのか？」p.132 参照）。

　吸入が終わったらうがいをするように指導します。基本的に、ステロイド薬でなくても、吸入後は習慣づけのためや添加物による違和感をなくすためにうがいを指導すべきです。うがいについては、口の中をぐちゅぐちゅと2回ゆすぐ、上を向いてガラガラと2回うがいすることを心がけるとよいと思います。

DPI の吸入方法

　DPI は十分な吸入速度が得られなければ細かい粒子が発生しませんので、DPI は pMDI と違って速く深く吸い込む必要があります。60 L/分（1000 mL/秒）あれば十分だと思います。また DPI は息止めが不要であると書かれている書籍もありますが、実臨床ではその使い分けに意義が乏しいため全例息止めを指導しておいたほうが無難です。

　なお、吸入法だけでなく廃棄法についても尋ねられることがあるかと思います。おそらくインターネットで検索をすると「地方自治体の廃棄法に従ってください」と書かれたウェブサイトがたくさんみつかると思います。

　DPI の場合、金属が使用されているものは不燃物になります。たとえば、ディスカス®やロタディスク®はアルミヒートが使用されており、ツイストヘラー®

やタービュヘイラー®にはバネが、ブリーズヘラー®やスピリーバ®のハンディヘラー®には針が充填されていますので、これらは不燃物です。メプチン®クリックヘラーなどは金属が含まれておらず、プラスチックとして廃棄可能です。pMDIは、完全に使い切ったあとで風通しのよいところで穴を開けてスプレー缶と同様に廃棄することが一般的ですが、穴を開けるべきでないという自治体の意見もあります。この点は確かに地方自治体によって対応が異なります。

　患者さんにとって最もわかりやすいのは、薬局か病院に持ってきてもらって廃棄する方法だろうと思います。

POINT ─────────────────────────────!
- ✓ pMDI 吸入前には容器を振る。
- ✓ pMDI では「ゆっくり深く」、DPI では「速く深く」吸入する。
- ✓ pMDI も DPI も吸入後に息止めを 5 秒間行う。
- ✓ pMDI 使用時は吸入補助器具（スペーサー、チャンバー）の使用も考慮する。
- ✓ 吸入後はうがいを指導する（特に吸入ステロイド薬）。

27 吸入補助器具（スペーサー、チャンバー）はどれを使用したらよいのか？

　気管支喘息に使用される吸入薬には、付属吸入器として加圧式定量噴霧式吸入器（pMDI：pressurized metered dose inhaler）やドライパウダー吸入器（DPI：dry powder inhaler）、ネブライザー吸入器などがありますが、pMDIでは吸入補助器具（スペーサー、チャンバー）を使用して吸入する方法が推奨されます。

　pMDIはその噴霧と吸気タイミングを同期させることが重要です。吸入補助器具を使用することによって、このタイミングのずれの問題を解決できます。pMDIを吸入補助器具なしで使用した場合、失敗せずに吸入できた例は24～43％程度であったのに対し、吸入補助器具を加えるとその頻度は55～57％であったという報告もあり、特に小児や高齢者などpMDIの基本操作が難しい患者さんにとっては非常に有用です。また、局所的副作用（喉の刺激感、口腔内カンジダ症）を抑えるためにも吸入補助器具は有用です。

　　Brocklebank D, et al. Comparison of the effectiveness of inhaler devices in asthma and chronic obstructive airways disease：a systematic review of the literature. Health Technol Assess. 2001；5(26)：1-149.

　小児と成人の気管支喘息のいずれにおいても、吸入補助器具の使用はネブライザーに匹敵するくらいの（報告によってはネブライザーを上回る）効果があるとされています。

　　Cates CJ, et al. Holding chambers(spacers) versus nebulisers for beta-agonist treatment of acute asthma. Cochrane Database Syst Rev. 2006 Apr；(2)：CD000052.
　　Direkwatanachai C, et al. Comparison of salbutamol efficacy in children — via the metered-dose inhaler (MDI) with Volumatic spacer and via the dry powder inhaler, Easyhaler, with the nebulizer — in mild to moderate asthma exacerbation：a multicenter, randomized study. Asian Pac J Allergy Immunol. 2011 Mar；29(1)：25-33.

　20人の気管支喘息の成人における臨床試験で、pMDIによるサルメテロール吸入にエアロチャンバー®を付け加えることで平均ピークフロー値の改善がみられたという報告もあります（図D-7）。

　　Demirkan K, et al. Salmeterol administration by metered-dose inhaler alone vs metered-dose inhaler plus valved holding chamber. Chest. 2000 May；117(5)：1314-8.

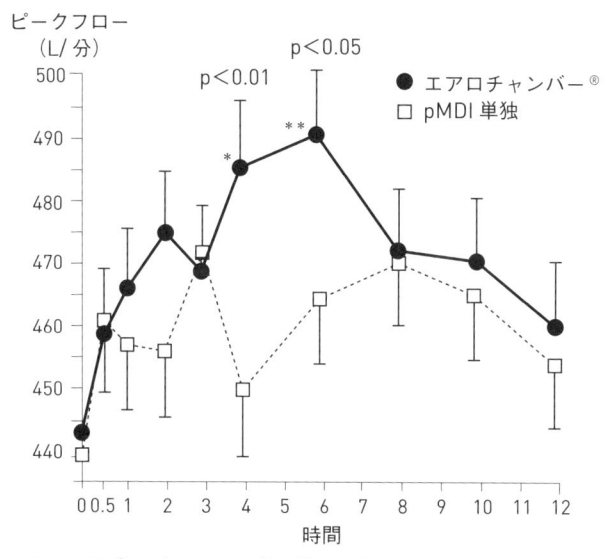

図D-7 エアロチャンバー®のピークフロー値に対する効果
Demirkan K, et al. Salmeterol administration by metered-dose inhaler alone vs metered-dose inhaler plus valved holding chamber. Chest. 2000 May ; 117(5) : 1314-8. より引用

吸入補助器具の種類と特徴を知る

　どの吸入補助器具を用いるべきかで悩む呼吸器科医も多いと思いますが、吸入補助器具に関する臨床試験は少なく、吸入補助器具の種類も多いため、エビデンスはほとんど存在しないと言ってよいでしょう。しかし、吸入補助器具についてある程度知識がなければ患者さんに吸入指導はできません。薬剤師さんまかせではだめです。

　厳密には、吸入補助器具にはスペーサーとチャンバーがあります。スペーサーとはpMDI噴霧口から患者さんの口までの間にスペースをつくることで噴射速度を緩和し吸入を同期しやすくするものです（そのためスペーサーと言います）。チャンバーはリザーバーとも言いますが、噴射された薬液ミストを中にリザーブしてから吸入する補助器具です。ボルマチック・ソフト®、インスパイアイース®などがこれに相当します。

　ボルマチック・ソフト®はかなり大きなチャンバーですが、小さなチャンバーと比較すると薬剤の吸入効率はよいだろうと考えられています。40人の成人気管支喘息患者において、ボルマチック・ソフト®に該当するAsthm Yar®と容量がその5分の1程度のDam Yar®の吸入を比較した臨床試験では、前者のほう

尿中薬剤濃度（ng/mL）

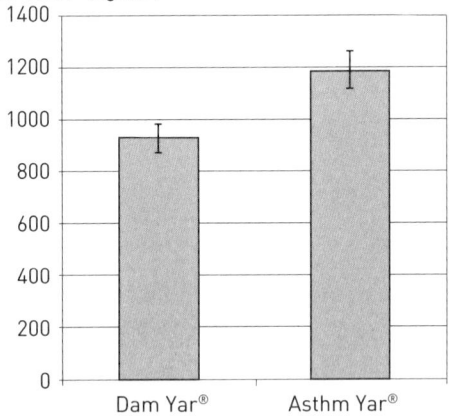

図 D-8 チャンバーの薬剤吸入効率の比較
Fahimi F, et al. The Bioavailability of Salbutamol in Urine via Volumatic and Nonvolumatic Valved Holding Chambers. World Allergy Organ J. 2011 Nov ; 4(11) : 179-83. より引用

が薬剤吸収がよかったという結果でした（図 D-8）。

　Fahimi F, et al. The Bioavailability of Salbutamol in Urine via Volumatic and Nonvolumatic Valved Holding Chambers. World Allergy Organ J. 2011 Nov ; 4(11) : 179-83.

　弁付きのスペーサーのほうが吸入効率がよいため推奨されているとする報告や教科書がありますが、たとえば31人の小児喘息の検討では、弁付きのスペーサーと弁なしのスペーサーの比較ではその効果に有意差はみられませんでした。そのため、弁があったほうがよいのかどうかは結論が出ていません。

　Castro-Rodriguez JA, et al. beta-agonists through metered-dose inhaler with valved holding chamber versus nebulizer for acute exacerbation of wheezing or asthma in children under 5 years of age : a systematic review with meta-analysis. J Pediatr. 2004 Aug ; 145(2) : 172-7.
　Cicutto L, et al. Review : beta agonist delivery by metered dose inhaler with a valved holding chamber (compared with a nebuliser) reduces admissions in preschool children and infants with acute asthma or wheezing. Evid Based Nurs. 2005 Apr ; 8(2) : 42.
　Rodriguez-Martinez CE, et al. Comparison of the bronchodilating effects of albuterol delivered by valved vs. non-valved spacers in pediatric asthma. Pediatr Allergy Immunol. 2012 Nov ; 23(7) : 629-35.

　日本小児アレルギー学会の『小児気管支喘息 治療・管理ガイドライン2012』において、吸入補助器具は洗浄コーティングされており空気力学的ならびに臨床的検討がなされているものを用いることが望ましいとされています。数多くの吸入補助器具がありますが、エアロチャンバー・プラス®、オプティヘラー®、ボアテックス®の3種類が推奨されています。キュバール®、オルベスコ®では専用のスペーサーがありますので、そちらを使っても問題ないと思います。フルタ

表 D-14 吸入補助器具一覧

吸入補助器具（スペーサー、チャンバー）の商品名	適応	備考	学会推奨
通常吸入用			
インスパイアイース	アドエア®エアゾール、メプチンエアー®以外のpMDI	MSD社からの提供は終了。マウスピースをくわえゆっくり深く吸入する。ピーと音がしたら（約30 L/分以上）少しゆっくり吸い直す。	―
ボルマチック・ソフト	キュバール®、オルベスコ®、インタール®エアロゾル以外のpMDI	グラクソ・スミスクライン社からの提供は終了。	―
デュオペーサー	キュバール®アイロミール®	大日本住友製薬、MSD社からの提供は終了。デュオペーサーに一度に2回以上噴霧して吸入しないこと。	―
エアロチャンバー・プラス	ほとんどのpMDI（ただしメプチンは隙間ができる）	アムコ社から購入可能。大人用1750円、マスク付3600円。ゆっくり深く吸入する。ホイッスル音がしたら（約30 L/分以上）少しゆっくり吸い直す。	○
オプティヘラー	ほとんどのpMDI	フィリップス・レスピロニクス社から購入可能。1575円。口腔と反対側に伸びたスペースにエアゾル粒子を噴射し、吸入に適切な径の粒子を発生させる。	○
ボアテックス	ほとんどのpMDI	パリ・ジャパン社から購入可能。1995円。アルミニウム製のため、薬剤吸着によるロスを抑えることが可能。	○
オルベスコ専用吸入補助器具	オルベスコ®	帝人ファーマ社より入手可能。外観はデュオペーサーと類似。	―
インハレーションエイド	テルシガン®エロゾルアトロベント®エロゾル	日本ベーリンガーインゲルハイム社より入手可能。	―
ファイソンエアーマイクロヘラーマイクロヘラーマスク付き	インタール®エアロゾルのみ	サノフィ社でのファイソンエアー、マイクロヘラーは製造中止。現在マイクロヘラーマスク付きを提供。	―
ファンヘーラー	多くのpMDI	クリエイト社から購入可能。4980円。	―
エーブルスペーサー	多くのpMDI	通販などでも購入可能。2100円。吸気速度が速すぎると音が鳴り、適正速度で吸うよう注意を促すホーン付き。分解洗浄が必要。	―
インスパイアーエイド	メプチンエアー®やメプチンキッドエアー®	大塚製薬から購入可能。900円。紙製で使い捨ての吸入スペーダー®もある。	―
人工呼吸器用			
エアロベント/エアロチャンバー	ほとんどのpMDI	アムコ社から購入可能。15000円/20000円。小児用の人工呼吸器には使用不可。	―
エース（ACE）スペーサ	多くのpMDI（合わないものもある）	スミスメディカル・ジャパン社から購入可能。小児用もある。	―
オプティベント	ほとんどのpMDI	フィリップス・レスピロニクス社から購入可能。22 mm径のスマートなデザインで回路リークも少ない。	―

・学会推奨とは、日本アレルギー学会、日本小児アレルギー学会の推奨
・pMDI：加圧式定量噴霧式吸入器(pressurized metered dose inhaler)、DPI：ドライパウダー吸入器(dry powder inhaler)

イド®エアゾールにはボルマチック・ソフト®という専用スペーサーがありましたが、提供中止になっています。人工呼吸器用の吸入補助器具も含めて、2013年1月現在の情報をまとめて表D-14に掲載します。現在入手ができないものについても、使用することがあるかもしれませんので掲載しました。海外の製品で、日本で使用され始めているものも掲載しています。

　個人的にはデュオペーサー®などは軽量で小さいので使用感がよかったように思いますが、ガイドラインで推奨されなければ企業はスペーサーを売り出すことが難しくなってきたようです。エビデンスというほどのデータはそろっていませんので、患者さんにとって一番合う吸入補助器具を選んでもほとんど問題ないように思います。

POINT

- ✔ 現在の日本のガイドラインで推奨されている吸入補助器具は限られている。
- ✔ 吸入補助器具（スペーサー、チャンバー）にはほとんどエビデンスがないので、製剤に合うもののうち、患者さんが使いやすい吸入補助器具を使用すればよい。

28 慢性閉塞性肺疾患（COPD）の急性増悪に対する全身性ステロイドの最適量と治療期間は？

呼吸器科医の皆さんは、COPD 急性増悪の患者さんを目の前にしたとき、全身性ステロイドを投与する選択肢を選ぶと思います。その理由は、**1 秒量の改善、動脈血酸素分圧の改善、早期再発リスクの軽減、治療失敗の頻度の減少、入院期間の短縮**という 5 つの理由だと思います。

2002 年のシステマティックレビューでは、COPD 急性増悪に対する全身性ステロイドによって、8 試験中 5 試験において少なくとも 20％の 1 秒量改善が確認されました。

Singh JM, et al. Corticosteroid therapy for patients with acute exacerbations of chronic obstructive pulmonary disease : a systematic review. Arch Intern Med. 2002 Dec ; 162(22) : 2527-36.

また、2009 年の 11 の試験を組み込んだシステマティックレビューでは、COPD 急性増悪に対する全身性ステロイドは治療失敗アウトカム（ハザード比 0.78、95％ 信頼区間 0.63 ～ 0.97）および追加治療を要する入院の減少（平均差 -1.22 日、95％ 信頼区間 -2.26 ～ -0.18）と関連していました。この報告では両群での死亡率に差はみられませんでした。

Walters JA, et al. Systemic corticosteroids for acute exacerbations of chronic obstructive pulmonary disease. Cochrane Database Syst Rev. 2009 Jan ; (1) : CD001288.

COPD 急性増悪において気管支喘息発作と同様に、経口と点滴静注のいずれであっても全身性ステロイドの効果に差はないとされています。

de Jong YP, et al. Oral or IV prednisolone in the treatment of COPD exacerbations : a randomized, controlled, double-blind study. Chest. 2007 Dec ; 132(6) : 1741-7.

そのため、経口でも点滴でもどちらでもよいと考えられますが、急性期には多くの場合点滴が使用されていると思います。

COPD 急性増悪に対する全身性ステロイドの最適量と治療期間は？

さて COPD 急性増悪に対する全身性ステロイドの最適量はどのくらいでしょうか。有名な臨床試験としては、COPD 急性増悪の患者さん 271 人を 2 週間あるいは 8 週間の全身性ステロイドおよびプラセボにランダムに割り付けた SC-COPE 試験があります。具体的には表 D-15 の群にランダムに割り付けられました。

その結果、30日および90日治療失敗率は、プラセボ群と比較して全身性ステロイド群で10％低い結果となりました（30日治療失敗率：23％ vs 33％、p＝0.04、90日治療失敗率：37％ vs 48％、p＝0.04）。また、入院日数の軽減にも関連していました（8.5日 vs 9.7日、p＝0.03）。さらに、全身性ステロイドによって1秒量の早期の改善がみられました（p＜0.05）。そのため、2週間程度上記のメニューでステロイドが投与されれば、COPD急性増悪の患者さんに利益があるということがわかります（図D-9）。

表D-15　SCCOPE試験の内容

グループ	治療内容
8週間全身性ステロイド投与群（n=80）	メチルプレドニゾロン125 mg 6時間ごとを72時間まで投与し、その後1日1回の経口プレドニゾン60 mg（4日目〜7日目）、40 mg（8日目〜11日目）、20 mg（12日目〜43日目）、10 mg（44日目〜50日目）、5 mg（51日目〜57日目）というメニュー
2週間全身性ステロイド投与群（n=80）	メチルプレドニゾロン125 mg 6時間ごとを72時間まで投与し、その後1日1回の経口プレドニゾン60 mg（4日目〜7日目）、40 mg（8日目〜11日目）、20 mg（12日目〜15日目）、プラセボ（16日目〜57日目）というメニュー
プラセボ群（n=111）	57日目まですべてプラセボを使用

Niewoehner DE, et al. Effect of systemic glucocorticoids on exacerbations of chronic obstructive pulmonary disease. Department of Veterans Affairs Cooperative Study Group. N Engl J Med. 1999 Jun ; 340(25) : 1941-7. より引用

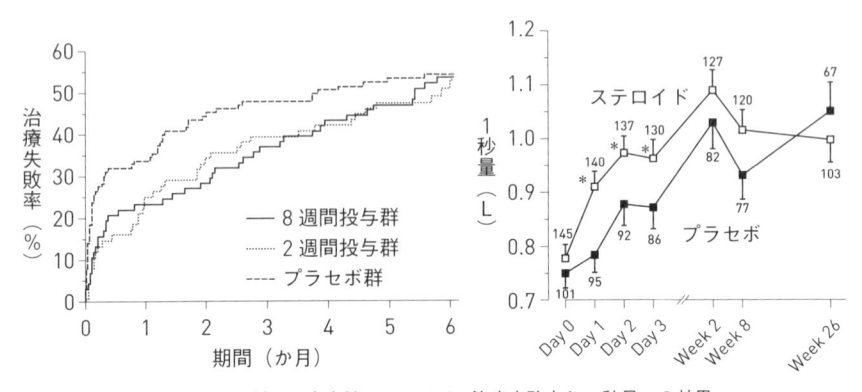

図D-9　COPD急性増悪に対する全身性ステロイドの治療失敗率と1秒量への効果
Niewoehner DE, et al. Effect of systemic glucocorticoids on exacerbations of chronic obstructive pulmonary disease. Department of Veterans Affairs Cooperative Study Group. N Engl J Med. 1999 Jun ; 340(25) : 1941-7. より引用

Niewoehner DE, et al. Effect of systemic glucocorticoids on exacerbations of chronic obstructive pulmonary disease. Department of Veterans Affairs Cooperative Study Group. N Engl J Med. 1999 Jun ; 340(25) : 1941-7.

　同じ年に Lancet から報告された試験があります。COPD 急性増悪の患者さん 56 人を、1 日あたり経口プレドニゾロン 30 mg を 14 日間投与する群（29 人）とプラセボ群（27 人）にランダムに割り付けた比較試験です。これも 1 秒量や入院日数を短縮できたという結果でした。

Davies L, et al. Oral corticosteroids in patients admitted to hospital with exacerbations of chronic obstructive pulmonary disease : a prospective randomised controlled trial. Lancet. 1999 Aug ; 354(9177) : 456-60.

　これらの結果から、2 週間の全身性ステロイドはおそらく COPD 急性増悪の患者さんにとって利益があるだろうと考えられます。

　そして 2001 年には、COPD 急性増悪の患者さん 36 人を、メチルプレドニゾロン 0.5 mg/kg を 1 日 4 回 3 日間投与する群（Group 1）とその後に追加で 7 日間の漸減期間を設ける群（Group 2）にランダムに割り付けた試験が報告されました。これによれば、追加で漸減期間を設けて合計 10 日間治療したほうが 1 秒量と PaO_2 にわずかながらも統計学的に有意な改善がみられました（図 D-10）。

Sayiner A, et al. Systemic glucocorticoids in severe exacerbations of COPD. Chest. 2001 Mar ; 119(3) : 726-30.

　そのため、3 日間程度の少ない治療期間では利益があまり得られないため、少

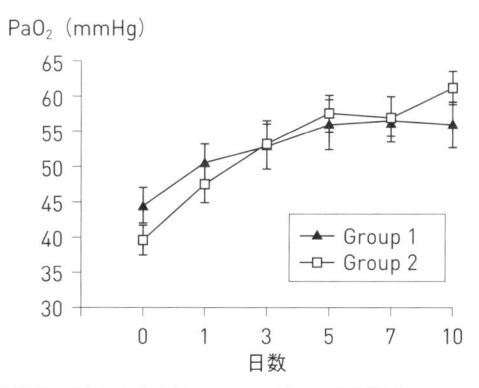

図 D-10　COPD 急性増悪に対する全身性ステロイドの 3 日間投与（Group 1）と 10 日間投与（Group 2）の効果

Sayiner A, et al. Systemic glucocorticoids in severe exacerbations of COPD. Chest. 2001 Mar ; 119(3) : 726-30. より引用

なくとも10日くらいはしっかりと全身性ステロイドを投与したほうがよいと考えられました。

外来COPD急性増悪の患者さんに対して、1日あたり経口プレドニゾン40 mgを10日間投与する群とプラセボを投与する群にランダムに割り付けた試験があります。この結果、30日再発率はプレドニゾン群のほうが有意に低いというものでした（27% vs 43%、p＝0.05）。また10日後の呼吸機能検査でも1秒量の改善がみられました（ベースラインからの平均［±標準偏差］増加率34±42% vs 15±31%、p＝0.007）。外来ベースであっても、COPD急性増悪に対してはある程度の量のステロイドを投与しておいたほうが利益があるという結果でした（図D-11）。

Aaron SD, et al. Outpatient oral prednisone after emergency treatment of chronic obstructive pulmonary disease. N Engl J Med. 2003 Jun ; 348(26) : 2618-25.

2011年のシステマティックレビューでは、COPD急性増悪に対する7日以下の短期間の全身性ステロイド治療とそれ以上の投与期間にアウトカムの差があるか検証されました。スタディ間でプロトコルやアウトカムに差が大きかったため確実な結論は出ませんでしたが、おそらくは短期間の全身性ステロイド治療で問題ないだろうと考えられました。

Walters JA, et al. Different durations of corticosteroid therapy for exacerbations of chronic obstructive pulmonary disease. Cochrane Database Syst Rev. 2011 Oct ;（10）: CD006897.

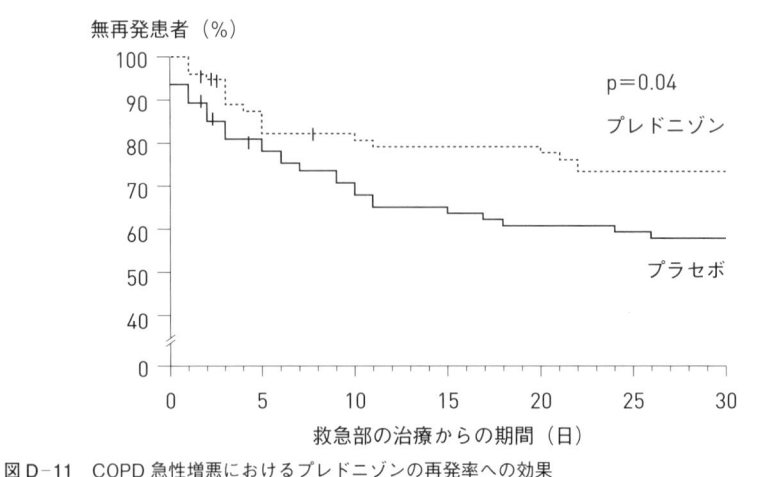

図D-11 COPD急性増悪におけるプレドニゾンの再発率への効果
Aaron SD, et al. Outpatient oral prednisone after emergency treatment of chronic obstructive pulmonary disease. N Engl J Med. 2003 Jun ; 348(26) : 2618-25. より引用

以上のことから、メチルプレドニゾロンを初期は多めに投与してもよいと考えられますが、基本的に1日あたり経口プレドニゾロン30〜40 mgベースで10日程度治療すれば、COPD急性増悪に対する全身性ステロイドの利益を最大限にすることができると考えられます。ちなみにGOLD（Global Initiative for Chronic Obstructive Lung Disease）のガイドラインでは、COPD急性増悪に対する全身性ステロイドは1日あたり経口プレドニゾロン30〜40 mgを10〜14日投与するよう推奨されています。

Global Initiative for Chronic Obstructive Lung Disease(GOLD). Global Strategy for the Diagnosis, Management, and Prevention of Chronic Obstructive Pulmonary Disease. Updated 2011.
〔http://www.goldCOPD.org/guidelines-global-strategy-for-diagnosis-management.html.〕

　近年、REDUCE試験においてCOPD急性増悪に対する短期的な全身性ステロイド（5日間）が非短期間（14日間）の治療に非劣性であると報告されました。全身性ステロイドの推奨投与期間は、今後短くなっていくかもしれません。

Leuppi JD, et al. Short-term vs conventional glucocorticoid therapy in acute exacerbations of chronic obstructive pulmonary disease : the REDUCE randomized clinical trial. JAMA. 2013 Jun ; 309(21) : 2223-31.

　なお、COPD急性増悪におけるネブライザーによるブデソニド（2 mg 6時間ごと吸入）は、ランダム化比較試験で経口プレドニゾロン（30 mg 12時間ごと）と同等の効果があることが報告されています。

Maltais F, et al. Comparison of nebulized budesonide and oral prednisolone with placebo in the treatment of acute exacerbations of chronic obstructive pulmonary disease : a randomized controlled trial. Am J Respir Crit Care Med. 2002 Mar ; 165(5) : 698-703.

POINT
- ✓ COPD急性増悪に対する全身性ステロイド投与は、1秒量の改善、動脈血酸素分圧の改善、早期再発リスクの軽減、治療失敗の頻度の減少、入院期間の短縮のために行う。
- ✓ COPD急性増悪に対する全身性ステロイド投与は、1日あたり経口プレドニゾロン30〜40 mgを10日程度続けることが推奨される。5日程度の短期間でも問題ないと考えられる。メチルプレドニゾロンを初期に多く使用してもよい。

29 慢性閉塞性肺疾患(COPD)の急性増悪に対する抗菌薬のエビデンスは?

COPD急性増悪の多くは、気道感染によって起こるとされています。日本呼吸器学会のガイドラインでは、喀痰量が多く喀痰が膿性であれば細菌性気道感染症の可能性が高いと判断し抗菌薬を投与することが推奨されています。しかし、日常診療では明らかな気道感染がないようなCOPD急性増悪の患者さんも入院してきます。そのような明らかな感染徴候がない状態であったとしても、COPD急性増悪に対する抗菌薬の使用は妥当なのでしょうか?

COPD急性増悪に対する抗菌薬の有用性

いくつかのプラセボ対照比較試験では、抗菌薬の使用がCOPD急性増悪において有用としています。

1987年の *Annals of Internal Medicine* で報告された有名な論文があります。362人のCOPD急性増悪の患者さんを、プラセボ群180人、抗菌薬群182人にランダムに割り付けた試験です。追加治療を要さない症状の軽快をプライマリエンドポイントに設定したところ、55% vs 68%で抗菌薬使用群に軍配が上がっています。重症増悪群では、43% vs 63%とさらに抗菌薬使用群の優位性が明らかでした。しかしながら、軽症増悪群では両群に差はみられませんでした。なお、この論文の筆頭著者であるAnthonisenによるCOPD急性増悪の重症度分類は現在でも使用されています(表D-16)。

Anthonisen NR, et al. Antibiotic therapy in exacerbations of chronic obstructive pulmonary disease. Ann Intern Med. 1987 Feb；106(2)：196-204.

2001年のシステマティックレビューでも抗菌薬の使用が推奨されていますが、このシステマティックレビューには20年以上前の臨床試験も組み込まれており、抗菌薬が現在使用されているものとは大きく異なります。

Bach PB, et al. Management of acute exacerbations of chronic obstructive pulmonary disease：a summary and appraisal of published evidence. Ann Intern Med. 2001 Apr；134(7)：600-20.

人工呼吸管理を要する重症COPD急性増悪93人をオフロキサシン群(400 mg 1日1回)とプラセボ群にランダムに割り付けた試験があります。死亡率はオフロキサシン群4%、プラセボ群22%でした(リスク減少17.5%、95%信頼区間4.3〜30.7、p=0.01)。人工呼吸器装着期間もオフロキサシン群のほうが有意に少

表 D-16　COPD 急性増悪の重症度分類

タイプ	重症度	定義
1 型増悪	重症	呼吸困難感、喀痰量、喀痰膿性度の増加をすべて満たすもの。
2 型増悪	中等症	呼吸困難感、喀痰量、喀痰膿性度の増加のうち 2 つを満たすもの。
3 型増悪	軽症	呼吸困難感、喀痰量、喀痰膿性度の増加のうち 1 つを満たし、かつ以下のうち 1 つ以上を満たすもの。 ・咳嗽 ・wheezes ・発熱（ほかに原因がないもの） ・過去 5 日以内の上気道感染 ・ベースラインの 20％を超える呼吸数増加 ・ベースラインの 20％を超える心拍数増加

Anthonisen NR, et al. Antibiotic therapy in exacerbations of chronic obstructive pulmonary disease. Ann Intern Med. 1987 Feb；106（2）：196-204. より引用

ない結果でした。

　Nouira S, et al. Once daily oral ofloxacin in chronic obstructive pulmonary disease exacerbation requiring mechanical ventilation：a randomised placebo-controlled trial. Lancet. 2001 Dec；358（9298）：2020-5.

　1 回以上の急性増悪エピソードを有する COPD 急性増悪の患者さんで経口ステロイドに抗菌薬を併用あるいは併用していない 842 人を登録した臨床試験では、抗菌薬の使用がその後の増悪までの日数や治療後 3 か月間の急性増悪の予防効果に寄与していました。特に 3 回目の増悪までの日数は有意に差が出ました（図 D-12）。

　Roede BM, et al. Reduced risk of next exacerbation and mortality associated with antibiotic use in COPD. Eur Respir J. 2009 Feb；33（2）：282-8.

　8 万 4621 人の COPD 急性増悪の患者さんをレトロスペクティブにみた試験が 2010 年に報告されています。最初の 2 日間の早期に抗菌薬を投与した群では、それ以降に抗菌薬を使用または非使用の群と比較すると、治療開始 2 日目での人工呼吸器装着率、入院死亡率、再入院率が有意に低いという結果でした。しかしながら、抗菌薬治療群では *Clostridium difficile* による下痢での再入院リスクが上昇しました。多変量解析では、抗菌薬の使用は治療失敗のリスク減少に関連していました（オッズ比 0.87、95％信頼区間 0.82 〜 0.92）（図 D-13）。

　Rothberg MB, et al. Antibiotic therapy and treatment failure in patients hospitalized for acute exacerbations of chronic obstructive pulmonary disease. JAMA. 2010 May；303（20）：2035-42.

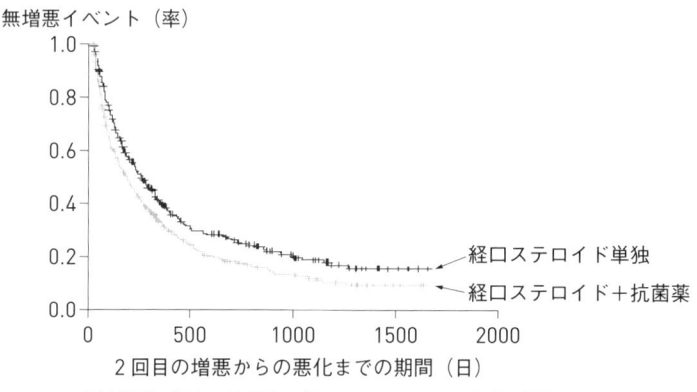

図 D-12 COPD 急性増悪に対する抗菌薬の経口ステロイドへの上乗せ効果
Roede BM, et al. Reduced risk of next exacerbation and mortality associated with antibiotic use in COPD. Eur Respir J. 2009 Feb ; 33(2) : 282-8. より引用

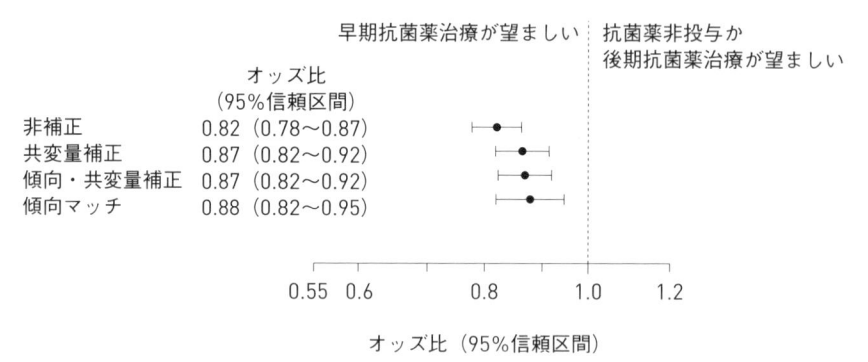

図 D-13 COPD 急性増悪に対する抗菌薬治療開始時期のリスク
Rothberg MB, et al. Antibiotic therapy and treatment failure in patients hospitalized for acute exacerbations of chronic obstructive pulmonary disease. JAMA. 2010 May ; 303(20) : 2035-42. より引用

　223 人の COPD 急性増悪エピソードに対してドキシサイクリン群（1日 200 mg、7日間）あるいはプラセボ群（7日間）にランダムに割り付けた試験があります。30日時点での臨床的効果は同等でした（オッズ比 1.3、95％信頼区間 0.8 ～ 2.0）。しかしながら、10日時点ではドキシサイクリン群に有意な臨床的効果がみられました（オッズ比 1.9、95％信頼区間 1.1 ～ 3.2）。

　Daniels JM, et al. Antibiotics in addition to systemic corticosteroids for acute exacerbations of chronic obstructive pulmonary disease. Am J Respir Crit Care Med. 2010 Jan ; 181(2) : 150-7.

　16 試験 2068 人を組み込んだ 2012 年のシステマティックレビューでは、

COPD急性増悪の患者さんに対する抗菌薬の使用は、治療失敗のリスクを減少させると考えられます（リスク比0.75、95%信頼区間0.60～0.94、$I^2=35%$）。しかし、現在使用可能な抗菌薬に絞るとこの有意差は消失してしまいました（リスク比0.80、95%信頼区間0.63～1.01、$I^2=33%$）。ところが、重症のCOPD急性増悪の患者さんに対して有効性は高いと考えられます（リスク比0.77、95%信頼区間0.65～0.91、$I^2=47%$）。ICUに入室するようなケースに絞ると、治療失敗リスクを大きく減少させることができるようです（リスク比0.19、95%信頼区間0.08～0.45）。

Vollenweider DJ, et al. Antibiotics for exacerbations of chronic obstructive pulmonary disease. Cochrane Database Syst Rev. 2012 Dec；12：CD010257.

以上のことから、COPD急性増悪に対する抗菌薬はステロイド単独に対する上乗せ効果があるため医学的に妥当だろうと考えられます。しかし、全例に投与すべきかどうかは結論が出ておらず、軽症の場合には不要という考えもあります。GOLD（Global Initiative for Chronic Obstructive Lung Disease）のガイドラインでは、Anthonisen分類の中等症以上の症例に投与すべきとされています。

Siddiqi A, et al. Optimizing antibiotic selection in treating COPD exacerbations. Int J Chron Obstruct Pulmon Dis. 2008；3(1)：31-44.
Global Initiative for Chronic Obstructive Lung Disease(GOLD). Global Strategy for the Diagnosis, Management, and Prevention of Chronic Obstructive Pulmonary Disease. Updated 2011.
〔http://www.goldCOPD.org/guidelines-global-strategy-for-diagnosis-management.html.〕

なお、どの抗菌薬を使用すべきかは、あまりにもスタディが多くコンセンサスは得られていません。COPD急性増悪は気道感染によって起こることが多いため、基本的には市中肺炎に準じた治療でよいだろうと思います。GOLDのガイドラインでも具体的な言及は避けており、地域の細菌耐性パターンに基づくべきとされています。

POINT

- ✔ COPD急性増悪に対する抗菌薬は、Anthonisen分類の中等症以上の症例に使用すべきである。
- ✔ COPD急性増悪に対する抗菌薬の選択は市中肺炎に準じるかたちでよい。

Tips
Pancoast 腫瘍の提唱者
Henry Khunrath Pancoast（1875-1939）

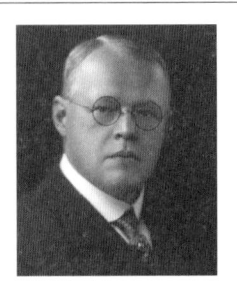

　Henry Khunrath Pancoast は 1875 年にフィラデルフィアで生まれました。父親が内科医師であり、幼い頃から医師という職業に憧れを感じていました。1982 年にフレンズセントラル高校を卒業しました。しかし同時期に両親を亡くし、銀行窓口業務を 2 年間行って大学資金を作ることとなりました。そして、周りから遅れて 1894 年にペンシルヴァニア州立大学医学部に入学することができました。1898 年に同大学を優秀な成績で卒業しています。

放射線科の確立に奮闘
　Pancoast はペンシルヴァニア州立大学病院に勤務し、1900 年から外科講座で主に外科手術について学び始めました。しかしながら、院内ではほぼ麻酔科医としての勤務で外勤もかなり限られた診療ばかりをしていました。そんな矢先、1902 年に病院のレントゲン医師が退職しました。当時外科部門のなかに放射線科が存在していたため、だれかがこの業務を引き継ぐ必要がありました。外科部長の命により、結果的に Pancoast はこの任に就くこととなりました。彼にとっては、何かを変えるチャンスでもありました。
　そして、彼の活躍により放射線科は一躍有名となりました。当時、放射線科というのは単独の診療科として認識されているものではなく、あくまで診断に必要な検査を行う付加的な位置付けでした。「この病院は当科がないと成り立ちません、ほかの診療科と同じように必須の診療科です」と彼はのちに述べています。彼は、放射線科の診療科としての確立に奮闘しました。1903 年には患者数も伸び、1904 年にようやくペンシルヴァニア州立大学で診療科として独立ができました。劣悪であった職場環境が一気に改善することとなりました。彼は、主に放射線治療分野での研究を重ね、1911 年にペンシルヴァニア州立大学放射線科教

授となりました。こうして Pancoast は、アメリカで最初の放射線科教授として名を馳せました。

Pancoast 腫瘍の提唱

Pancoast は 1932 年に肺尖部の肺癌を報告しました。これが今に Pancoast 腫瘍として名を残すきっかけとなった論文になりました。

Pancoast HK. Superior pulmonary sulcus tumour : tumour characterized by pain, Horner's syndrome, destruction of bone and atrophy of hand muscles. JAMA. 1932 ; 99 : 1391-6.

Pancoast 腫瘍は、肺尖部に発生して胸壁へ浸潤する腫瘍を総称するものですが、広義解釈として、Pancoast 症候群は、腫瘍によって尺骨神経支配の上肢の疼痛や同側の Horner 症候群をきたすものと理解されています。

Pancoast は、1939 年にペンシルヴァニア州メリオンにて逝去しました。

その後、Detterbeck により、厳密な Pancoast 腫瘍の定義が提唱されています。「Pancoast 腫瘍は肺尖部に発生した肺癌で、肺尖胸壁の構造に浸潤するものである。胸壁に浸潤するのは第二肋骨レベルでありそれ以下のものは肺尖部の浸潤という基準を満たすものではない。胸壁浸潤は、臓側胸膜、上部肋骨、椎骨に到達してもよい。鎖骨下の血管、腕神経叢や星状神経節に浸潤してもよい。」

Detterbeck FC. Changes in the treatment of Pancoast tumors. Ann Thorac Surg. 2003 Jun ; 75(6) : 1990-7.

今でも肺尖部にできた腫瘍のことを「Pancoast 型」と呼ぶことも多く、呼吸器科医のなかで彼の名前は生き続けることでしょう。

E

間質性肺疾患

30 慢性間質性肺疾患の患者さんに外科的肺生検は必要か？

　慢性間質性肺疾患を示唆するような高分解能CT（HRCT）所見がある場合、外科的肺生検（SLB：surgical lung biopsy）を胸腔鏡補助下に行うこと（VATS：video-assisted thoracic surgery）があります。その肺疾患がはたして特発性肺線維症（IPF：idiopathic pulmonary fibrosis）や非特異性間質性肺炎（NSIP：non-specific interstitial pneumonia）などの特発性間質性肺炎なのか、そのほかの疾患なのか、はっきりと診断をつける目的で行われます。

　ただ、呼吸器科医の多くがある疑問に遭遇します。すなわち、「この（目の前にいる）患者さんにVATSが必要なのだろうか？」という疑問です。医学とは患者さんの転帰を良好に変容させる科学であり医療とはその実践だと、私個人は信じています。そのため、VATSの是非については、「その患者さんの診断は何か」ではなく「その患者さんの転帰がどう変わるか」という視点で論じるべきであると考えています。そこに学問的考察や医療従事者の自己満足は不要なのです。もちろん、将来の治療薬のために目の前の患者さんに対してVATSを行うことは重要かもしれません。しかしながら、それほどまでに強いポリシーをもってVATSに臨むことができる施設は多くありません。それだけでなく、VATSは現時点では全身麻酔を要する処置ですので、簡単にほいほいと受けられるものではありません。ただの一検査として位置付けられるほど軽いものではありません。

VATSを行うメリットを検証する

　まず、HRCTで慢性間質性肺疾患が認識できる状況でVATSを行うメリットを考えてみたいと思います。集約すると以下のとおりではないでしょうか。
① 組織型（UIP［usual interstitial pneumonia］、NSIPなど）によって、ある程度の予後推定が可能になる。
② それぞれの疾患によって治療反応性が異なるうえ、IPFなら抗線維化薬を使用できる可能性がある。
③ ほかの疾患との鑑別に役立つ（慢性過敏性肺炎、サルコイドーシス、悪性疾患など）。

1. 組織型（UIP、NSIPなど）によって、ある程度の予後推定が可能になる

　IPFの予後は不良です。そのため、予後○年ですと患者さんに伝えることで人生設計が可能になるという意見を聞いたことがあります。個人的には、これはさほど大きなメリットとは考えていません。胸部画像や臨床的な経過からIPFだろうと思えば、ゆっくりと診療の場で病状説明をすればよいのであって、そこに早急なVATS検体は必須ではないと思います。「初期診断のVATSでUIPパターンだから、あなたの予後○年でしょう」と患者さんに早期に言及することには、特にメリットを感じません。ただ、患者さんが自分の疾患がいったい何なのか初期の段階で細分類まではっきりと知りたい場合や、仕事の予定などを立てる必要がある場合などは、VATSを施行して早期に予後や転帰を告知することは是とされるかもしれません。私は予後推定について知りたい患者さんにはVATSを考慮してもよいと考えています。

　言うなれば、これは「社会的VATS」であり、医学的VATSではありません。

2. それぞれの疾患によって治療反応性が異なるうえ、IPFなら抗線維化薬を使用できる可能性がある

　IPFに対するステロイドの効果については、世界的なステートメントで指摘されているとおり、予後改善効果は乏しいのが現状です。ステロイドや免疫抑制剤の投与量に各疾患群で大きな差があれば問題ですが、そもそも慢性間質性肺疾患にそこまで大きな効果がみられない現状では、疾患ごとに細かい調整をしたとしても臨床的にインパクトのある利益はないと考えられます。

　　Raghu G, et al. An official ATS/ERS/JRS/ALAT statement : idiopathic pulmonary fibrosis : evidence-based guidelines for diagnosis and management. Am J Respir Crit Care Med. 2011 Mar ; 183(6) : 788-824.

　また、慢性間質性肺疾患がコントロール可能な膠原病肺だったとしても、VATS検体のみで確実に「この膠原病だ」と診断できるほど医学は発展していないうえ、膠原病の治療は臨床症状と血清学的検査所見がなければ難しい現状があります。多くの書籍では、各々の著者が膠原病による肺疾患の病理や診断基準などを持論に基づいて展開していますが、国際的にコンセンサスがあるものではありません。

　膠原病による間質性肺疾患の場合、間質性肺炎の所見に加えて、細気管支や胸膜、血管壁なども侵されることが多いと思います。また、形質細胞の浸潤なども膠原病による肺病変を示唆する所見だろうと思います。しかし、たとえVATS

検体で「おそらく関節リウマチによる肺病変です」と病理学的に診断ができたとしても、関節症状や血清学的異常のない肺病変先行型の膠原病患者さんに迅速な膠原病の治療が開始されるほどエビデンスは蓄積されていません。

　膠原病による間質性肺疾患と特発性間質性肺炎の間には生存曲線で大きな開きがありますので、膠原病による間質性肺疾患の診断意義は高いだろうと私も考えます。しかしVATSで病理学的にUIPパターンとわかっても、あとから膠原病を発症することもありますので、これらを根本的に鑑別するためにVATSを強く推奨する理由は現在のところ乏しいように思います（図E-1）。

　　Park JH, et al. Prognosis of fibrotic interstitial pneumonia : idiopathic versus collagen vascular disease-
　　related subtypes. Am J Respir Crit Care Med. 2007 Apr ; 175(7) : 705-11.

　もちろん、膠原病による間質性肺疾患とそれ以外の間質性肺疾患を合併している可能性を考えてVATSをすべきだという議論が出てくると思います。ただそれは別にびまん性肺疾患の領域に限りません。肺癌と転移性肺腫瘍が合併することもありますし、慢性閉塞性肺疾患（COPD）と気管支喘息が合併していることもあります。肺炎球菌性肺炎にノカルジア肺炎を合併することだってありえます。肺内に多数の転移性病変がある腫瘍であってもすべての結節影から生検を行うことはしません。それは、実臨床であまりに非現実的な侵襲的行為であること

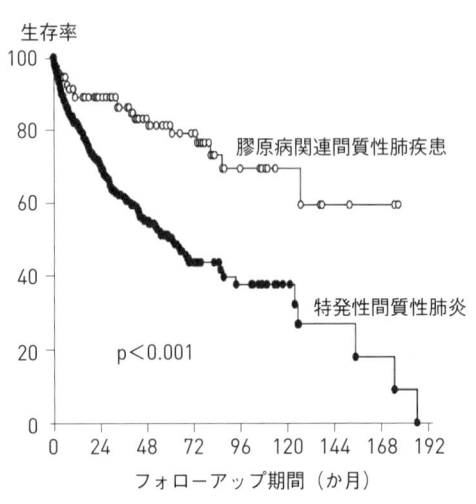

図E-1　膠原病関連間質性肺疾患と特発性間質性肺炎の生存曲線
Park JH, et al. Prognosis of fibrotic interstitial pneumonia : idiopathic versus collagen vascular disease-
related subtypes. Am J Respir Crit Care Med. 2007 Apr ; 175(7) : 705-11. より引用

と、治療アウトカムが大きく変わらないという理由に尽きます。しかしびまん性肺疾患の領域は大きく臨床アウトカムを変える武器がない現状であるにもかかわらず、その診断や分類についてほかのどの分野よりも詳細で複雑であるというパラドクスをはらんでいます。それはひとえに間質性肺疾患が未知の病気であり、世界中の研究者の関心を呼んでいるからにほかなりません。

膠原病の「診断基準」は、実際のところは臨床研究の対象を規定にするために制定された分類基準に過ぎず、実臨床ではあくまでも参考として使用されているだけです。診断基準に該当しない軽度の膠原病症状を呈することがあり、そういった患者さんであっても間質性肺疾患を合併することがあります。そのため、膠原病のわずかな手がかりを患者さんに検索することは、重要であることには違いありません。

慢性間質性肺疾患には、呼吸細気管支炎関連性間質性肺疾患（RB-ILD：respiratory bronchiolitis-associated interstitial lung disease）や一部の剥離性間質性肺炎（DIP：desquamative interstitial pneumonia）なども鑑別に入りますが、禁煙指導は当然共通ですし、これらは治療内容とアウトカムに大きく差が出る疾患群ではないと考えられます。

IPFへの抗線維化薬（ピルフェニドン［ピレスパ®］、ニンテダニブ［BIBF1120、Vargatef®］）については肺活量の悪化や急性増悪の頻度を抑制することができますが、現段階では少なくとも生存期間を延長するものではありません。さまざまなアウトカムで抗線維化薬がIPFに効果的であることは周知のとおりですが、IPF以外のpopulationに効果がないというデータはありません。この抗線維化薬を使用するためにIPFに対して行うVATSも「社会的VATS」の範疇に入るように思います。抗線維化薬のエビデンスは現時点ではIPFにほぼ限定されているものの、線維化を伴う慢性間質性肺疾患の予後を改善すると将来証明されるようなことがあれば、なおさら差別化が不要となりVATSは不要になるのかもしれません。

3. ほかの疾患との鑑別に役立つ（慢性過敏性肺炎、サルコイドーシス、悪性疾患など）

NSIPパターンやUIPパターンのHRCT画像をみたとき、慢性間質性肺疾患である慢性過敏性肺炎（CHP：chronic hypersensitivity pneumonitis）、サルコイドーシス、悪性リンパ腫を含むリンパ増殖性疾患は必ず鑑別に入りますが、VATSはこれらの鑑別に役立つことは言うまでもありません。

しかし、慢性間質性肺疾患においてCHPとIPFを誤診したことで治療アウトカムや臨床経過が大きく異なるとは私個人は考えていません。これには異論はあるかもしれませんが、CHPにおいて抗原回避を行ったとしても、線維化の進みきった肺に劇的な改善がみられるとは到底考えられないからです。もちろん亜急性過敏性肺炎をある程度合併しており、抗原回避によって部分的に症状が改善するかもしれませんし、生涯にわたり抗原を回避できれば線維化が進まないという指摘は重要だと思います。ただ、これは慢性間質性肺疾患を疑った時点ですべての患者さんに行う対処であり、そもそも特発性間質性肺炎というのは慢性過敏性肺炎を除外しないと診断ができない疾患群でもあります。VATSをしたからといって何かしら疑われる抗原を回避しないという選択肢はありません。結局のところ、IPFだろうとCHPだろうと疑わしい抗原は回避するのが実臨床の現状だと思います（その回避の程度を考慮するという点ではVATSは有用かもしれません）。

　ただ、特発性間質性肺炎やサルコイドーシスは、公費補助のための申請ができるという点でほかの疾患と性質を異にするため、日本国内ではVATSによって有利な点もあります。また、日本における肺移植検討会では強い診断根拠が必要になりますので、そういった意味でも「社会的VATS」の適応は十分にあろうかと思います。もしVATSを行わないことで医学的に不利益を被る事態があるとしたら、化学療法を要する悪性疾患、まれな疾患（ランゲルハンス細胞組織球症など）を見逃した場合だと思います。UIPやNSIP類似の悪性疾患はきわめてまれであると思いますが、このようなまれなケースも考えておく必要はあるかもしれません。

　ガイドラインではVATSなどの生検は診断に必要であると提唱していますが、その推奨はあくまで当該患者さんの確定診断をつけるうえで必要であることを述べているに過ぎません。そのため、そもそも目の前の患者さんに確定診断をつける必要があるのかどうかについてはガイドラインや研究者らは強く論じていません。それを決定するのは、医師の裁量だからです。

　慢性間質性肺疾患の多くの患者さんは、VATSを受けたあと経過観察を行うことが多いのが現状です。数か月後・数年後に悪化したとき、一部の患者さんにはステロイドや免疫抑制剤が導入されています。ガイドラインで言及されているように、これらの薬剤に劇的に患者アウトカムを変える力はありません。そのため、臨床的アウトカムを大きく変えることができない現状下で盲信的にVATSをすすめる医療があるとすれば、それは医療の根本を軽視した考えであると思い

ます。そこに主治医としてのポリシーがあれば、よいと思うのです。特定疾患の申請のために VATS をするのだ、学問的にどうしても疾患の正体を知りたいのだ、必ずこの疾患を除外したいから行うのだ、という医師としてのポリシーです。そのため、VATS の適応は「目の前の患者さんに VATS が必要であると主治医が思ったとき」だと思っています。裏を返せば、VATS を行う理由を主治医が論理的に説明できないのであれば、行うべきではないと考えています。

患者さんに対して社会的 VATS であるのか、まれな間質性肺疾患を除外するための医学的 VATS なのか、学問的な意味合いで行う医師や施設主体の VATS なのか、確固たる意見と信念をもつことが私たち呼吸器内科医の職務であると心から思います。

スペイン語の論文ですが、気管支鏡においてクライオプローブ（cryoprobe）を用いれば経気管支肺生検（TBLB）に遜色のない検体が採取できるという報告があります。

Pajares V, et al. Transbronchial lung biopsy using cryoprobes. Arch Bronconeumol. 2010 Mar ; 46(3) : 111-5.

2012 年のヨーロッパ呼吸器学会（ERS）でも気管支鏡で大きな検体を採取する同様の方法について発表がありました。この報告によれば、6.0×4.2 mm の検体が気管支鏡下で採取可能としています。

Casoni GL, et al. Identification of the pathological pattern by transbronchial lung cryobiopsies in patients with fibrosing diffuse parenchymal lung disease. ERS 2012 Oral Presentation.

通常鉗子による TBLB とクライオプローブを比較したパイロット試験では、クライオプローブのほうが有意に検体サイズが大きかったという結果が報告されています（$p<0.05$）。両群の合併症に差はみられませんでした。

Yarmus L, et al. Cryoprobe Transbronchial Lung Biopsy in Lung Transplant Patients : A Safety Pilot. Chest. 2013 Jan 17. [Epub ahead of print]

こういった技術が進めば、全身麻酔をかけて VATS をすべきかどうか呼吸器科医が悩むことがなくなるかもしれません。

最後に、現時点で得られている間質性肺疾患に対する SLB の死亡率のデータを表 E-1 に掲載します。

表 E-1 間質性肺疾患に対する外科的肺生検の死亡率

論文	症例数	死亡率
Molin ら [1]	37	16 日以内：2.7%[※1]
Mouroux ら [2]	66	21 日以内：6.7%[※2]
Tiitto ら [3]	76	30 日以内：5.3%
Lettieri ら [4]	83	30 日以内：4.8% 90 日以内：6.0%
Carrillo ら [5]	722	30 日以内：3.0%
Park ら [6]	200	30 日以内：4.0% 60 日以内：8.5%
Kreider ら [7]	68	60 日以内：4.4%
Sigurdsson ら [8]	73	30 日以内：2.7% 90 日以内：4.2%
Plönes ら [9]	43	30 日以内：0%

※1：16 日目に 1 人死亡
※2：9 日目、15 日目、18 日目、21 日目に 1 人ずつ計 4 人死亡

1) Molin LJ, et al. VATS increases costs in patients undergoing lung biopsy for interstitial lung disease. Ann Thorac Surg. 1994 Dec ; 58(6) : 1595-8.
2) Mouroux J, et al. Efficacy and safety of videothoracoscopic lung biopsy in the diagnosis of interstitial lung disease. Eur J Cardiothorac Surg. 1997 Jan ; 11(1) : 22-6.
3) Tiitto L, et al. Thoracoscopic lung biopsy is a safe procedure in diagnosing usual interstitial pneumonia. Chest. 2005 Oct ; 128(4) : 2375-80.
4) Lettieri CJ, et al. Outcomes and safety of surgical lung biopsy for interstitial lung disease. Chest. 2005 May ; 127(5) : 1600-5.
5) Carrillo G, et al. Preoperative risk factors associated with mortality in lung biopsy patients with interstitial lung disease. J Invest Surg. 2005 Jan-Feb ; 18(1) : 39-45.
6) Park JH, et al. Mortality and risk factors for surgical lung biopsy in patients with idiopathic interstitial pneumonia. Eur J Cardiothorac Surg. 2007 Jun ; 31(6) : 1115-9.
7) Kreider ME, et al. Complications of video-assisted thoracoscopic lung biopsy in patients with interstitial lung disease. Ann Thorac Surg. 2007 Mar ; 83(3) : 1140-4.
8) Sigurdsson MI, et al. Diagnostic surgical lung biopsies for suspected interstitial lung diseases : a retrospective study. Ann Thorac Surg. 2009 Jul ; 88(1) : 227-32.
9) Plönes T, et al. Morbidity and mortality in patients with usual interstitial pneumonia (UIP) pattern undergoing surgery for lung biopsy. Respir Med. 2013 Apr ; 107(4) : 629-32.

POINT

✓ 呼吸器科医は、なぜ目の前の患者さんに外科的肺生検が必要なのか、長期的なアウトカムを視野に入れて主治医として答えをもっておく必要がある。

31 特発性間質性肺炎やサルコイドーシスで特定疾患申請する意味は?

　呼吸器科医が出合うであろう特発性間質性肺炎（IIPs：idiopathic interstitial pneumonias）、サルコイドーシス、肺動脈性肺高血圧症、リンパ脈管筋腫症（LAM：lymphangioleiomyomatosis）などの患者さんは医療費の公費負担が受けられます。

　IIPs の場合、特発性肺線維症（IPF：idiopathic pulmonary fibrosis）以外の 6 疾患は病理検体が必要とされます。特発性肺線維症の場合は胸部の高分解能 CT（HRCT）画像が IPF に特徴的な所見を満たしていれば外科的肺生検による病理診断は必要とされません。また、抗原曝露や膠原病など鑑別すべき疾患を否定できており、かつ安静時の PaO_2 や 6 分間歩行時の SpO_2 から判断される重症度分類のうちⅢ～Ⅳ（表 E-2）に該当する場合に、IIPs の認定基準を満たします（最終的に認定基準を満たしているか否かは認定審査会で決定されます）。

　今後改訂される可能性がありますが、呼吸器科医としてこういった制度があることと、ある程度の仕組みを知っておく必要があります。

申請の方法

　患者さんの住所地（住民票のある住所）を管轄する保健所から医療費助成の手続きに必要な書類を取り寄せて、主治医が「臨床調査個人票」を記入します。地域によって少々異なるところはあるかもしれませんが、主には表 E-3 の書類が必要になります。書類の提出先は最寄りの保健所、福祉保健センター、保健福祉センター、保健福祉事務所です。

表 E-2　特発性肺線維症の重症度分類判定表

重症度分類	安静時 PaO_2	6 分間歩行時 SpO_2
Ⅰ	80 Torr 以上	—
Ⅱ	70 Torr 以上 80 Torr 未満	90％未満の場合はⅢにする
Ⅲ	60 Torr 以上 70 Torr 未満	90％未満の場合はⅣにする（危険な場合は測定不要）
Ⅳ	60 Torr 未満	測定不要

・重症度Ⅱ度以上で 6 分間歩行時 SpO_2 が 90％未満となる場合、重症度を 1 段階高くする。
・安静時 PaO_2 が 70Torr 未満のときには、6 分間歩行時 SpO_2 は必ずしも測定する必要はない。

表 E-3　医療費公費負担受給の申請

	提出書類名	備考
1	特定疾患医療受給者証交付申請書	本人または家族が記入
2	臨床調査個人票（各病気ごとの様式で新規用）	主治医が記入、3か月以内に提出
3	世帯全員の住民票 （外国人の患者さんは外国人登録原票記載事項証明書）	原本（続柄、生年月日の記載が必要）
4	健康保険証等の写し	
5	生計中心者の所得税確認書類	生計中心者が別世帯の場合は家族調書が必要
5	市町村民税非課税の患者さん	市町村民税非課税証明書
5	市町村民税課税の患者さん	源泉徴収票（確定申告が不要な給与所得者および年金受給者） 確定申告書の写し（確定申告をした自営業者など）
6	医療保険上の所得区分に関する情報につき医療保険者に報告を求めることへの同意書	本人または家族が記入

・重症の場合、症状が重く一定の障害が長期にわたり継続する状態の場合には、「一部自己負担なし（重症）」の資格認定を申請できます。
・重症申請の場合、別途次のものが必要になります。重症者認定申請書、重症診断書あるいは身体障害者手帳1級・2級の写し（特定疾患病名に限る）あるいは障害者年金証書1級の写し（特定疾患病名に限る）。
・重症とは、活動能力の程度がゆっくりでも少し歩くと息切れがする、または、息苦しくて身の回りのこともできない状態に該当し、かつ、次のいずれかに該当するものをいいます。①予測肺活量1秒率が20％以下のもの、② PaO_2 が 55 mmHg 以下あるいは $PaCO_2$ が 60 mmHg 以上のもの。

受給者証と登録者証

　特定疾患の申請を行うことでどのくらいメリットがあるのか、と患者さんに尋ねられることも多いと思いますので、呼吸器科医はここから先の内容についても知っておいたほうがよいでしょう。まず上記の書類を申請した場合、通常3か月程度で結果が郵送されます。認定を受けた患者さんは、「特定疾患医療受給者証」を管轄の保健所から交付されます。この受給者証に自己負担額の上限が記載されます。呼吸器科領域であればこの制度を利用している患者さんのほとんどが特発性間質性肺炎かサルコイドーシスの患者さんだと思いますが、受給者証交付後の治療の結果（経過観察でもよい）、以下のすべてを1年以上満たせば「軽快者」となり受給者証は登録者証に変更されます。

①**疾患特異的治療が必要ない。**
②**臨床所見が認定基準を満たさず、著しい制限を受けることなく就労等を含む日常生活を営むことが可能である。**

③治療を要する臓器合併症等がない。

　重要なことですが、登録者証を交付された人は特定疾患治療研究事業による公費負担を受けることはできません（難病居宅生活支援事業の対象資格は継続）。登録者証は受給者証とは意味合いがまったく異なるものなので、注意してください。登録者証をもっていると、たとえばサルコイドーシスが急速に悪化して医療を受けなければならないような状態になれば、症状の悪化を確認した日からおよそ1か月以内に保健所の窓口に申請（悪化申請）すれば受給者証が交付され、悪化を確認した日に遡って公費負担の対象となります。そのため、患者さんにとっても登録者証を維持しておくメリットがあります。

具体的な自己負担の現状

　呼吸器科領域では、多くの患者さんが「一部自己負担あり」の特定疾患認定を受けます。一部の重症認定を受けた患者さんは「一部自己負担なし」の認定となりますので、ほとんどの医療費を負担しなくてもよくなります（表E-4）。

　表E-5に上記に関する自己負担限度額の具体的金額を示します。月額自己負担限度額とは、入院・外来とも、1つの医療機関での自己負担限度額です。2つの病院を受診した場合は、それぞれの医療機関ごとに自己負担が必要となります。

　受給者証をもっている場合、公共施設の入場料減額・免除や駐車場の優遇などといった利点もありますが、自治体によって異なりますので別途確認したほうがよいと思われます。

表E-4 特定疾患医療の自己負担額

一部自己負担ありの特定疾患認定を受けた人が医療保険を利用したとき	
入院	保険医療費と食事療養費を含めて、1つの医療機関ごとに生計中心者の所得税課税額に応じて月額23,100円までの自己負担があります。
外来	保険医療費と薬剤の一部負担金を含めて、1つの医療機関ごとに生計中心者の所得税課税額に応じて月額11,500円までの一部自己負担があります。
院外薬局	院外薬局での保険調剤費用には自己負担がありません。
訪問看護	自己負担はありません（保険適用外の費用やサービスは自己負担となります）。
一部自己負担ありの特定疾患認定を受けた人が介護保険を利用したとき （次のサービスのうち特定疾患に係る保険対象サービスに限る）	
訪問看護	利用料（1割負担）の自己負担はありません（保険適用外の費用やサービスは自己負担となります）。
訪問リハビリテーション	1つの居宅サービス事業者に対して、生計中心者の所得税課税額に応じて月額11,500円までの一部自己負担があります。
居宅療養管理指導	
介護療養型医療施設	1つの施設ごとに、生計中心者の所得税課税額に応じて月額23,100円までの一部自己負担があります。

一部自己負担なしの特定疾患認定を受けた人が医療保険を利用したとき	
入院	受給者の自己負担はありません（医療保険適用外の費用やサービスは自己負担となります）。
外来	
院外薬局	
訪問看護	
一部自己負担なしの特定疾患認定を受けた人が介護保険を利用したとき （次のサービスのうち特定疾患に係る保険対象サービスに限ります）	
訪問看護	利用料（1割負担・標準負担額）について、受給者の自己負担はありません（医療保険適用外の費用やサービスは自己負担となります）。
訪問リハビリテーション	
居宅療養管理指導	
介護療養型医療施設	

表 E-5 自己負担限度額

区分		生計中心者が患者本人以外の場合		生計中心者が患者本人の場合	
		入院	外来等	入院	外来等
A	生計中心者の市町村民税が非課税の場合	0 円	0 円	0 円	0 円
B	生計中心者の前年の所得税が非課税の場合	4,500 円	2,250 円	2,250 円	1,120 円
C	生計中心者の前年の所得税課税年額が 5,000 円以下の場合	6,900 円	3,450 円	3,450 円	1,720 円
D	生計中心者の前年の所得税課税年額が 5,001 円以上 15,000 円以下の場合	8,500 円	4,250 円	4,520 円	2,120 円
E	生計中心者の前年の所得税課税年額が 15,001 円以上 40,000 円以下の場合	11,000 円	5,500 円	5,500 円	2,750 円
F	生計中心者の前年の所得税課税年額が 40,001 円以上 70,000 円以下の場合	18,700 円	9,350 円	9,350 円	4,670 円
G	生計中心者の前年の所得税課税年額が 70,001 円以上の場合	23,100 円	11,550 円	11,550 円	5,770 円

同一生計内に2人以上の受給者(生計中心者が同じ受給者)がいる場合、2人目以降の生計中心者でない受給者については、上表の「生計中心者が患者本人以外の場合」の欄に定める金額の10分の1に該当する額(10円未満切り捨て)が月額自己負担限度額となります。

POINT

- ✔呼吸器科医は、特定疾患医療給付制度の仕組みについて知っておく必要がある。
- ✔特発性間質性肺炎（IIPs）、サルコイドーシス、肺動脈性肺高血圧症、リンパ脈管筋腫症（LAM）などの呼吸器疾患の患者さんを診察した場合に、この制度について説明ができるようにする。

32 ばち指で知っておくべきことは何か？

呼吸器科医はばち指に出合うことが多いと思います。350人のばち指の患者さんのうち実に80％が呼吸器疾患を有していたという古い報告があるだけでなく、肺癌患者さんでしばしば目にかかる肥大性骨関節症（HOA：hypertrophic osteoarthropathy）と関連があることがわかっていますので、呼吸器科医にとってはきわめて重要な身体所見です。頻度としては、間質性肺炎や肺癌の患者さんでお目にかかることが多いですね。

Coury C. Hippocratic fingers and hypertrophic osteoarthropathy : A study of 350cases. Br J Dis Chest. 1960 ; 54 : 202-209.

まずばち指の定義ですが、測定する部位や角度などが異なるさまざまな定義があります。ばち指の総論的な勉強をするのであれば、以下のJAMAの論文がおすすめです。

Myers KA, et al. The rational clinical examination. Does this patient have clubbing? JAMA. 2001 Jul ; 286(3) : 341-7.

ばち指は、parrot's beak type、watchglass type、drumstick typeの順番に進行していきます。最も重度であるdrumstick typeが正式なばち指なのかもしれません。私は音楽の世界に精通しているわけではありませんが、このdrumstick typeのドラムスティックとばち指のばち（撥）は別物だと思います。棍棒のように太い（clubbed）日本の太鼓のばちを意味しているのかもしれません。ちなみにparrotとはインコのことです（広義ではオウム科も含むそうですが）。

Hansen-Flaschen J, et al. Clubbing and hypertrophic osteoarthropathy. Clin Chest Med. 1987 Jun ; 8(2) : 287-98.

ばち指の診断
1. Schamroth sign

ばち指の最も有名な診断法がこのSchamroth signです。人指し指同士を背面で合わせたときに正常ならば爪母の部分に菱形の空間ができます。ばち指があるとこの菱形の空間が消えます（図E-2）。

Schamroth L. Personal experience. S Afr Med J. 1976 Feb ; 50(9) : 297-300.

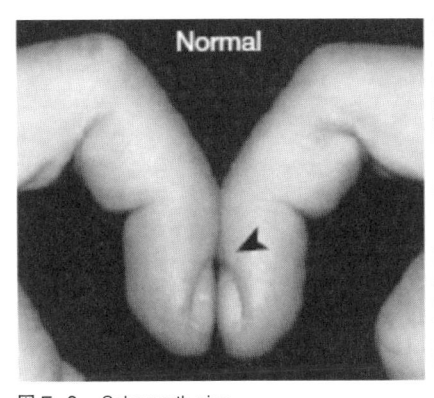

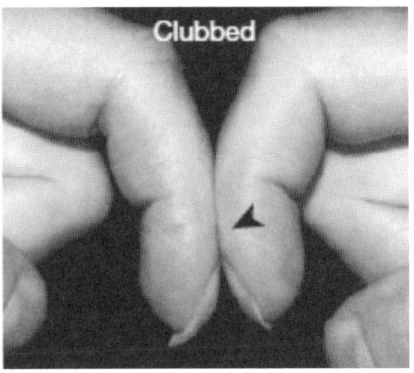

図 E-2　Schamroth sign
Myers KA, et al. The rational clinical examination. Does this patient have clubbing? JAMA. 2001 Jul 18 ; 286 (3) : 341-7. より引用

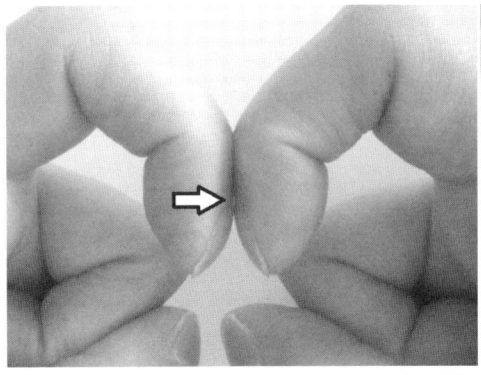

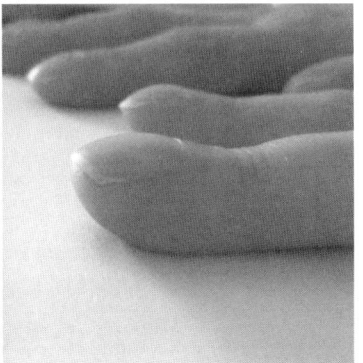

図 E-3　慢性好酸球性肺炎の 28 歳女性のばち指（自験例）
わずかながら菱形の空間は残存している。

ただ、ばち指の患者さんでも Schamroth sign がみられないこともありますので、確実な診断法とは言えないかもしれません。ばち指の患者さんで何度か試してみましたが、意外にも菱形の空間が開存していることが多いように思います（図 E-3）。

2. Phalangeal Depth Ratio

爪母での厚さ/DIP（distal interpharangeal）関節部での厚さ＝DPD/IPD（distal phalangeal finger depth/interphalangeal finger depth）の比率で判定するも

のです（図 E-4）。ばち指があると DPD/IPD 比が 1.0 を超えます。

Mellins RB, et al. Digital casts for the study of clubbing of the fingers. Circulation. 1966 Jan ; 33(1) : 143-5.

3. Nail-fold Angles

正常であれば図 E-5 の∠ABC が 160°未満ですが、ばち指があると∠ABC が 180°以上となります。Hyponychial angle（爪全体が指の軸に対して何度であるか：ABD）と Lovibond の報告した profile angle（爪床が指の軸に対して何度であるか：ABC）の 2 種類があります。健常者で前者のほうが 12°程度大きくなります。ばち指を判定するうえでは前者のほうがより正確と考えられていますが、成書などでは Lovibond の profile angle のほうがよく記載されています。

Lovibond JL. Diagnosis of clubbed fingers. Lancet. 1938 ; 1 : 363-4.

ばち指と疾患との関係

疾患別にばち指の判定のための数値がどの程度になるのかをまとめたものが冒

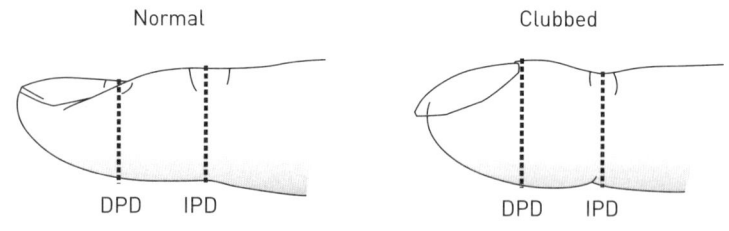

図 E-4　Phalangeal Depth Ratio
Myers KA, et al. The rational clinical examination. Does this patient have clubbing? JAMA. 2001 Jul ; 286 (3) : 341-7. より引用

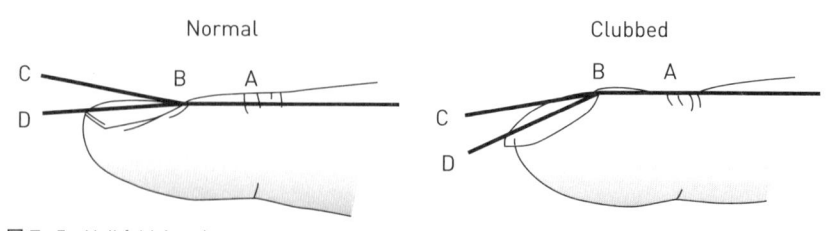

図 E-5　Nail-fold Angels
Myers KA, et al. The rational clinical examination. Does this patient have clubbing? JAMA. 2001 Jul ; 286 (3) : 341-7. より引用

頭で紹介した JAMA の論文に掲載されています。ばち指の判定者間一致について 4 つの κ 値が報告されており、それぞれ 0.36、0.39、0.45、0.90 です。

> Rice RE, et al. A Quantitative Method for the Estimation of Clubbing[thesis]. New Orleans, La : Tulane University Medical School；1961.
> PykeDA. Finger clubbing. Lancet. 1954；2：352-4.
> Smyllie HC, et al. Observer disagreement in physical signs of the respiratory system. Lancet. 1965 Aug；2(7409)：412-3.
> Spiteri MA, et al. Reliability of eliciting physical signs in examination of the chest. Lancet. 1988 Apr；1(8590)：873-5.

これらにいくつかの報告を加え、ばち指の判定のための数値を疾患別に**表E-6**にまとめました。報告によってバイアスがあるかもしれませんが、参考にはなると思います。

また Hyponychial angle が 192°を超える場合に考えられる疾患を頻度が高い順にまとめました（**表E-7**）。

> Husarik D, et al. Assessment of digital clubbing in medical inpatients by digital photography and computerized analysis. Swiss Med Wkly. 2002 Mar；132(11-12)：132-8.

肺癌の場合、治療前後でばち指が改善することがあります。61 人の非小細胞肺癌の患者さんを検討したところ、術後に有意にばち指が軽快したという報告があります。同様の経験をした呼吸器科医も多いと思います（**図E-6**）。

> Moreira Jda S, et al. Reversal of digital clubbing in surgically treated lung cancer patients. J Bras Pneumol. 2008 Jul；34(7)：481-9.

ばち指の存在は、たとえば嚢胞性線維症の小児では低酸素血症を有意に反映していると考えられており、陽性尤度比 3.2（95％信頼区間 1.9〜6.4）、陰性尤度比 0.13（95％信頼区間 0.06〜0.27）と有用な所見です。

> Nakamura CT, et al. Correlation between digital clubbing and pulmonary function in cystic fibrosis. Pediatr Pulmonol. 2002 May；33(5)：332-8.

ばち指の原因

いまだにばち指の原因はわかっていませんが、結合組織の増加であることはわかっています。シクロオキシゲナーゼ代謝、プロスタグランジン E_2 などが関与しているという報告があります。たとえば、プラスタグランジン E_1 治療は、チアノーゼを有する心疾患の小児や肝疾患を有する成人に HOA をもたらすとされています。また、15-ヒドロプロスタグランジン脱水素酵素のエンコード遺伝子の不活化変異が原発性 HOA に関連しているという報告もあります。さらに、尿中 PGE_2 代謝物である 11-hydroxy-9,15-dioxo-2,3,4,5-tetranor-prostane-1,20-dioic

表 E-6 疾患別のばち指の判定数値

疾患	DPD/IPD 比	Profile angle	Hyponychial angle
正常	0.900[1]	167° [1]	179° [1] 177.9±4.6° [3] 180.1±4.2° [5] 187° [5]
肺癌	1.104±0.051[2]	—	200.5±5.5° [2] 182.51±7.29° [4]
気管支喘息	0.91[1]	171° [1]	185° [1]
慢性閉塞性肺疾患（COPD）	0.94[1]	—	184.83±7.70° [4]
肺炎	—	—	184.32±9.24° [4]
膿胸	—	—	181.72±9.04° [4]
気管支原性腫瘍	0.98	—	—
気管支拡張症	—	—	186.42±7.66° [4]
嚢胞性線維症	1.010〜1.033[1]	179° [1]	192〜195° [1] 193.17±8.44° [4]
チアノーゼ性先天性心疾患	66.6%＞1[1]	180° [1]	196° [1]
後天性弁疾患	—	—	180.57±7.39° [4]
心不全	—	—	180.02±6.72° [4]
虚血性心疾患	—	—	181.95±7.32° [4]
肺高血圧症	—	—	182.36±8.62° [4]
アスベスト曝露	—	—	195° [1] 209.4° [6]
クローン病	—	—	184° [1]
慢性肝炎	—	—	185.20±8.44° [4]
肝硬変	—	—	184.08±7.75° [4]
白血病	—	—	183.34±6.70° [4]
固形癌	—	—	182.02±6.16° [4]
肛門癌	—	—	185.45±6.41° [4]
HIV 感染症	—	—	186.55±7.94° [4]

1) Myers KA, et al. The rational clinical examination. Does this patient have clubbing? JAMA. 2001 Jul ; 286 (3) : 341-7.
2) Moreira Jda S, et al. Reversal of digital clubbing in surgically treated lung cancer patients. J Bras Pneumol. 2008 Jul ; 34(7) : 481-9.
3) Kitis G, et al. Finger clubbing in inflammatory bowel disease : its prevalence and pathogenesis. Br Med J. 1979 Oct ; 2(6194) : 825-8.
4) Husarik D, et al. Assessment of digital clubbing in medical inpatients by digital photography and computerized analysis. Swiss Med Wkly. 2002 Mar ; 132(11-12) : 132-8.
5) Bentley D, et al. Finger clubbing : a quantitative survey by analysis of the shadowgraph. Lancet. 1976 Jul ; 2(7978) : 164-7.
6) Regan GM, et al. Subjective assessment and objective measurement of finger clubbing. Lancet. 1967 Mar ; 1(7489) : 530-2.

表E-7 正常上限を超えるHyponychial angleの場合に考えられる疾患

疾患	頻度（%）、（95%信頼区間）
肺炎	23 （11〜36）
HIV感染症	16 （0〜32）
肝硬変	16 （0〜32）
COPD	15 （6〜23）
慢性肝炎	14 （0〜29）
気管支原性腫瘍	12 （0〜27）
肺高血圧症	10 （0〜20）
後天性弁疾患	9 （3〜15）
先天性心疾患	9 （4〜15）
虚血性心疾患	9 （5〜14）
固形癌	6 （1〜11）

Husarik D, et al. Assessment of digital clubbing in medical inpatients by digital photography and computerized analysis. Swiss Med Wkly. 2002 Mar ; 132(11-12) : 132-8. より引用

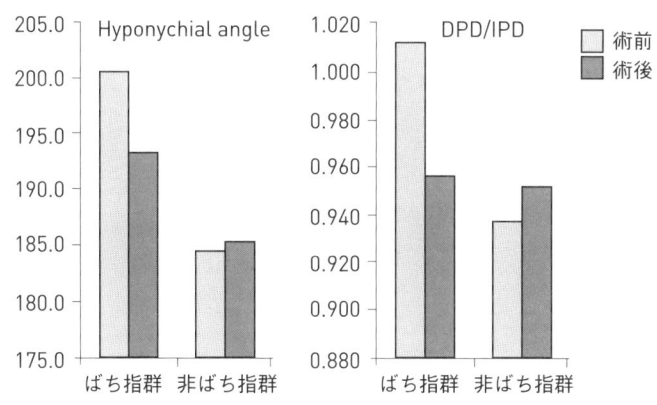

図E-6 肺癌術前後のばち指の変化
Moreira Jda S, et al. Reversal of digital clubbing in surgically treated lung cancer patients. J Bras Pneumol. 2008 Jul ; 34(7) : 481-9. より引用

acid（PGE-M）がHOAを有する肺癌患者で増加することが報告されています。

　Uppal S, et al. Mutations in 15-hydroxyprostaglandin dehydrogenase cause primary hypertrophic osteoarthropathy. Nat Genet. 2008 Jun ; 40(6) : 789-93.
　Ueda K, et al. Cortical hyperostosis following long-term administration of prostaglandin E1 in infants with cyanotic congenital heart disease. J Pediatr. 1980 Nov ; 97(5) : 834-6.
　Kozak KR, et al. Elevation of prostaglandin E2 in lung cancer patients with digital clubbing. J Thorac Oncol. 2012 Dec ; 7(12) : 1877-8.

POINT

- ばち指の原因としてプロスタグランジンの関与が示唆されている。
- ばち指の診断には、Schamroth Sign、Phalangeal Depth Ratio、Hyponychial angle などを用いる。
- 治療によってばち指が改善することもある。

33 胸部 CT における蜂巣肺の定義とは?

蜂巣肺の定義の歴史

　胸部 CT、特に高分解能 CT（HRCT）で UIP（usual interstitial pneumonia）を示唆する線維化の終末像を蜂巣肺・蜂窩肺（honeycomb lung・honeycombing）と呼びます（図 E-7、8）。蜂巣肺は UIP に特徴的とされており、感度 90％・特異度 86％との報告があります。しかし、サルコイドーシスや慢性過敏性肺炎などの慢性間質性肺疾患でも honeycomb lung は観察されます。

> Flaherty KR, et al. Clinical significance of histological classification of idiopathic interstitial pneumonia. Eur Respir J. 2002 Feb ; 19(2) : 275-83.

　しかしながら、胸部 CT 写真を目の前にして呼吸器科医や放射線科医の間でも「これは蜂巣肺だ」「いやこれは蜂巣肺でない」と意見が分かれることが多々あります。病理学的な蜂巣肺と放射線学的な蜂巣肺がしばしば混用されていることもありますが、呼吸器科医がよく使用する蜂巣肺という言葉は主に後者であるため、本項では後者を主体に記載します（病理学的に観察される蜂巣肺は胸部 CT 上ではスリガラス影をきたすこともよくあります）。

　放射線学的な蜂巣肺の定義とは、現在どのように認識されているのでしょうか。

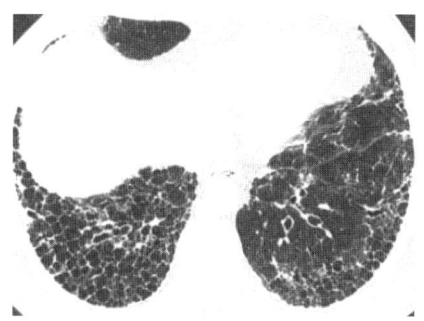

図 E-7　典型的 honeycomb lung
Hansell DM, et al. Fleischner Society : glossary of terms for thoracic imaging. Radiology. 2008 Mar ; 246(3) : 697-722. より引用

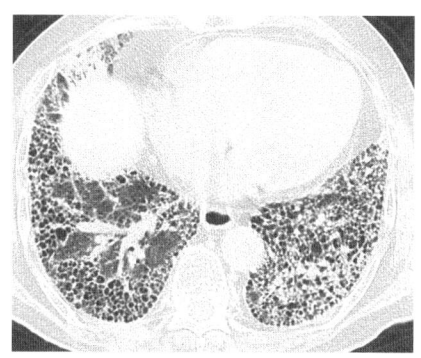

図 E-8　典型的 honeycomb lung（自験例）

英語の文献をさかのぼると、1949年にOswaldとParkinsonによってhoneycomb lungという言葉が作られました。これは肺切片の肉眼的所見を記述したものであり、「最大1cmのサイズまでの大小さまざまな薄壁囊胞がみられるもの」と記載されました。そのため、当時は現在のように肺の線維化の終末像だけでなく、リンパ脈管筋腫症や気管支拡張症などによる病変もhoneycomb lungに含まれました。

<small>Oswald N, Parkinson T. Honeycomb lungs. Q J Med. 1949 Jan ; 18(69) : 1-20.</small>

放射線学的な用語としては、1968年に「胸部レントゲンで2～10mmの多発性の透過性亢進が観察されること」と記述されました。CT検査がなかった時代にすでに認識されていた用語であることに驚かされます。

<small>Johnson TH Jr. Radiology and honeycomb lung disease. Am J Roentgenol Radium Ther Nucl Med. 1968 Dec ; 104(4) : 810-21.</small>

1970年代には有名な放射線科医であるFelsonにより、その疾患多様性から「慢性間質性の肺線維症を主体に組み込むべきで、気管支拡張症や気腫性疾患は除外すべき」と述べられました。この頃から、honeycomb lungという言葉は間質性肺疾患の終末像としての線維化を表す言葉へ変遷を始めます。そして科学の発展によってHRCTが登場してから、肺の構造が肺の肉眼的所見に迫ることができるくらいにCTで詳しく観察できるようになりました。1984年にFleischner Societyは、honeycombingについて以下のように言及しました。すなわち「径5～10mmの密集した囊胞状の気腔で、壁の厚さは2～3mmであり、これは肺の終末像を示唆するものである」と。

<small>Tuddenham WJ. Glossary of terms for thoracic radiology : recommendations of the Nomenclature Committee of the Fleischner Society. AJR Am J Roentgenol. 1984 Sep ; 143(3) : 509-17.</small>

Fleischner Societyはさらに1996年、honeycombingについて次のように再度発表しました。「径3～10mmの密集した囊胞状の気腔（時に2.5cmの大きさの囊胞になりうる）で、明瞭な厚い壁で囲まれる。これは、びまん性肺線維症の胸部CT所見の特徴である」。

<small>Austin JH, et al. Glossary of terms for CT of the lungs : recommendations of the Nomenclature Committee of the Fleischner Society. Radiology. 1996 Aug ; 200(2) : 327-31.</small>

そして最も新しいFleischner Societyの定義では、「径3～10mmの密集した囊胞状の気腔（時に2.5cmの大きさの囊胞になりうる）で、通常胸膜直下の厚さ1～3mmの明瞭な壁として観察される」と記載されています。この定義で

は、以前言及されていなかった壁の厚さについて記載されています。また、この論文では重要な記載があります。それは、honeycombing と記載することは肺の線維化の終末像を示唆することになり、その定義に引きずられて患者さんの治療方針やケアが変わってしまう可能性があるので、この言葉を用いる際には慎重を期する、ということです。

2011年のアメリカ胸部疾患学会・ヨーロッパ呼吸器学会・日本呼吸器学会・ラテンアメリカ胸部学会の合同ステートメントでもこの2008年のFleischner Society の定義が採用されており、国際的にコンセンサスがある honeycombing の定義は2013年1月の現時点ではこの定義になります。

> Raghu G, et al. An official ATS/ERS/JRS/ALAT statement : idiopathic pulmonary fibrosis : evidence-based guidelines for diagnosis and management. Am J Respir Crit Care Med. 2011 Mar ; 183(6) : 788-824.

しかし、論文の著者によっては honeycombing の径の大きさや壁の厚さがさまざまなので注意が必要です。ただ共通のコンセンサスとして、honeycombing は個々が壁を互いに共有するという点が挙げられます。牽引性気管支拡張は、主に呼吸細気管支と肺胞道が周囲組織の線維化により牽引され拡張したものであり、囊胞とは区別されるべきです。牽引性気管支拡張は honeycombing とは呼びません（図E-9）。

> Webb WR, et al. Standardized terms for high-resolution computed tomography of the lung : a proposed glossary. J Thorac Imaging. 1993 Summer ; 8(3) : 167-75.

また、牽引性でなくとも気管支拡張症自体が物理的に個々に近接すると honeycomb lung のようにみえることもあるので注意が必要です（図E-10）。

日本では、囊胞の大きさが揃っていることや、胸膜直下に2層（複数列）以上並ぶことも重視する立場があります。しかしながら、HRCT の性能によってみえる honeycombing の大きさはまちまちであり、またそのスライ

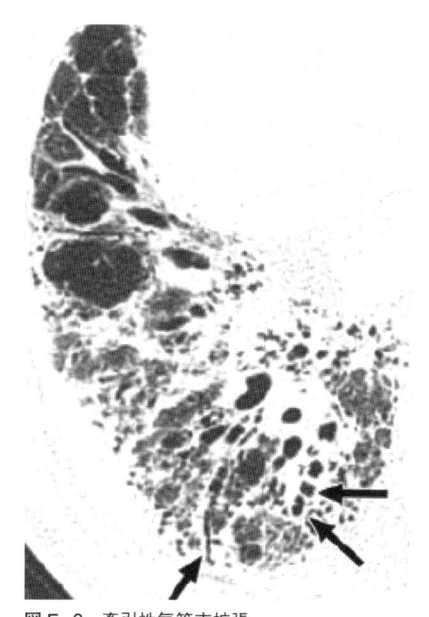

図E-9 牽引性気管支拡張
Arakawa H, et al. Honeycomb lung : history and current concepts. AJR Am J Roentgenol. 2011 Apr ; 196(4) : 773-82. より引用

ス厚の薄さによっては大小不同になることは容易に想像できます。たとえば0.5 mm スライスと 2.5 mm スライスを比較すると、画像上同定できる honey-combing には幾分か差異が見受けられます（図 E-11）。また、線維化が進行すると大小不同の honeycombing を呈することは呼吸器科医の多くが経験していることでしょう。

Nishimoto Y, et al. Detectability of various sizes of honeycombing cysts in an inflated and fixed lung specimen : the effect of CT section thickness. Korean J Radiol. 2005 Jan-Mar ; 6(1) : 17-21.

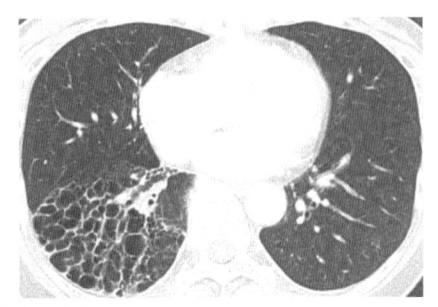

図 E-10　右下葉気管支拡張症
Arakawa H, et al. Honeycomb lung : history and current concepts. AJR Am J Roentgenol. 2011 Apr ; 196(4) : 773-82. より引用

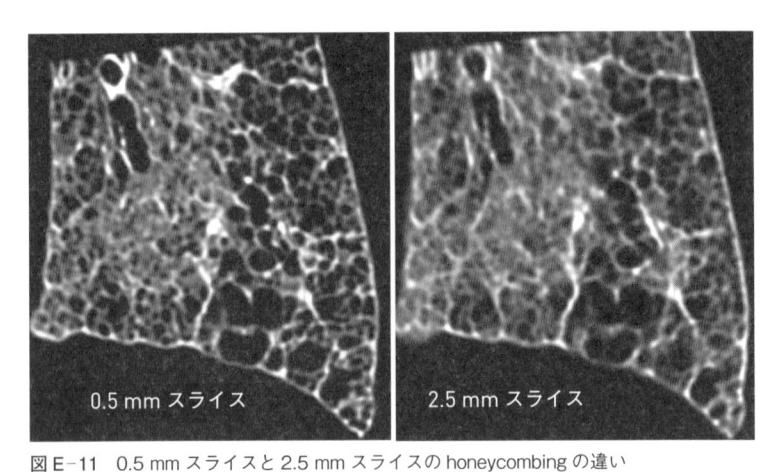

図 E-11　0.5 mm スライスと 2.5 mm スライスの honeycombing の違い
Nishimoto Y, et al. Detectability of various sizes of honeycombing cysts in an inflated and fixed lung specimen : the effect of CT section thickness. Korean J Radiol. 2005 Jan-Mar ; 6(1) : 17-21. より引用

E 間質性肺疾患

定義上 honeycomb lung とオーバーラップする症例

いくら定義を決めても、放射線科医の間でも honeycomb lung かどうかという意見は一致しないという結果が報告されています。これは、教科書的な honeycomb lung が日常臨床でそれほど多くないこと、喫煙歴や肺の合併症を有しているとその所見が修飾されてしまうことが大きな要因であろうと考えられます。

Watadani T, et al. Interobserver Variability in the CT Assessment of Honeycombing in the Lungs. Radiology. 2013 Mar；266(3)：936-44.

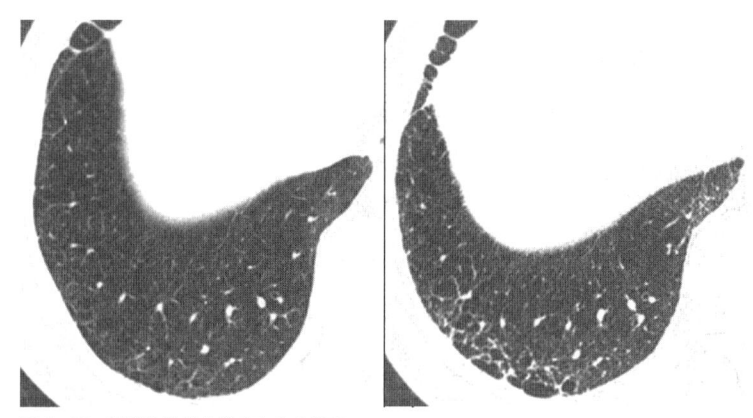

図 E-12　間質性肺炎を発症した COPD
5 年の経過で胸膜直下に網状影が出現し、軽度の間質性陰影が honeycombing のようにみえる。
Arakawa H, et al. Honeycomb lung : history and current concepts. AJR Am J Roentgenol. 2011 Apr；196(4)：773-82. より引用

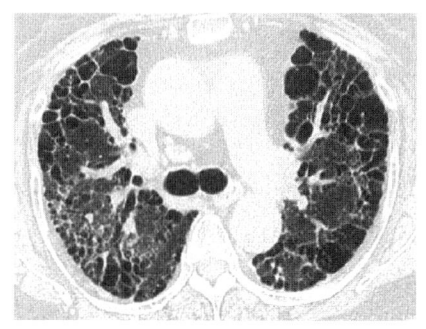

図 E-13　10 年来、在宅酸素療法を続けていた重度の COPD に肺炎球菌性肺炎を合併した症例（自験例）
combined pulmonary fibrosis and emphysema (CPFE) と認識できる所見もあるが、今までの臨床経過から気腫性変化が主体と考えられた。

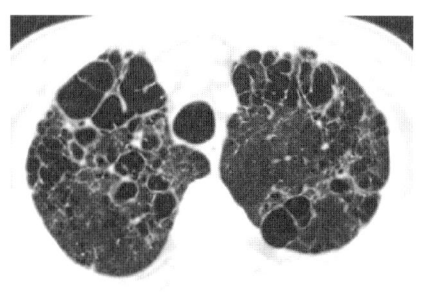

図 E-14　HIV を合併したニューモシスティス肺炎の症例（自験例）
胸膜直下に複数列の壁のやや厚い嚢胞性病変が観察されるが、嚢胞のサイズがきわめて不均一で大きい。

33　胸部 CT における蜂巣肺の定義とは？　173

たとえば気腫性病変を有している患者さんの下葉に網状影が増加してきた場合、間質性肺炎の初期であっても honeycomb lung のようにみえることがあります。また、重度の慢性閉塞性肺疾患（COPD）に感染を併発するとコンソリデーションが honeycomb lung のように観察されることはよく経験します。ほかにも、HIV に合併したニューモシスティス肺炎や、胸膜直下に病変が多いタイプのランゲルハンス細胞組織球症など、呼吸器科医を長くやっていると日常臨床で honeycomb lung によく似た CT 像によく遭遇します（図 E-12、13、14）。

何が重要か

　honeycomb lung は、UIP パターンと possible UIP パターンの鑑別のための重要な所見で、外科的肺生検の適応を決定するうえでも重要です。どの程度の胸部 CT の特徴をもって honeycomb lung と定義するかは、特に臨床試験に登録するような患者さんの場合には臨床上きわめて重要であることには違いありません。ただ、実臨床において患者さんの画像を目の前にして「これは蜂巣肺か否か」という議論を行うことは実はあまり大きな意味をもたないように思います。蜂巣肺の存在が、ある疾患にきわめて特異的であり患者アウトカムや治療方針に劇的な変遷をもたらすものであれば、その議論には多大な意味をはらみます。しかしながら、最も臨床試験が進んでいる特発性肺線維症ですらまだ劇的にアウトカムを変える治療薬が登場していない現在では、その定義に関する議論を細やかに詰めることにこだわる必要はないと私は考えます。

　最も重要なのは、目の前の患者さんの HRCT 所見が蜂巣肺か否かという議論ではなく、その患者さんの線維化が進んでいる原因が何で、どういった治療方針を想定するかという点だと思います。

POINT

- ✔ 蜂巣肺の定義は、Fleischner Society によるものが国際的コンセンサスを得ており、下葉胸膜直下にみられる径 3～10 mm の密集した嚢胞状の気腔の集合で、1～3 mm 厚の壁を互いに共有するものをいう。
- ✔ 蜂巣肺は、間質性肺疾患の終末像を指す用語であり、臨床的にそうではないと考えられる患者さんに対して安易に使用すべき用語ではない。

34 関節リウマチによる慢性間質性肺疾患とメトトレキサートによる薬剤性肺障害は鑑別可能か?

本項では、抗癌剤としてのメソトレキセート®と区別するため、「メトトレキサート」と記載します。

メトトレキサート（MTX：methotrexate）による薬剤性肺障害は、一酸化窒素などのフリーラジカルの生成、インターロイキン1βやTNF-α、TGF-βなどのサイトカインによって引き起こされると考えられています。近年、MTXによる薬剤性肺障害においてp38MAPKシグナル経路が肺の炎症反応に強く関連しているのではないかと報告されています。肺線維症の*in vitro*試験でマウスの肺のハイドロキシプロリンを測定する手法が有名ですが、MTXの曝露によってこれが有意に肺に増加したという報告もあります。

Kim YJ, et al. Mechanisms underlying methotrexate-induced pulmonary toxicity. Expert Opin Drug Saf. 2009 Jul；8(4)：451-8.
Ohbayashi M, et al. Induction of pulmonary fibrosis by methotrexate treatment in mice lung in vivo and in vitro. J Toxicol Sci. 2010 Oct；35(5)：653-61.

MTXによる薬剤性肺障害にはいくつかの診断基準が提唱されているものの、確立したものはありません。基本的に除外診断が中心となります。Kinderらの報告によれば、MTXによる薬剤性間質性肺炎の頻度は全体の0.9％とされており、日本のIORRA試験では5699人中18例と報告されています。

Kinder AJ, et al. The treatment of inflammatory arthritis with methotrexate in clinical practice：treatment duration and incidence of adverse drug reactions. Rheumatology(Oxford). 2005 Jan；44(1)：61-6.
Shidara K, et al. Incidence of and risk factors for interstitial pneumonia in patients with rheumatoid arthritis in a large Japanese observational cohort, IORRA. Mod Rheumatol. 2010 Jun；20(3)：280-6.

AlarcónらによればMTXによる薬剤性肺障害には表E-8のようなリスク因子があります。

Alarcón GS, et al. Risk factors for methotrexate-induced lung injury in patients with rheumatoid arthritis. A multicenter, case-control study. Methotrexate-Lung Study Group. Ann Intern Med. 1997 Sep；127(5)：356-64.

関節リウマチの患者さんの胸部高分解能CT（HRCT）検査でUIP（usual interstitial pneumonia）パターンを合併することがあります。このような慢性間質性病変のある患者さんがMTXを内服している場合、関節リウマチによる膠原病肺かMTXによる晩期薬剤性肺障害かを区別できないジレンマを経験することがあります。呼吸器科医の皆さんはこれらをどのように鑑別しているでしょう

表 E-8 MTX による薬剤性肺障害のリスク因子

リスク因子	オッズ比（95%信頼区間）
年齢 >60 歳	5.1（1.2 ～ 21.1）
糖尿病	35.6（1.3 ～∞）
関節リウマチによる肺病変	7.1（1.1 ～ 45.4）
DMARD（disease modifying anti-rheumatic drug）使用の既往	5.6（1.2 ～ 27.0）
低アルブミン血症	19.5（3.5 ～ 109.7）

Alarcón GS, et al. Risk factors for methotrexate-induced lung injury in patients with rheumatoid arthritis. A multicenter, case-control study. Methotrexate-Lung Study Group. Ann Intern Med. 1997 Sep ; 127(5) : 356-64. より引用

か。あるいは「疑わしきは罰せよ」で、間質性肺炎像があれば MTX を中止しているでしょうか。レフルノミドなども間質性肺炎を起こしますが、本項では呼吸器科医が出合う頻度の高い MTX に限定して述べていきたいと思います。

鑑別できる可能性のある検査を一つずつ挙げていき、吟味してみます。

薬剤リンパ球刺激試験（DLST : drug lymphocyte stimulation test）

MTX に対して DLST は実施すべきではないと考えられています。その理由は、偽陽性や偽陰性が多く役に立たないからです。DLST は薬剤アレルギーの確定的診断法にはなりえません。それにもかかわらず、ほかによい検査法がないため DLST の結果を根拠に薬物アレルギーの診断がなされている現状があるのです。

今まで MTX を服用したことのない関節リウマチ患者さん 10 人および MTX 服用中で何の有害事象もない関節リウマチ患者さん 16 人で、MTX の DLST を施行したところ、26 人中 15 人（57.7％）で陽性でした。MTX を内服したことがない 10 人のうち実に 7 人（70％）が陽性でした。驚くべき結果だと思います。

Hasegawa K, et al. LST for methotrexate in patients with rheumatoid arthritis. Study shows low specificity. Allergy Clin Immunol Int. 2005 Jul ; 17(4) : 156-61.

MTX そのものがアレルギーの原因薬剤ではないにもかかわらず DLST の SI を上昇させるという国際的コンセンサスがあります。DLST は患者リンパ球に薬物を添加し、添加 ^{3}H-チミジンの取り込みから SI を算出する検査です。MTX はチミジンの de novo 合成を阻害するので、細胞内チミジンプールを枯渇させる可能性があります。それゆえ、MTX を添加した細胞が外因性 ^{3}H-チミジンを

取り込んでしまうため、見かけ上 DLST が陽性になりやすいのではないかと考えられています。同様の機序で、フルオロウラシルでも DLST の偽陽性が起こりえます。

Afane M, et al. Discrepancy between 3H-thymidine uptake and cell cycle studies in stimulated lymphocyte cultures treated with methotrexate. Clin Exp Rheumatol. 1989 Nov-Dec；7(6)：603-8.

以上から、MTX による薬剤性肺障害の診断には DLST を用いるべきではありません。

薬剤再投与/薬剤中断

基本的にアレルギーの場合、再投与によって診断することは危険なのですが、MTX による薬剤性肺障害が疑われた症例群に MTX を再投与しても陰影が進行した症例はさほど多くなかったという報告もあります。これはすなわち、MTX による薬剤性肺障害が過剰診断されているということの裏返しだろうと思います。いずれにしても、再投与は推奨されません。

Imokawa S, et al. Methotrexate pneumonitis：review of the literature and histopathological findings in nine patients. Eur Respir J. 2000 Feb；15(2)：373-81.

MTX による薬剤性肺障害の場合、MTX の中断によって軽快したという報告は多いですが、多くは急性か亜急性の場合です。ある程度線維化の進んでしまった UIP パターンのような場合、薬剤の中断で軽快することはないと思われます。そのため、関節リウマチ患者さんで慢性間質性病変がある場合、薬剤プロファイルで診断することは非常に難しいと思われます。

血液検査

血液検査では、MTX による薬剤性肺障害が亜急性の場合は、好酸球上昇がその半数でみられるとされています。

St Clair EW, et al. Pneumonitis complicating low-dose methotrexate therapy in rheumatoid arthritis. Arch Intern Med. 1985 Nov；145(11)：2035-8.

前述の Imokawa らのレビューでは、MTX による薬剤性肺障害の 20.3％に好酸球上昇（絶対数 600/mm^3 あるいは白血球の 6％を超えるもの）が観察されるとされています。

Imokawa S, et al. Methotrexate pneumonitis：review of the literature and histopathological findings in nine patients. Eur Respir J. 2000 Feb；15(2)：373-81.

また MTX による薬剤性肺障害の 11 例を検討したところ、肺病変発症時にリ

ンパ球が減少していたという報告もあります。

　Inokuma S, et al. Methotrexate-induced lung injury in patients with rheumatoid arthritis occurs with peripheral blood lymphocyte count decrease. Ann Rheum Dis. 2006 Aug；65(8)：1113-4.

　少しテーマから逸脱しますが，Tokuda らの報告によれば，ニューモシスティス肺炎との鑑別が問題になる場合，MTX による薬剤性肺障害は β-D グルカンが陰性になるだけでなく CRP が高くなる傾向にあるようです（表 E-9）。

　Tokuda H, et al. Clinical and radiological features of Pneumocystis pneumonia in patients with rheumatoid arthritis, in comparison with methotrexate pneumonitis and Pneumocystis pneumonia in acquired immunodeficiency syndrome：a multicenter study. Intern Med. 2008；47(10)：915-23.

画像所見

　Pneumotox® によれば，MTX による薬剤性肺障害は，急性～亜急性間質性肺炎，肉芽腫性間質性肺炎，日和見感染症の頻度が高く，肺水腫や急性呼吸促迫症候群（ARDS）もみられるとされています。

　Pneumotox® Website〔http://www.pneumotox.com〕
　Camus P, et al. Interstitial lung disease induced by drugs and radiation. Respiration. 2004 Jul-Aug；71(4)：301-26.

　Kremer らによれば，MTX による肺障害をきたした 68 人の解析では，49 人（72％）に間質性陰影，9 人（13％）に間質肺胞性陰影，4 人（6％）に胸膜肥厚あるいは胸水，3 人（4％）に結節影，3 人（4％）にコンソリデーションがみられたと報告されています。

　Kremer JM, et al. Clinical, laboratory, radiographic, and histopathologic features of methotrexate-associated lung injury in patients with rheumatoid arthritis：a multicenter study with literature review. Arthritis Rheum. 1997 Oct；40(10)：1829-37.

表 E-9　MTX による薬剤性肺障害とニューモシスティス肺炎の検査所見

項目	MTX による薬剤性肺障害	関節リウマチのニューモシスティス肺炎	AIDS のニューモシスティス肺炎
診断までの日数	8.0±6.0	7.6±6.4	37.8±24.3
CRP（mg/dL）	11.6±6.2	8.6±4.8	2.3±2.2
β-D-グルカン（pg/mL）	正常	98.5±94.8	969.5±1064.6

Tokuda H, et al. Clinical and radiological features of Pneumocystis pneumonia in patients with rheumatoid arthritis, in comparison with methotrexate pneumonitis and Pneumocystis pneumonia in acquired immunodeficiency syndrome：a multicenter study. Intern Med. 2008 May；47(10)：915-23. より引用

Tokuda らは、MTX による薬剤性肺障害 10 人、関節リウマチのニューモシスティス肺炎 14 人、AIDS のニューモシスティス肺炎 11 人の胸部 CT 画像を 3 タイプに分けて論じています。

・**Type A**：スリガラス影が肺門から胸膜まで均一に拡がり、碁盤の目のように明確な境界がみられるもの。いわゆる汎小葉性の分布（図 E-15）。
・**Type B**：スリガラス影の陰影の濃淡は無秩序で規則性がない（健常肺との境界が不明瞭）。
・**Type C**：スリガラス影と浸潤影の混合。

　MTX による薬剤性肺障害は Type A 7 人（70％）が多く、AIDS のニューモシスティス肺炎は Type B 10 人（91％）が多いという結果でした。

<small>Tokuda H, et al. Clinical and radiological features of Pneumocystis pneumonia in patients with rheumatoid arthritis, in comparison with methotrexate pneumonitis and Pneumocystis pneumonia in acquired immunodeficiency syndrome : a multicenter study. Intern Med. 2008 May ; 47(10) : 915-23.</small>

　MTX による薬剤性肺障害の初期では、スリガラス影やコンソリデーションなどの変化がみられますが、MTX が線維化を進行させてしまうと一見 UIP パターンのようにみえてしまいます。関節リウマチによる間質性肺疾患は、UIP パターンの頻度がほかの膠原病に比べて高いのが特徴です。そのため、慢性的な MTX 曝露による肺障害と関節リウマチによる間質性肺疾患を、画像所見で区別することが難しくなります（図 E-16）。

<small>Kim EJ, et al. Rheumatoid arthritis-associated interstitial lung disease : the relevance of histopathologic and radiographic pattern. Chest. 2009 Nov ; 136(5) : 1397-405.</small>

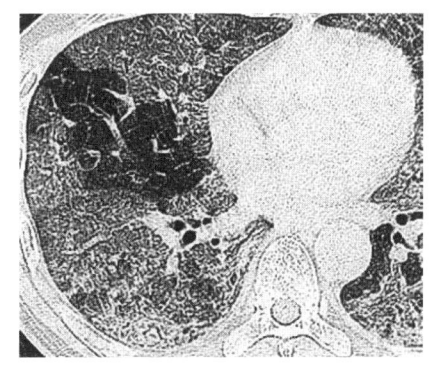

図 E-15　Type A：MTX による薬剤性肺障害
Tokuda H, et al. Clinical and radiological features of Pneumocystis pneumonia in patients with rheumatoid arthritis, in comparison with methotrexate pneumonitis and Pneumocystis pneumonia in acquired immunodeficiency syndrome : a multicenter study. Intern Med. 2008 May ; 47(10) : 915-23. より引用

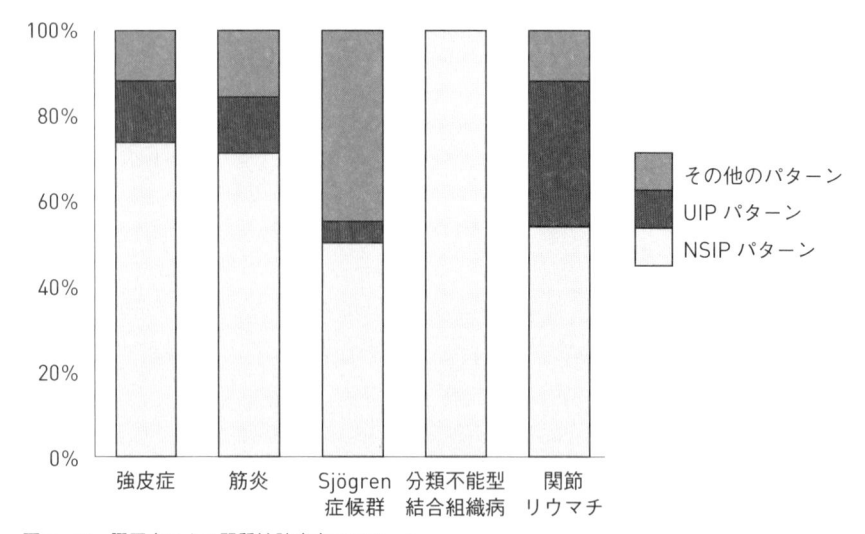

図E-16　膠原病による間質性肺疾患のパターン

Kim EJ, et al. Rheumatoid arthritis-associated interstitial lung disease : the relevance of histopathologic and radiographic pattern. Chest. 2009 Nov ; 136(5) : 1397-405. より引用

　また、関節リウマチの患者さん 110 人を検討した論文がありますが、蜂巣肺や胸膜直下の粒状影がある患者さんは有意に MTX やレフルノミドを使用していた頻度が高いという報告があります。

　　Zou YQ, et al. The clinical significance of HRCT in evaluation of patients with rheumatoid arthritis-associated interstitial lung disease : a report from China. Rheumatol Int. 2012 Mar ; 32(3) : 669-73.

　以上のことから、慢性の経過の場合に関節リウマチによる慢性間質性肺疾患と MTX による薬剤性肺障害を画像で鑑別することは非常に難しいと考えられます。

呼吸機能検査

　MTX による薬剤性肺障害では拘束性換気障害がみられ肺拡散能（DLCO）が低下するとされています。しかし呼吸機能検査を行うことは経時的な予防にはなりますが、特異的な診断には役立ちません。

　　Cottin V, et al. Pulmonary function in patients receiving long-term low-dose methotrexate. Chest. 1996 Apr ; 109(4) : 933-8.

気管支肺胞洗浄（BAL：bronchoalveolar lavage）

　MTX による薬剤性肺障害では、細胞数はリンパ球優位になり、CD4 リンパ球が増加するため CD4/8 比が上昇するとされています。Schnabel らは、MTX による薬剤性肺障害の患者さんは、関節リウマチによる間質性肺疾患と比較してCD4 の上昇が有意にみられると報告しています（図 E-17）。

　Schnabel A, et al. Bronchoalveolar lavage cell profile in methotrexate induced pneumonitis. Thorax. 1997 Apr；52(4)：377-9.

　しかしながらこの所見は特異的なものではありませんし、関節リウマチによる間質性肺炎で得られる所見でもあります。そのため、CD4/8 比は確定的な所見にはなりえません。
　2001 年の報告では、MTX による薬剤性肺障害の患者さんの BAL では総細胞数やリンパ球が増え、マクロファージが減少すると報告されています（表 E-10）。

　Fuhrman C, et al. Spectrum of CD4 to CD8 T-cell ratios in lymphocytic alveolitis associated with methotrexate-induced pneumonitis. Am J Respir Crit Care Med. 2001 Oct；164(7)：1186-91.

　またこの試験において、5 人の MTX による薬剤性肺障害の患者さんに MTX

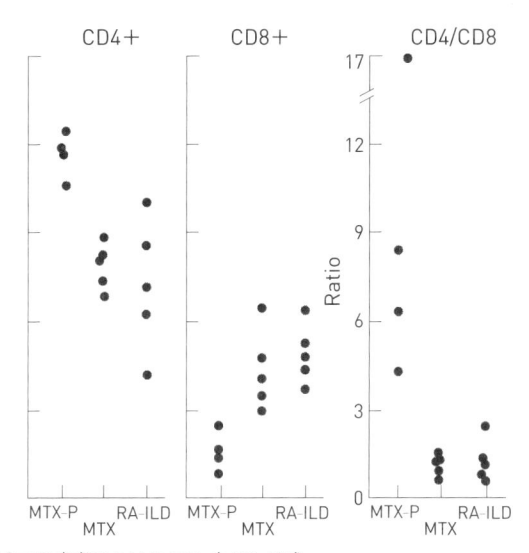

図 E-17　関節リウマチ患者における BAL 中リンパ球
・MTX-P：MTX による薬剤性肺障害
・MTX：MTX 使用者で肺病変のないもの
・RA-ILD：関節リウマチによる間質性肺疾患
Schnabel A, et al. Bronchoalveolar lavage cell profile in methotrexate induced pneumonitis. Thorax. 1997 Apr；52(4)：377-9. より引用

表 E-10 MTX による薬剤性肺障害の BAL 所見

BAL 中 パラメータ	① MTX による 薬剤性肺障害 (n=14)	② MTX 曝露患者 (n=5)	③健常者 コントロール (n=29)	p 値 (①と③の 比較)
細胞数 (/μL)	610±640	356±162	218±148	<0.001
マクロファージ (%)	37±25	80.2±10.5	88±6	<0.01
好中球 (%)	4.5±5	7±3.7	1.5±1.7	<0.05
好酸球 (%)	1.1±2.3	1.6±2.2	0.1±0.3	有意差なし
リンパ球 (%)	57.7±24.7	10.2±6.6	10±6	<0.001
CD4/8 比	2.1±2.5	1.4±1.1	1.6±0.6	有意差なし

Fuhrman C, et al. Spectrum of CD4 to CD8 T-cell ratios in lymphocytic alveolitis associated with methotrexate-induced pneumonitis. Am J Respir Crit Care Med. 2001 Oct ; 164(7) : 1186-91. より引用

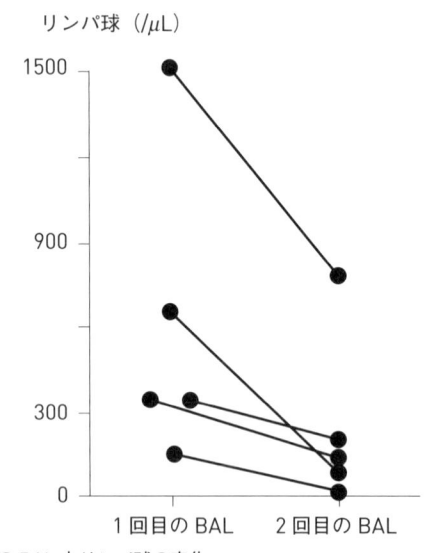

図 E-18 MTX 中止後の BAL 中リンパ球の変化
Fuhrman C, et al. Spectrum of CD4 to CD8 T-cell ratios in lymphocytic alveolitis associated with methotrexate-induced pneumonitis. Am J Respir Crit Care Med. 2001 Oct ; 164(7) : 1186-91. より引用

を中止したあとに再度 BAL を行ったところ、BAL 中のリンパ球が減少しました（図 E-18）。

　BAL 中のリンパ球が豊富で特に CD4 数・CD4/8 比が上昇していれば、MTX による薬剤性肺障害の確からしさは増すのかもしれません。MTX による薬剤性肺障害を疑ったときに BAL で重要なのは、薬剤性肺障害とニューモシスティス

肺炎などの感染症の鑑別が可能になる点だと思います。

病理学的所見

　MTX による薬剤性肺障害の診断に病理学的な所見が有用であるとされています。ただ、基本的に薬剤性肺障害を疑って生検を試みる場合、「もう MTX を中止するだろうから生検自体が不要になる」という意見も多いです。

　関節リウマチの患者さんで、過敏性肺炎に合致するような好酸球浸潤を伴う非壊死性肉芽腫形成がみられれば、関節リウマチによる間質性肺炎とは考えにくいとされています。Imokawa らの文献レビューによれば、MTX による薬剤性肺障害を起こした患者さんのうち 34.7％に肉芽腫形成がみられており（表 E-11）、これは一般的な関節リウマチによる間質性肺疾患の所見とは解離するものです。

　　Imokawa S, et al. Methotrexate pneumonitis : review of the literature and histopathological findings in nine patients. Eur Respir J. 2000 Feb ; 15(2) : 373-81.

　1997 年の Kremer らの診断基準（表 E-12）にも、病理学的に過敏性肺炎の所見があることが大基準に据えられていますので、鑑別としては役立つ所見であることがわかります。

　　Kremer JM, et al. Clinical, laboratory, radiographic, and histopathologic features of methotrexate-associated lung injury in patients with rheumatoid arthritis : a multicenter study with literature review. Arthritis Rheum. 1997 Oct ; 40(10) : 1829-37.

表 E-11　MTX による薬剤性肺障害の病理学的所見 (n=49)（%）

間質の炎症	35 (71.4)
間質の線維化	29 (59.2)
肺胞腔内の器質化	5 (10.2)
硝子膜形成	4 (8.2)
組織中の好酸球増多	9 (18.4)
肉芽腫形成	17 (34.7)
巨細胞	13 (26.5)
II 型肺胞上皮過形成	19 (38.8)
肺胞マクロファージ増加	13 (26.5)
閉塞性細気管支炎	4 (8.2)
気管支上皮の異型	1 (2.0)

Imokawa S, et al. Methotrexate pneumonitis : review of the literature and histopathological findings in nine patients. Eur Respir J. 2000 Feb ; 15(2) : 373-81. より引用

表 E-12　MTX による薬剤性肺障害の診断基準（Kremer ら）

大基準	
1	病理組織学的には過敏性肺炎の所見がみられ、病原体が検出されない
2	胸部 X 線写真で肺間質性浸潤影あるいは肺胞性浸潤影
3	有熱時の血液培養と初回の喀痰培養で病原体陰性
小基準	
1	8 週間未満の息切れ症状
2	乾性咳嗽
3	初回検査で SpO_2 90％以下（室内気）
4	DLCO が年齢換算予測値の 70％以下
5	白血球数 15000/μL 以下
確定：大基準 1 あるいは 2、加えて大基準 3 がみられ、かつ小基準を 3 項目以上満たすもの	
疑い：大基準 2 と 3 がみられ、かつ小基準を 2 項目以上満たすもの	

Kremer JM, et al. Clinical, laboratory, radiographic, and histopathologic features of methotrexate-associated lung injury in patients with rheumatoid arthritis : a multicenter study with literature review. Arthritis Rheum. 1997 Oct ; 40(10) : 1829-37. より引用

　また肺の組織型がいかなる場合であっても、関節リウマチによる間質性肺疾患は CD4、CD8 陽性リンパ球、形質細胞、マクロファージ浸潤がみられやすく、滑膜炎を示唆する胚中心を伴うリンパ濾胞が目立つこともあります。典型的な特発性肺線維症と異なり、線維芽細胞巣も多くは観察されないと考えられています。

　　Turesson C, et al. Increased CD4+ T cell infiltrates in rheumatoid arthritis-associated interstitial pneumonitis compared with idiopathic interstitial pneumonitis. Arthritis Rheum. 2005 Jan ; 52(1) : 73-9.
　　Song JW, et al. Pathologic and radiologic differences between idiopathic and collagen vascular disease-related usual interstitial pneumonia. Chest. 2009 Jul ; 136(1) : 23-30.

　ただ、関節リウマチによる慢性間質性肺疾患と MTX による薬剤性肺障害を病理学的に確実に区別できるわけではなく、肺組織にはある程度膠原病のコンポーネントもはらんでいることが予想されますので、あくまで参考所見にとどめるべきでしょう。

　以上のことから、MTX を服用している関節リウマチ患者さんの慢性間質性肺疾患の原因が、関節リウマチによるものか MTX によるものかを判断するためには、薬剤投与後の臨床経過以外には BAL や病理学的所見が有用であろうと考えられます。

　しかしながら MTX の投与そのものは、間質性肺疾患が疑われる患者さんにはきわめて慎重に投与しなければならない事情（禁忌と考える専門家も多いと思い

ます)があり、結局のところ病理学的検査を施行する前に中断してしまうのが現状だと思います。その最たる理由は、MTXによる薬剤性肺障害の可能性をはらんだまま病状の悪化を観察しなければならない主治医や患者さんのストレスと、関節リウマチのコントロールがほかの薬剤でも代替可能であるということを天秤にかけたときに、リスクを背負ってまでMTXを使用したくないという点に尽きると思います。

POINT

✔ 慢性間質性肺疾患を有してMTXを服用している関節リウマチ患者さんの肺病変の原因が関節リウマチによるものか、MTXによるものかを判断するうえで
- MTXに対するDLSTは行うべきでない。
- 慢性化した肺病変を鑑別する特異的な画像所見はないが、汎小葉性の分布になることが多い。
- 呼吸機能検査は鑑別診断には有用ではない。
- BAL中のリンパ球でCD4数やCD4/8比が上昇していれば、MTXによる薬剤性肺障害の確からしさは増す。
- 病理学的に非壊死性肉芽腫が観察されれば、MTXによる薬剤性肺障害の確からしさは増す。

Tips

Hoover 徴候の提唱者
Charles Franklin Hoover (1865-1927)

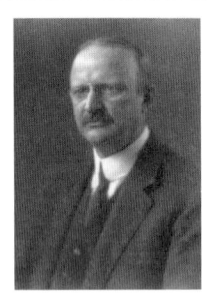

　Hoover 徴候は慢性閉塞性肺疾患（COPD）の身体所見で最も有名なものの一つです。

> Hoover CF. The diagnostic significance of inspiratory movements of the rib costal margins. Am J Med Sci. 1920 ; 159 : 633-646.

　吸気時に肋間が陥凹し、呼気時にそれが解除されるという徴候です。COPDだけでなく、閉塞性肺疾患全般に起こりうる徴候です（図）。

　実は神経内科領域にも別の Hoover 徴候があります。器質性片麻痺の検出法の一つで、足を挙げようとするときに逆側の踵に力が入るか入らないかで真の片麻痺かどうかを判別する方法です。ものすごく単純な発想なのですが、ひらめきがすごいと思います。

> Hoover CF. A new sign for the detection of malingering and functional paresis of the lower extremities. Journal of the American Medical Association. 1908 ; 5 : 746-7.

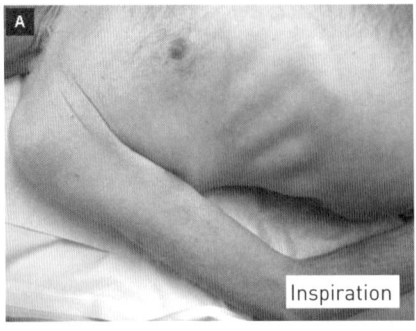

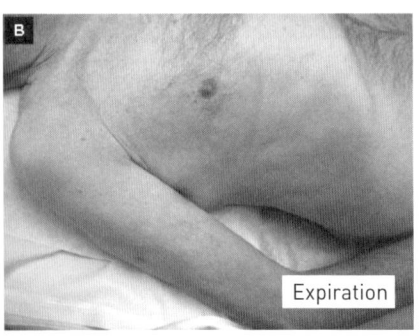

図　Hoover 徴候
Johnston CR 3rd, et al. The Hoover's Sign of Pulmonary Disease : Molecular Basis and Clinical Relevance. Clin Mol Allergy. 2008 Sep ; 6 : 8. より引用

この二つのHoover徴候はいずれもCharles Franklin Hooverによって報告されたものです。なぜ同じ名前がついてしまったのか定かではありません。

　Charles Franklin Hooverは、オハイオ州マイアミズバーグに1865年に生まれました。ハーバード大学で医学を学ぶ前は、彼はキリスト教メソジスト牧師だったと言われています。1892年にハーバード大学を卒業し、1894年までの2年間、ドイツで数々の高名な医師に師事しました。1894年に再びアメリカに戻った彼は、オハイオ州のクリーブランド市立病院などで内科医・医学講師として働きました。その後、ケース・ウェスタン・リザーブ大学の教授となりました。1908年と1920年に呼吸器内科、神経内科領域の別々の分野で身体所見を発表し、それが今ではいずれもHoover徴候として名を残しています。

Hoover徴候の感度

　COPDの診断におけるHoover徴候は、García Pachónらによれば、82人のCOPD患者さんで検証したところ感度76%という結果でした。

García Pachón E, et al. Paradoxical costal shift throughout inspiration (Hoover's sign) in patients admitted because of dyspnea. Rev Clin Esp. 2005 Mar ; 205(3) : 113-5.

　172人のCOPD患者さんの身体所見を調べた報告では、閉塞性肺疾患（1秒率70%未満）の診断に対してHoover徴候は呼吸器科医が診察した場合、感度58%・特異度86%・陽性尤度比4.16・陰性尤度比0.49という報告があります。レジデントとの観察者間の一致ではκ値0.74と比較的高い所見でした。ちなみにレジデントの診察の場合、感度55%・特異度90%・陽性尤度比5.37・陰性尤度比0.50でした（表）。

García Pachón E. Paradoxical movement of the lateral rib margin (Hoover sign) for detecting obstructive airway disease. Chest. 2002 Aug ; 122(2) : 651-5.

　157人のCOPD患者さんで検証したところ、重度のCOPDであればあるほどHoover徴候がみられやすいという結果でした。ただ、多変量解析ではるいそうそのものも独立因子として挙がっていますので、これによる偽陽性は十分ありうる身体所見であることを知っておく必要があります。

García Pachón E, et al. Frequency of Hoover's sign in stable patients with chronic obstructive pulmonary disease. Int J Clin Pract. 2006 May ; 60(5) : 514-7.

　驚くことにここで紹介した論文のすべてが同じ著者のものでした。とてもHoover徴候に造詣が深い方なのだとお見受けします。

表　COPDにおける呼吸器科医とレジデントの身体所見の感度・特異度

所見	感度（%） (95%信頼区間)	特異度（%） (95%信頼区間)	陽性的中率(%) (95%信頼区間)	陰性的中率(%) (95%信頼区間)	観察者間一致： κ値 (95%信頼区間)
wheezes					0.67 (0.51〜0.84)
呼吸器科医	12（4〜21）	86（80〜93）	35（15〜54）	62（55〜70）	
レジデント	22（12〜32）	88（82〜94）	52（33〜71）	65（58〜73）	
rhonchi					0.38 (0.13〜0.64)
呼吸器科医	14（5〜23）	95（91〜99）	64（39〜89）	65（58〜73）	
レジデント	22（12〜32）	93（88〜97）	64（43〜84）	67（59〜74）	
呼吸音の低下					0.51 (0.37〜0.65)
呼吸器科医	59（47〜71）	82（75〜90）	67（54〜79）	77（70〜85）	
レジデント	55（42〜67）	76（68〜84）	57（45〜70）	74（66〜82）	
Hoover徴候					0.74 (0.63〜0.86)
呼吸器科医	58（46〜70）	86（80〜93）	71（59〜83）	77（70〜85）	
レジデント	55（42〜70）	90（84〜95）	76（64〜88）	77（70〜84）	
臨床的印象					0.61 (0.49〜0.73)
呼吸器科医	83（74〜92）	81（73〜88）	72（61〜82）	89（82〜95）	
レジデント	78（68〜88）	75（67〜83）	65（54〜76）	85（78〜92）	

García Pachón E. Paradoxical movement of the lateral rib margin (Hoover sign) for detecting obstructive airway disease. Chest. 2002 Aug ; 122(2) : 651-5.　より引用

F

アレルギー性肺疾患

35 アレルギー性気管支肺アスペルギルス症の診断基準の歴史とは?

　まず重要な点を押さえておきたいと思いますが、「診断基準」というのは分類基準であり、疾患の解析を行う場合に当該疾患と考えて問題ない範囲を規定するための目安に過ぎません。診断基準を満たすから診断は確定的なのだという短絡的な議論はナンセンスであり、診断基準を満たしていても当該疾患ではない症例があることを臨床医は認識しておく必要があります。そして、本来当該疾患が確定的であると述べるためには、感度や特異度の解析がなされて初めてその確からしさが増します。高名な医師が述べた診断基準を満たすから診断は確定的だというのは科学的とは言えません。

Greenberger-Patterson の診断基準

　アレルギー性気管支肺アスペルギルス症（ABPA：allergic bronchopulmonary aspergillosis）が最初に報告された年を1971年としている文献もありますが、ABPAは元来1952年にHinsonらによって提唱された疾患概念です。

<small>Hinson KFW, et al. Bronchopulmonary aspergillosis. Thorax. Dec 1952；7(4)：317-33.</small>

　ABPAは気管支喘息の1%程度を占めるとされている病態ですが、呼吸器科医は多くの気管支喘息の患者さんを診察するため、ABPAをcommon diseaseと感じている人は多いと思います。

　Hinsonらが提唱した初期のABPAの概念は、繰り返す喘息症状および末梢血好酸球増多、移動する胸部X線陰影、真菌と好酸球を多数含む粘液栓の喀出、という特徴をもつものでした。その後、1967年にScaddingらがABPAの特徴的な気管支造影所見として中枢性気管支拡張（CB：central bronchiectasis）の概念を提唱し、このCBは粘液栓が抜けた痕であろうと考えられました。CBがABPAの進行例によくみられる所見であることが当初から注目されていました。

　1977年にRosenbergらがABPAの診断基準を提唱しました（表F-1）。Rosenbergは当時ノースウエスタン大学病院のアレルギー科の臨床フェローであり、corresponding authorである同科のPattersonはRosenbergの指導医だったのではないかと推察されます。この1977年のABPAの診断基準はのちに同じグループによって1986年に改訂、1991年に再改訂されますので、1977年の

表F-1 Rosenbergらの診断基準（1977年）

一次基準	
1	発作性呼吸困難・喘息
2	末梢血好酸球の増多（参考：>500/mm^3）
3	*Aspergillus* 抗原に対する即時型皮膚反応陽性
4	*A. fumigatus* 抗原に対する沈降抗体陽性
5	血清総 IgE 高値 >417 IU/mL（>1000 ng/mL）
6	移動性または固定性の肺浸潤影の既往歴
7	胸部 CT における中枢性気管支拡張症
二次基準	
1	繰り返し喀痰からアスペルギルスが検出される（培養または顕微鏡観察）
2	茶褐色の粘液栓を喀出した既往歴
3	*Aspergillus* 抗原に対する Arthus（遅発型）皮膚反応陽性

Rosenberg M, et al. Clinical and immunologic criteria for the diagnosis of allergic bronchopulmonary aspergillosis. Ann Intern Med. 1977 Apr ; 86(4) : 405-14. より引用

Rosenbergらの診断基準が現在臨床で使われることはまずありません。歴史上大事な基準ではありますが、35年前の基準であるにもかかわらずいまだに日本の教科書に記載されています。この理由は、日本の教科書の多くが過去の書籍を「コピー アンド ペースト」し続けているためだと思われます。

RosenbergらはABPA疑いの20人の患者さん（多くが20歳代）を報告し、そこでABPAの診断基準を提唱しています。きわめて少人数であり、当然ながら感度・特異度などの解析はされていません。この診断基準は1991年に同グループによって改訂されるまで、世界的に使われていました。

CBはABPAがある程度進行して起こる病態であると考えられ、これでは診断基準にのっとって早期治療ができない欠点があるという指摘がありました。1982年にRosenbergの指導的立場であったPattersonらがABPAにも病期によって大きな違いがあることを提唱し、その分類を提示しました。すなわち、I型：急性ABPA、II型：寛解型ABPA、III型：ABPA急性増悪、IV型：ステロイド依存性喘息型ABPA、V型：終末期（線維性）ABPAの5分類です。

Patterson R, et al. Allergic bronchopulmonary aspergillosis : Staging as an aid to management. Ann Intern Med. 1982 Mar ; 96(3) : 286-91.

その4年後、PattersonらはCBがみられない13人のABPAをABPA seropositive（ABPA-S）と命名しました。そして、CBがあるものをABPA central bronchiectasis (ABPA-CB) と定義しました。ABPA-S は、ABPA のかなり初期像を観察しているのではないかと考えられました。

Patterson R, et al. Allergic bronchopulmonary aspergillosis. Natural history and classification of early disease by serologic and roentgenographic studies. Arch Intern Med. 1986 May ; 146(5) : 916-8.

そしてこれらの報告に基づき、1986 年に Patterson と同じグループの医師であった Greenberger らにより、1977 年の Rosenberg らの診断基準が改訂されました。最初の改訂の際、好酸球の項目が削除されました。その理由は、好酸球はABPA の急性期においてのみ上昇することが多いため、診断学上は必要性が乏しいと判断されたためと考えられます。さらに 1991 年に現在使われているかたちになりました (表 F-2)。

この診断基準は、「Greenberger-Patterson の診断基準」と呼ばれることが多

表 F-2　Greenberger-Patterson の診断基準 (1986〜1991 年)

		最低限必要基準 (minimal essential criteria)
ABPA-CB (central bronchiectasis：中枢性気管支拡張症)		
1	発作性呼吸困難・喘息	必要あり
2	中枢性気管支拡張 (胸部 CT で肺野の中枢側 2/3 以内)	必要あり
3	Aspergillus 種あるいは A. fumigatus に対する皮膚テスト即時型反応陽性	必要あり
4	血清総 IgE 高値 >417 IU/L (>1000 ng/mL)	必要あり
5	A. fumigatus 特異的 IgE and/or IgG 上昇	必要あり
6	胸部画像上浸潤影 (必須でなくともよい)	必要なし
7	A. fumigatus に対する沈降抗体陽性 (必須でなくともよい)	必要なし
ABPA-S (seropositive：血清陽性)		
1	発作性呼吸困難・喘息	必要あり
2	Aspergillus 種あるいは A. fumigatus に対する皮膚テスト即時型反応陽性	必要あり
3	血清総 IgE 高値 >417 IU/L (>1000 ng/mL)	必要あり
4	A. fumigatus 特異的 IgE and/or IgG 上昇	必要あり
5	胸部画像上浸潤影 (必須でなくともよい)	必要なし

Greenberger PA, et al. Diagnosis and management of allergic bronchopulmonary aspergillosis. Ann Allergy. 1986 Jun ; 56(6) : 444-8. より引用
Schwartz HJ, et al. The prevalence of allergic bronchopulmonary aspergillosis in patients with asthma, determined by serologic andradiologic criteria in patients at risk. J Lab Clin Med. 1991 Feb ; 117(2) : 138-42. を参考

いもので、今のゴールドスタンダードはこの診断基準になります。最低限必要基準（minimal essential criteria）さえ満たせば診断可能であるという点が追加された診断基準が世界的に広く知られています。すなわち、「必要なし」と書いているものは満たさなくても ABPA と診断してよいという考えです（参考所見ということです）。

新しい動き

2003 年に Kumar が ABPA-S、ABPA-CB 以外に複雑な胸部所見の ABPA central bronchiectasis other radiologic features（ABPA-CB-ORF）を提唱しましたが、18 人のみの検討であり国際的なコンセンサスはありません。

Kumar R. et al. Mild, moderate, and severe forms of allergic bronchopulmonary aspergillosis : a clinical and serologic evaluation. Chest. 2003 Sep ; 124(3) : 890-2.

しかし、2010 年に Agarwal らは 234 人の ABPA 症例を検討し、11.5％が ABPA-ORF に分類されることを報告しました（図F-1）。

Agarwal らは同様に新しい概念として ABPA-HAM（ABPA high-attenua-

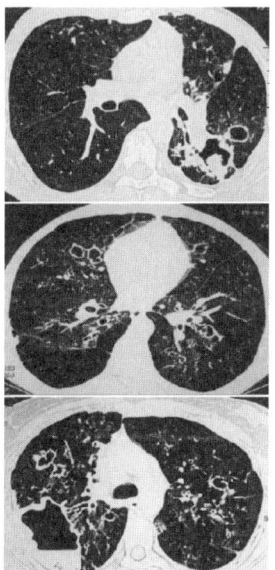

拡張気管支内の
アスペルギローマを
呈する例

中枢性気管支拡張症
に多発性嚢胞を伴う例

巨大空洞に niveau を
伴う例

図F-1　ABPA-ORF の例
Agarwal R, et al. An alternate method of classifying allergic bronchopulmonary aspergillosis based on high-attenuation mucus. PLoS One. 2010 Dec ; 5(12) : e15346. より引用

tion mucus）という粘液栓を含めた概念が重症度をより反映すると報告していますが、これもまだ国際的なコンセンサスはありません（図F-2）。

Agarwal R, et al. An alternate method of classifying allergic bronchopulmonary aspergillosis based on high-attenuation mucus. PLoS One. 2010 Dec ; 5(12) : e15346.

ただ Agarwal らが提唱している、気管支喘息から ABPA-CB に至る Th2 免疫応答によるプロセスは非常に理解しやすいものです。気管支喘息と ABPA の間に、真菌感作のある喘息・重症喘息（AAFS、SAFS）という概念が付け加えられています。これらは喘息症状と真菌感作はあるものの ABPA ではない概念を指しています（図F-3）。

Agarwal R. Severe asthma with fungal sensitization. Curr Allergy Asthma Rep. 2011 Oct ; 11(5) : 403-13.

Agarwal の論文では、ABPA の診断基準として彼自身の論文を引用していま

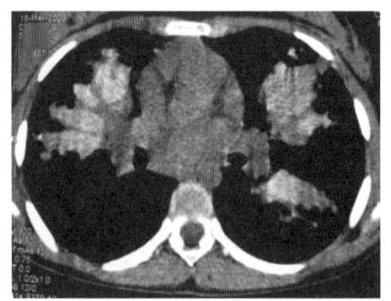

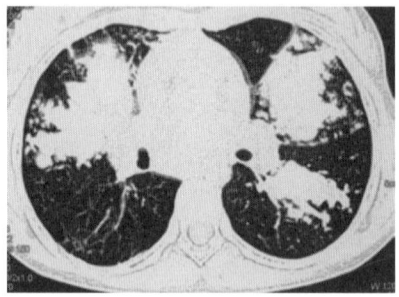

図F-2　ABPA-HAM の例
Agarwal R, et al. Allergic bronchopulmonary aspergillosis : Lessons for the busy radiologist. World J Radiol. 2011 July ; 3(7) : 178-181. より引用

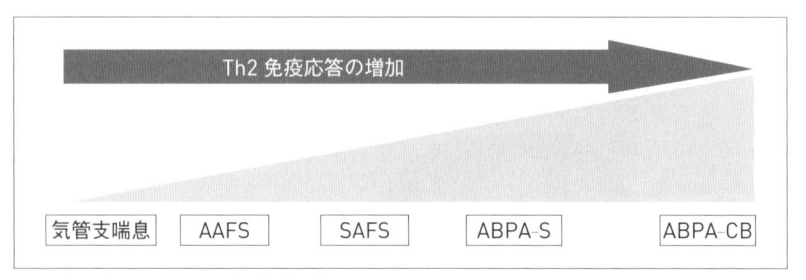

図F-3　ABPA と Th2 免疫応答の増加
・AAFS：asthma associated with fungal sensitization
・SAFS：severe asthma with fungal sensitization
Agarwal R. Severe asthma with fungal sensitization. Curr Allergy Asthma Rep. 2011 Oct ; 11(5) : 403-13. より引用

す。Agarwalの診断基準はメジャーではありませんが、ABPAに対する熱意はかなり強いものだということが見受けられます（表F-3）。

ちなみに、2003年のCystic Fibrosis Foundation Consensus Conferenceにおいて嚢胞性線維症（cystic fibrosis）に発症するABPAの診断基準が別に策定されています（表F-4）。

現在の広く知られている非嚢胞性線維症ABPAの診断基準の歴史に登場するRosenberg、Patterson、Greenberger、この3人の医師はすべてノースウエスタン大学のアレルギー科に所属していました。すなわち、一連の診断基準は同じグループで提唱されたものです。Pattersonはアレルギーの成書を出版するほどの高名な医師でしたが、すでに75歳で逝去しています。Greenbergerは2013年1月現在、ノースウエスタン大学のアレルギー科の教授をしています。

Greenberger-Pattersonの診断基準の妥当性については異論もありますし、Agarwalの診断基準のような新しい基準も提唱されていますが、現在世界的に認められていると言えるABPAの診断基準はGreenberger-Pattersonの診断基準しかありません。ただ冒頭にも述べましたが、この診断基準はあくまで目安に過ぎません。この基準を満たすからABPA、満たさないからABPAでないという短絡的な帰結は避けるべきであることは言うまでもありません。特にABPAは、肺アスペルギルス症において慢性壊死性アスペルギルス症やアスペルギローマとオーバーラップする病態も報告されており、アスペルギルスという病原体がヒトに対して起こす病的影響をアレルギーという観点から捉えようとした一つの

表F-3　Agarwalらの診断基準（2010年）

素因
気管支喘息、嚢胞性線維症、慢性閉塞性肺疾患（COPD）
必要基準
血清総IgE高値＞1000 IU/mL
A. fumigatus特異的IgE and/or IgG上昇
他基準（5つのうち3つ以上を満たすこと）
A. fumigatus抗原に対する即時型皮膚反応陽性
A. fumigatus抗原に対する沈降抗体陽性
移動性または固定性の肺浸潤影
末梢血好酸球の増多（＞1000/mm^3）
高分解能CT（HRCT）における中枢性気管支拡張

Agarwal R, et al. Aspergillus hypersensitivity in patients with chronic obstructive pulmonary disease : COPD as a risk factor for ABPA? Med Mycol. 2010 Nov ; 48(7) : 988-94. より引用

表 F-4　嚢胞性線維症における ABPA の診断基準（2003 年）

	古典的診断基準（Classic Diagnostic Criteria）
1	急性あるいは亜急性のほかに原因が考えられない臨床的悪化
2	ステロイド治療を受けているにもかかわらず血清総 IgE 高値 >1000 IU/mL
3	A. fumigatus 抗原に対する即時型皮膚反応陽性（患者が抗ヒスタミン治療を受けていないあるいは in vitro で A. fumigatus IgE 抗体陽性）
4	A. fumigatus 抗原に対する沈降抗体あるいは IgG 抗体陽性
5	血清総 IgE 高値 >417 IU/mL（>1000 ng/mL）
6	抗菌薬や通常の治療で軽快しない新規あるいは最近の胸部レントゲン・CT 異常
	最低限診断基準（Minimal Diagnostic Criteria）
1	急性あるいは亜急性のほかに原因が考えられない臨床的悪化
2	ステロイド治療を受けているにもかかわらず血清総 IgE 高値 >500 IU/mL（もし ABPA を疑っており IgE が 200〜500 IU/mL であれば、1〜3 か月ごとの測定が推奨される。ステロイド治療を受けていれば、中断したときに再度測定する）
3	A. fumigatus 抗原に対する即時型皮膚反応陽性（患者が抗ヒスタミン治療を受けていないあるいは in vitro で A. fumigatus IgE 抗体陽性）
4	下のうち 1 つがみられる (a) A. fumigatus 抗原に対する沈降抗体あるいは IgG 抗体陽性 (b) 抗菌薬や通常の治療で軽快しない新規あるいは最近の胸部レントゲン・CT 異常

Stevens DA, et al. Allergic bronchopulmonary aspergillosis in cystic fibrosis — state of the art : Cystic Fibrosis Foundation Consensus Conference. Clin Infect Dis. 2003 Oct ; 37 Suppl 3 : S225-64. より引用

スペクトラムと理解するべきでしょう。

POINT
- 現在国際的にコンセンサスのある ABPA の診断基準は、Greenberger-Patterson の診断基準である。
- ABPA-CB への進展を防ぐために、ABPA の初期段階である ABPA-S、AAFS、SAFS といった概念が提唱されている。
- 嚢胞性線維症における ABPA の診断基準が別に策定されている。

36 アレルギー性気管支肺アスペルギルス症の治療におけるステロイドの量や治療期間のエビデンスは?

　かつて、アレルギー性気管支肺アスペルギルス症（ABPA：allergic bronchopulmonary aspergillosis）の約半数がステロイド依存性の喘息となり、非常に問題となりました。そのため、ABPA seropositive（ABPA-S）という概念を提唱して、早期から治療を導入すべきだとする Patterson のグループの意見が注目されたのです。この ABPA の早期治療の最大の目標はアレルギーの軽減と肺の構造変化（線維化）をくい止めることにありました。それでもなお ABPA に対するステロイドはある程度の量と治療期間が必要になるため、現在でもその最適な量と治療期間については議論の余地があります。

　ABPA の診断基準を最初に提唱した Rosenberg らは、20 人の患者さんに対してプレドニゾン 0.5 mg/kg を 1 週間投与し、その後 1 日おきのメニューに漸減しています。同グループの Patterson らは、1986 年に 84 人の患者さんに対して 1 日あたりプレドニゾン 0.5 mg/kg を 2 週間投与し、その後 1 日おきのメニューを 3 か月投与しています。ただこの方法の場合、45％の患者さんがステロイド依存に陥りました。

　　Rosenberg M, et al. Clinical and immunologic criteria for the diagnosis of allergic bronchopulmonary aspergillosis. Ann Intern Med. 1977 Apr；86(4)：405-14.
　　Patterson R, et al. Allergic bronchopulmonary aspergillosis. Natural history and classification of early disease by serologic and roentgenographic studies. Arch Intern Med. 1986 May；146(5)：916-8.

　ABPA では大規模な 126 人の臨床試験が 2006 年に報告されています。内訳は、34 人が ABPA-S、42 人が ABPA central bronchiectasis（ABPA-CB）、50 人が ABPA central bronchiectasis other radiologic features（ABPA-CB-ORF）でした。Agarwal が別に提唱している ABPA high-attenuation mucus（ABPA-HAM）の概念に該当する患者さんは 21 人でした（前項「アレルギー性気管支肺アスペルギルス症の診断基準の歴史とは？」参照→ p.190）。この試験では ABPA 患者さんに対して 1 日あたりプレドニゾンを 0.75 mg/kg を 6 週間投与し、その後 0.5 mg/kg を 6 週間、その後 6 週間で 5 mg まで漸減するというメニューを組みました。最低でも半年以上の投与を行ったと記載されています。上記の Rosenberg-Patterson らの報告に比べるとかなり多い量だと思います。しかしながら、6 週間で 126 人全員が寛解に至りました（血清の IgE 改善＞35％と定義）。その後再発したのは 25 人（20％）で、17 人（13.5％）がステロイド依存

に陥りました。

Agarwal R, et al. Allergic bronchopulmonary aspergillosis : lessons from 126 patients attending a chest clinic in north India. Chest. 2006 Aug ; 130(2) : 442-8.

これらの知見から、現在はABPAが病期Ⅰ（急性ABPA）あるいはⅢ（ABPA急性増悪）のような急性期の病態にある場合はプレドニゾロン0.5 ～ 1.0 mg/kgで14日間の治療が推奨されています。その後、1日おきのメニューに変更したり0.25 mg/kgに減量したりして、最終的に漸減を繰り返して1日あたり5mg程度を少なくとも3～6か月程度継続するのがよいのではないかと考えられています。

ABPAにおける吸入ステロイド薬治療

ちなみに吸入ステロイド薬は当初から効果をもたらさないと考えられていました。

Inhaled beclomethasone dipropionate in allergic bronchopulmonary aspergillosis. Report to the Research Committee of the British Thoracic Association. Br J Dis Chest. 1979 Oct ; 73(4) : 349-56.

2011年にブデソニド/ホルモテロールを使用しているABPA-Sの患者さん21人の臨床的検討が報告されています。これによれば、吸入ステロイド薬を使用している間は症状にあまり効果がみられず、血清IgEにいたっては増加する傾向にすらありました。その後経口ステロイド薬を開始すると血清IgEが改善しま

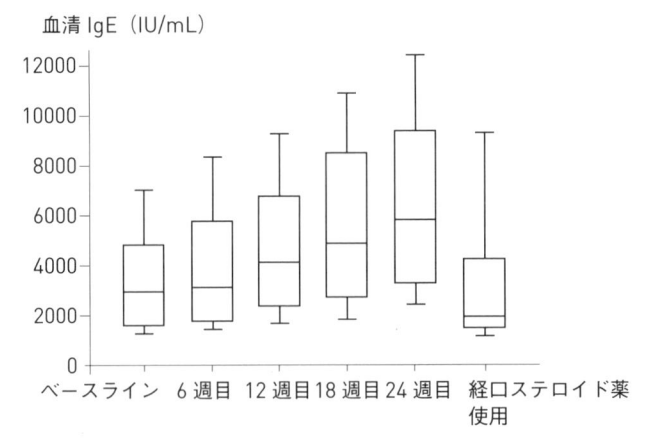

図F-4　吸入ステロイド薬治療による血清IgE値の推移

Agarwal R, et al. Role of inhaled corticosteroids in the management of serological allergic bronchopulmonary aspergillosis(ABPA). Intern Med. 2011 Apr ; 50(8) : 855-60. より引用

した。そのため、ABPA-SのようなABPAの初期における吸入ステロイド薬は無効であるだけでなく、禁忌に近いものと考えられます（図F-4）。

Agarwal R, et al. Role of inhaled corticosteroids in the management of serological allergic bronchopulmonary aspergillosis (ABPA). Intern Med. 2011 Apr ; 50(8) : 855-60.

> POINT ─────────────────────────────!
> ✔ 急性期の病態にある ABPA はプレドニゾロン 0.5〜1.0 mg/kg を 14 日間治療し、その後 1 日おきのメニューに変更したり 0.25 mg/kg に減量したりして、漸減を繰り返して 1 日あたり 5 mg 程度を少なくとも 3〜6 か月程度継続する。
> ✔ ABPA-S には吸入ステロイド薬は禁忌である。

37 アレルギー性気管支肺アスペルギルス症の治療で抗真菌薬やオマリズマブの位置付けは?

ABPA における抗真菌薬

アレルギー性気管支肺アスペルギルス症（ABPA：allergic bronchopulmonary aspergillosis）の病期 II（寛解型 ABPA）あるいは V（終末期〔線維性〕ABPA）のような場合にはもはやステロイドは必要とされていませんが、ABPA治療においてステロイドの投与量が多く副作用が容認しがたい場合に、あるいはステロイド投与が長引く場合に、抗真菌薬の併用が推奨されます。

Walsh TJ, et al. Treatment of aspergillosis : clinical practice guidelines of the Infectious Diseases Society of America. Clin Infect Dis. 2008 Feb ; 46(3) : 327-60.

ABPA に対して抗真菌薬が有効と考えられた当初は、抗真菌薬の併用は**ステロイド依存性の ABPA におけるステロイド減量に有用性がある**と認識されていました。

2000 年の *New England Journal of Medicine* の報告では、1 日あたりイトラコナゾール 200 mg をステロイド依存性 ABPA の患者さんに使用したところ、有意に治療効果がみられました。この恩恵は 50 歳以上の患者さんに有意に確認されました（表 F-5）。

Stevens DA, et al. A randomized trial of itraconazole in allergic bronchopulmonary aspergillosis. N Engl J Med. 2000 Mar ; 342(11) : 756-62.

また、40 人の安定した ABPA 患者さんをイトラコナゾール 400 mg／日群（20 人）およびプラセボ群（20 人）にランダムに割り付けた試験があります（治療期間は 16 週間）。イトラコナゾールは喀痰中の好酸球や血清 IgE を減少させ（いずれも $p<0.01$）、ステロイド投与を必要とするような ABPA 増悪を有意に減らすことができました（$p=0.03$）（図 F-5）。

Wark PA, et al. Anti-inflammatory effect of itraconazole in stable allergic bronchopulmonary aspergillosis : a randomized controlled trial. J Allergy Clin Immunol. 2003 May ; 111(5) : 952-7.

治療期間については 2000 年の Stevens らの報告と 2003 年の Wark らの報告に基づき、16 週間の治療が妥当であろうと考えられています。ただ、イトラコナゾールの 1 日量については現時点では 200 mg／日でよいのかどうか答えは出ていません。

侵襲性肺アスペルギルス症では第一選択となっているボリコナゾールについて

表F-5 ABPAに対するイトラコナゾールの効果

	イトラコナゾール群 (n=28)	プラセボ群 (n=27)	p値
治療効果あり	13人/28人	5人/27人	0.04
ステロイド減量効果	17人/22人	14人/25人	—
血清総IgE減少	15人/25人	11人/25人	—
運動耐容能の増加	7人/21人	4人/21人	—
1つ以上の呼吸機能パラメータ改善	15人/24人	11人/24人	—
肺浸潤影の改善	18人/22人	18人/23人	—
50歳以上	8人/12人	3人/14人	0.045
50歳未満	5人/16人	3人/13人	—
ベースラインのプレドニゾン≦12.5 mg/日	6人/10人	3人/15人	—
ベースラインのプレドニゾン>12.5 mg/日	5人/16人	2人/11人	—

Stevens DA, et al. A randomized trial of itraconazole in allergic bronchopulmonary aspergillosis. N Engl J Med. 2000 Mar ; 342(11) : 756-62. より引用

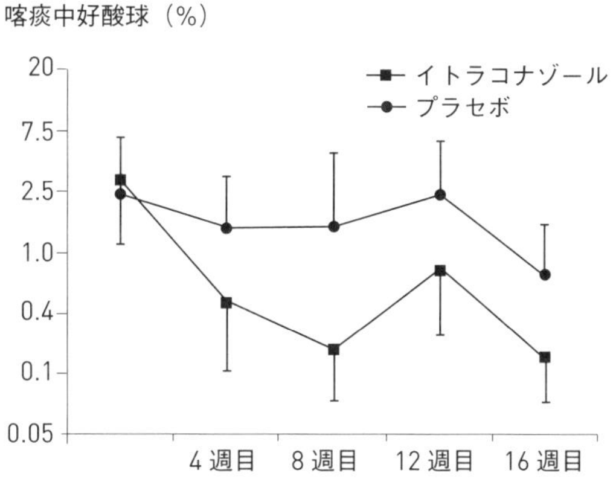

図F-5 イトラコナゾール治療による喀痰中好酸球の減少効果
Wark PA, et al. Anti-inflammatory effect of itraconazole in stable allergic bronchopulmonary aspergillosis : a randomized controlled trial. J Allergy Clin Immunol. 2003 May ; 111(5) : 952-7 より引用

近年有効性が示唆されています。イトラコナゾール治療でABPAが悪化または副作用に忍容性がなかった患者さんに対してボリコナゾールあるいはポサコナゾールを使用した報告があります。真菌に感作された重度の喘息（5人）とABPA（20人）に対していずれかの薬剤を用いることで、70％以上に臨床的効果がみられました。そして、75％で経口ステロイド薬の中止が可能になりました。

Chishimba L, et al. Voriconazole and posaconazole improve asthma severity in allergic bronchopulmonary aspergillosis and severe asthma with fungal sensitization. J Asthma. 2012 May ; 49(4) : 423-33.

　ABPA に対する抗真菌薬には、ステロイドの減量を可能にしたり血清 IgE や喀痰中好酸球を軽減させたりする効果があることが報告されているのは確かですが、特に病期 I（急性 ABPA）や III（ABPA 急性増悪）においては抗真菌薬にステロイド以上の効果はないと考えられます。しかしながら、ステロイドの治療期間が長期に及ぶ可能性が高いため、ステロイド依存性 ABPA を減少させる目的で抗真菌薬を併用するという選択肢は妥当なものと考えられます。少なくとも現時点では、どういった症例で抗真菌薬を併用すべきかというエビデンスは乏しく、専門家によって意見が異なるのが現状です。

Agarwal R. What is the current place of azoles in allergic bronchopulmonary aspergillosis and severe asthma with fungal sensitization. Expert Rev Respir Med. 2012 Aug ; 6(4) : 363-71.

ABPA におけるオマリズマブ（ゾレア®）

　気管支喘息治療薬として最も新しい部類に入るオマリズマブが ABPA に有効であるという報告が近年増えています。

Kanu A, et al. Treatment of allergic bronchopulmonary aspergillosis (ABPA) in CF with anti-IgE antibody (omalizumab). Pediatr Pulmonol. 2008 Dec ; 43(12) : 1249-51.
Kim JH, et al. Clinical features of allergic bronchopulmonary aspergillosis in Korea. Allergy Asthma Immunol Res. 2012 Sep ; 4(5) : 305-8.
Wong R, et al. Omalizumab in the management of steroid dependent allergic bronchopulmonary aspergillosis (ABPA) complicating cystic fibrosis. Paediatr Respir Rev. 2013 Mar ; 14(1) : 22-4.

　囊胞性線維症ではない ABPA の患者さん 16 人に対してオマリズマブを投与し、ABPA 増悪や経口ステロイド量を少なくとも 1 年観察した試験があります。有意に ABPA 増悪、入院、経口ステロイド薬量が減少できたという報告ですが、人数が少ないので確実に有効性があるかどうかはわかりません（図 F-6）。

Tillie-Leblond I, et al. Allergic bronchopulmonary aspergillosis and omalizumab. Allergy. 2011 Sep ; 66(9) : 1254-6.

　ステロイドや抗真菌薬は副作用の観点から使えないこともあるので、ABPA の治療においてオマリズマブはいざというときの選択肢として考えてもよいかもしれません。

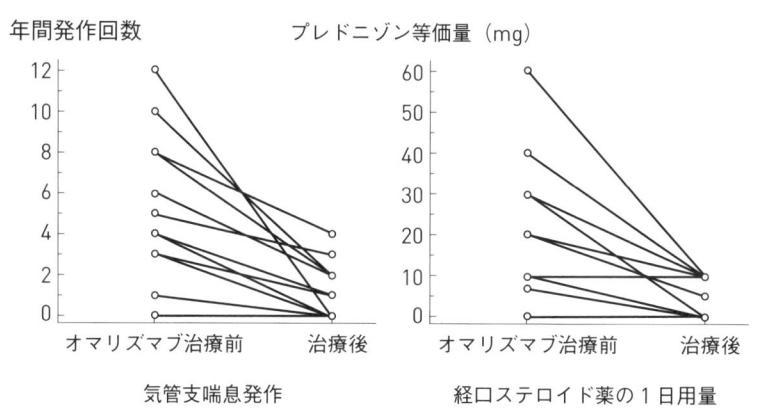

図 F-6 ABPA に対するオマリズマブ投与の効果
Tillie-Leblond I, et al. Allergic bronchopulmonary aspergillosis and omalizumab. Allergy. 2011 Sep ; 66(9) : 1254-6. より引用

POINT

- ✔ ステロイド依存性 ABPA に対する抗真菌薬の併用は、ステロイドの減量に有効である。
- ✔ ABPA に対する抗真菌薬は、イトラコナゾール 200 mg/日を 16 週間用いるのが標準治療である。
- ✔ 難治性の ABPA にはオマリズマブも考慮する。

38 亜急性過敏性肺炎に対するステロイド治療は妥当か？

　呼吸器科医が出合う過敏性肺炎のうち最も多い亜急性過敏性肺炎の治療は、抗原回避が第一選択であることに異論はないと思います。重症例や症状が強いときには全身性のステロイドを投与すべきだというエキスパートオピニオンが多いと思いますが、いったい過敏性肺炎に対するステロイド治療にはどこまでエビデンスがあるのでしょう。急性〜亜急性過敏性肺炎の治療目的には、慢性化を防ぐ、線維化を防ぐということが挙げられると思います。はたしてステロイドはこれを予防できるでしょうか。

エビデンスと考察

　93人の農夫肺の患者さんを平均18か月間フォローアップした試験があります。抗原回避を行った状態で、4週間のステロイド治療、12週間のステロイド治療、無治療群の3群に割り付けられました。ステロイド治療群で症状の緩和は早かったのですが、6か月後の臨床経過に3群の差はみられませんでした。12週間もの長期にわたるステロイド投与は必要ないと結論付けられました。

　Mönkäre S. Influence of corticosteroid treatment on the course of farmer's lung. Eur J Respir Dis 1983 May；64(4)：283-93.

　また、36人の農夫肺の患者さんで、同様に8週間のプレドニゾロン投与とプラセボにランダムに割り付けられた試験があります。1か月後の肺拡散能（DLCO）はステロイド投与群で有意に改善がみられましたが（p=0.03）、5年後のフォローアップでは努力性肺活量、1秒量、DLCOに差はみられませんでした。

　Kokkarinen JI, et al. Effect of corticosteroid treatment on the recovery of pulmonary function in farmer's lung. Am Rev Respir Dis 1992 Jan；145(1)：3-5.

　どうやら、急性期の過敏性肺炎に対してステロイドを投与しても、長期アウトカムには寄与しない可能性が高いようです。抗原回避であろうとステロイド治療であろうと、急性〜亜急性期の肺にみられる変化（リンパ球主体の胞隔炎、器質化肺炎などの像）が早期に軽快することで慢性化や線維化が防げるのかもしれません。過敏性肺炎の急性期におけるステロイドは、肺胞マクロファージにおいてMIP-1α、IL-8などを減少させると考えられています。しかし、ステロイド投

与によって過敏性肺炎の再発リスクが上昇する可能性もあるため、安易に使用することは推奨されません。

　　Leatherman JW, et al. Lung T-cells in hypersensitivity pneumonitis. Ann Intern Med. 1984 Mar ; 100(3) : 390-2.

　重症の過敏性肺炎の場合、ステロイドは1日あたりプレドニゾン0.5〜1.0 mg/kgを1〜2週間継続し、その後2〜4週間で漸減すべきとされています。ただ、使用する状況はエキスパートオピニオンに依存しており、前向きに検討された試験は多くないため、強くは推奨されません。

　　Patel AM, et al. Hypersensitivity pneumonitis : current concepts and future questions. J Allergy Clin Immunol. 2001 Nov ; 108(5) : 661-70.
　　Selman M, et al. Hypersensitivity pneumonitis : insights in diagnosis and pathobiology. Am J Respir Crit Care Med. 2012 Aug ; 186(4) : 314-24.

　Mycobacterium avium complex（MAC）による hot tub lung ではステロイド投与が効果を発揮することがあります。

　　Khoor A, et al. Diffuse pulmonary disease caused by nontuberculous mycobacteria in immunocompetent people(hot tub lung). Am J Clin Pathol. 2001 May ; 115(5) : 755-62.

　過去の文献を集めた35例の hot tub lung の治療内容をまとめた報告によれば、少なくともステロイド単独よりは MAC に対する抗菌薬を併用したほうが良好な結果が得られると考えられます（表F-6）。

　　Marras TK, et al. Hypersensitivity pneumonitis reaction to Mycobacterium avium in household water. Chest. 2005 Feb ; 127(2) : 664-71.

　過敏性肺炎におけるステロイドの維持は必ずしも必要というわけではなく、吸入ステロイド薬も選択肢として考えてもよいかもしれません。

　　Carlsen KH, et al. Allergic alveolitis in a 12-year-old boy : treatment with budesonide nebulizing solution. Pediatr Pulmonol. 1992 Apr ; 12(4) : 257-9.

表F-6　hot tub lung の治療と転帰

35例の hot tub lung の治療内容	転帰	
	寛解	軽快
抗菌薬単独（9例：26%）	8人/9人（89%）	1人/9人（11%）
全身性ステロイド単独（12例：34%）	1人/6人（17%）	5人/6人（83%）
抗菌薬＋全身性ステロイド（7例：20%）	3人/4人（75%）	1人/4人（25%）
無投薬	6人/6人（100%）	0

全例が寛解か軽快に至ったが、1試験は治療レジメン記載なし。
Marras TK, et al. Hypersensitivity pneumonitis reaction to Mycobacterium avium in household water. Chest. 2005 Feb ; 127(2) : 664-71. より引用

マイタケによる過敏性肺炎の再発に対して、ベクロメタゾンの定量噴霧吸入が効果的であったという報告もあります。

Tanaka H, et al. Successful treatment of hypersensitivity pneumonitis caused by Grifola frondosa (Maitake) mushroom using a HFA-BDP extra-fine aerosol. Intern Med. 2004 Aug ; 43(8) : 737-40.

POINT
- ✔ 急性期の過敏性肺炎に対してステロイドを投与しても、長期アウトカムには寄与しないが、急性期の呼吸機能を改善させる可能性がある。
- ✔ hot tub lung では、ステロイド単独よりも抗菌薬を併用したほうが良好なアウトカムが得られる。
- ✔ 過敏性肺炎に対して吸入ステロイド薬が有効であるという報告がある。

39 慢性過敏性肺炎の治療にエビデンスはあるか？

慢性過敏性肺炎（CHP：chronic hypersensitivity pneumonitis）は、その疾患概念の存在自体が明確ではないため、専門家の間でもその存在や定義をめぐって意見が分かれています。経気道的な環境曝露によって起こるとされている bronchiolocentric interstitial pneumonia や airway centered interstitial fibrosis なども CHP の範疇と考えられています。

Yousem SA, et al. Idiopathic bronchiolocentric interstitial pneumonia. Mod Pathol. 2002 Nov；15(11)：1148-53.
Churg A, et al. Airway-centered interstitial fibrosis：a distinct form of aggressive diffuse lung disease. Am J Surg Pathol. 2004 Jan；28(1)：62-8.
Fukuoka J, et al. Peribronchiolar metaplasia：a common histologic lesion in diffuse lung disease and a rare cause of interstitial lung disease：clinicopathologic features of 15 cases. Am J Surg Pathol. 2005 Jul；29(7)：948-54.
Fenton ME, et al. Hypersensitivity pneumonitis as a cause of airway-centered interstitial fibrosis. Ann Allergy Asthma Immunol. 2007 Nov；99(5)：465-6.

また、日本の慢性過敏性肺炎は夏型過敏性肺炎が多く、その疫学は海外で主流である農夫肺や鳥飼病と異なるのでさらにその議論をややこしくしています。ただ、2012 年のアメリカ胸部疾患学会（ATS）で発表された日本の慢性過敏性肺炎を 222 例集めた報告では、鳥飼病が 134 人（60％）、夏型過敏性肺炎が 33 人（15％）、自宅型 CHP が 25 人（11％）、農夫肺が 4 人（1.8％）、イソシアネート肺が 3 人（1.4％）という結果でした。日本でも、少ないと想定されていた鳥飼病の頻度が高くなっているようです。

Okamoto T, et al. A Nationwide epidemiologic survey of chronic hypersensitivity pneumonitis in Japan. Am J Respir Crit Care Med. 2012；185：A2311.

日本に比較的多いとされている自宅型 CHP は、根本的な治療法である転居が社会的経済的理由で困難です。そのためやむなくステロイドを使用せざるをえない臨床的事情があります。しかし、転居についても CHP の場合は線維化が進行していると根本的改善がみられることはなく、臨床医としても「やれるだけのことはやった」という満足感を満たすに過ぎません。亜急性過敏性肺炎でエビデンスのある抗原回避やステロイドは、はたして CHP に有効なのでしょうか。

抗原回避

CHP の場合、画像上明らかに線維化がみられるような場合は抗原回避によっ

てそれ以上の悪化をくい止めることが目的になります。しかしながら、抗原回避によって線維化の悪化が予防できるかどうか、CHP の症例における臨床試験はなく、その意義は不明です。また、亜急性過敏性肺炎を一部合併しているような場合や再燃症状軽減型 CHP における抗原回避がはたしてアウトカムをどう改善するかについても臨床試験がなく、エキスパートオピニオンに頼らざるをえないのが現状です。

　鳥飼病の患者さんの場合、たとえトリを手放したとしても長期にわたって家には残存抗原が残ると考えられています。その後に大掃除をしても抗原は残ります。鳥飼病でなくとも抗原を確実に除去できる方法はなく、ある程度の抗原曝露は長期に続くと考えたほうが妥当かもしれません。

Craig TJ, et al. Bird antigen persistence in the home environment after removal of the bird. Ann Allergy. 1992 Dec；69(6)：510-2.

マスクや環境整備によって抗原回避をいかにうまく行うかが重要となります。たとえば、鳥飼病の抗原回避の工夫として、ハト小屋の出入りに関してはコートや帽子を着用し、生活空間と隔絶させることが大事です。

Bourke S, et al. Pigeon fancier's lung. BMJ. 1997 July；315(7100)：70-1.

ステロイド

　CHP には再燃症状軽減型と潜在性発症型の 2 タイプがあることが知られています。病理学的に前者は BOOP（bronchiolitis obliterans organizing pneumonia）様、NSIP（nonspecific interstitial pneumonia）様の所見、後者は UIP（usual interstitial pneumonia）様の所見がみられると指摘されています。そのため、CHP を限りなく強く疑う状況で前者の場合にはステロイドが比較的効果を発揮する可能性があるのではないかと考えられます。逆に、線維化が進んでしまった肺にはステロイドは無効であると考えられます。

Ohtani Y, et al. Chronic bird fancier's lung：histopathological and clinical correlation. An application of the 2002 ATS/ERS consensus classification of the idiopathic interstitial pneumonias. Thorax. 2005 Aug；60(8)：665-71.

　そのため、UIP 様の CHP や fibrotic NSIP 様の CHP は予後不良であるとされています。

Churg A, et al. Pathologic patterns and survival in chronic hypersensitivity pneumonitis. Am J Surg Pathol. 2009 Dec；33(12)：1765-70.

　線維化のある過敏性肺炎は線維化のない過敏性肺炎と比べて予後不良であると

いう報告もいくつかあります（図F-7、8）。

Vourlekis JS, et al. The effect of pulmonary fibrosis on survival in patients with hypersensitivity pneumonitis. Am J Med. 2004 May；116(10)：662-8.
Hanak V, et al. High-resolution CT findings of parenchymal fibrosis correlate with prognosis in hypersensitivity pneumonitis. Chest. 2008 Jul；134(1)：133-8.

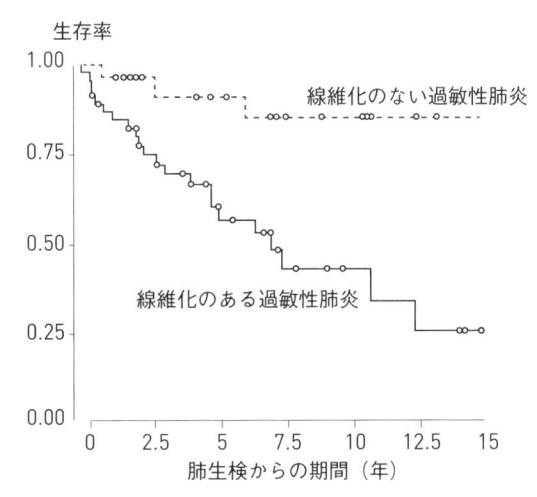

図 F-7　過敏性肺炎の線維化と予後
Vourlekis JS, et al. The effect of pulmonary fibrosis on survival in patients with hypersensitivity pneumonitis. Am J Med. 2004 May；116(10)：662-8. より引用

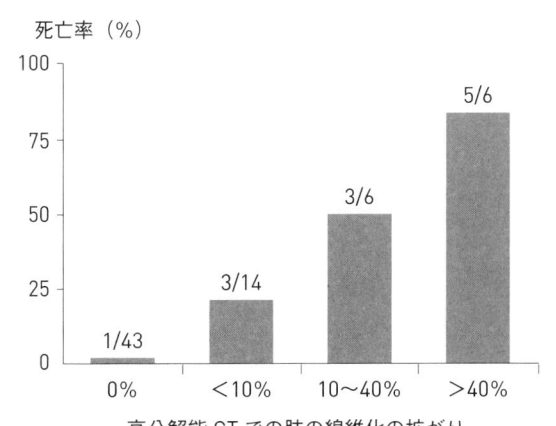

図 F-8　過敏性肺炎の線維化と死亡率
Hanak V, et al. High-resolution CT findings of parenchymal fibrosis correlate with prognosis in hypersensitivity pneumonitis. Chest. 2008 Jul；134(1)：133-8. より引用

残念ながら私たち呼吸器科医が出合うCHP（あるいは鑑別にこの疾患を挙げる場合）は、画像上線維化が進んでいる場合が多いと思います。特発性肺線維症に対して行うようなステロイドや免疫抑制剤の導入がCHPに対しても何となく行われているのが現場の実情です（もちろん特発性肺線維症にもこれらの薬剤を使用するエビデンスはありませんが）。

　26人のCHPを検討した報告があります。ステロイド治療が有用であったのはCHP全体の58％で、鳥飼病の場合だと6人中1人にしか有用性がみられませんでした。

　　Yoshizawa Y, et al. Chronic hypersensitivity pneumonitis in Japan : a nationwide epidemiologic survey. J Allergy Clin Immunol. 1999 Feb ; 103(2 Pt 1) : 315-20.

　またポーランドにおいて肺線維症をきたした6人の若年性慢性過敏性肺炎の報告がありますが、全例ステロイドが無効であったと報告されています。

　　Wiatr E, et al. Pulmonary fibrosis in young patients with hypersensitivity pneumonitis. Pneumonol Alergol Pol. 2004 ; 72(3-4) : 111-6.

　CHPにおいて免疫抑制剤の併用の有用性も報告されていますが、エビデンスと言えるほどの報告はありません。

　　川上真樹ら．ステロイド治療に抵抗性を示し免疫抑制薬併用が奏功した難治性過敏性肺炎の1例. 日呼吸会誌．2006 ; 44(6) : 447-52.

　airway centered interstitial fibrosisの44歳の患者さんに対して、全身性ステロイドが無効であったにもかかわらずクラリスロマイシンが有効であったという報告があります。CHPの細分類は時期尚早かもしれませんが、患者さんにとって有益な治療法が検証されることに期待したいです。

　　Jouneau S, et al. Clarithromycin Stops Lung Function Decline in Airway-Centered Interstitial Fibrosis. Respiration. 2013 Jan ; 85(1) : 156-159.

　鳥飼病や農夫肺のように欧米では頻度が高いとされているCHPであっても、その慢性病変に対する抗原回避とステロイド治療の有用性を検討した報告はほとんどありません。過敏性肺炎領域の臨床研究が進んでいないことが世界的に懸念されています。

　　Fink JN, et al. Needs and opportunities for research in hypersensitivity pneumonitis. Am J Respir Crit Care Med. 2005 Apr ; 171(7) : 792-8.

　CHPの治療において、確かに「これ以上の悪化をくい止める」という理念をもつことは妥当性のあるものです。しかしながら、CHPの疾患定義が不透明なだけでなく、治療効果についても検証がなされていない状況において、その理念

が確実に的を射たものかどうかはだれにもわかりません。そのため、本当に治療や予防策によってそのアウトカムが得られたのか、ただの自然経過をみているのか不明です。

　線維化が進みきっている状態であれば、特発性間質性肺炎のように肺移植を検討してもよいのではないかと思います。肺葉移植によって荒蕪肺葉の機能が回復した鳥飼病の症例も報告されています。

　Selman M, et al. Hypersensitivity pneumonitis : insights in diagnosis and pathobiology. Am J Respir Crit Care Med. 2012 Aug ; 186(4) : 314-24.
　Chang YL, et al. A precious experience of lobar transplantation in a teenager with end-stage chronic hypersensitivity pneumonia : case report. Transplant Proc. 2004 Oct ; 36(8) : 2399-402.

POINT
- 慢性過敏性肺炎は世界的にも議論の分かれる疾患概念であるため、呼吸器科医は今後の動向を見守る必要がある。
- 慢性過敏性肺炎に対する、抗原回避とステロイドの効果や長期予後に関するエビデンスはないが、これら以外に治療選択肢がないのが現状である。

Tips

Charcot-Leyden 結晶の提唱者
Jean-Martin Charcot（1825-1893）& Ernst Victor von Leyden（1832-1910）

Jean-Martin Charcot

　Charcot は 1825 年にパリで車屋の息子として生まれ、1853 年に医師免許を得ました。彼は 36 歳のときに、パリのサルペトリエール病院の医長になりました。彼はそこに入院していた大量の患者さんからの臨床データをもとにして、神経内科医として有名になりました。Charcot-Marrie-Tooth 病に名を残したことで知られています。解剖学にも精通しており、特に肺の領域は彼の得意分野でもありました。もともと画家を目指していたこともあって、デッサン力は高いものだったと言われています。1853 年に白血病患者の右心室や脾臓に結晶がみられることを報告し、これがのちの Charcot-Leyden 結晶と呼ばれるものになります。

　Charcot J-M, Robin CP. Observations de leucocythemie. Comptes Rendus Soc Biol. 1853 ; 5 : 44.

　1860 年に Charcot は、気管支炎の患者さんの喀痰中にみられる結晶に注目し、これを描きとめました。

　Charcot J-M, et al. Note sur les cristaux particuliers trouves dans le sang et les visceres d'un sujet leucemique. Gaz Med. 1860 ; 7 : 755.

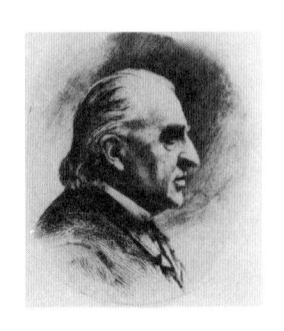

　ただ、この発見の 2 年前に Zenker がこの結晶を発見していたため、Zenker 結晶と呼ぶ専門家もいるようです。

　普仏戦争（プロイセン王国とフランスの戦争）が勃発する 1871 年まで Charcot はこのサルペトリエール病院に従事していました。

　1872 年に彼はパリ大学の病理学教授となりました。しかし、神経内科医としての業績のすばらしさから彼のためにパリ大学内に神経学教室がつくられ、世界で初めての神経内科教授が誕生しました。彼は 1893 年に大動脈弁疾患による二次性肺水腫のために逝去しました。

Ernst Victor von Leyden

　Leyden は 1832 年にドイツのダンツィヒに生まれ、ベルリンのフリードリヒ・ヴィルヘルム内科学校で医学を学びました。1854 年にベルリンで医師の資格を得ました。彼は Traube 三角で有名な Ludwig Traube に師事しました。当時では珍しく、ベルリンやストラスブルグなどで複数の大学から内科学教授に任命され、さらに 1894 年に彼はロシアのアレクサンダー 3 世に招聘され、ドイツをあとにすることとなります。Charcot と同じように Leyden は晩年まで神経学の研鑽を積み、特に脊髄疾患に造詣が深かったと言われています。

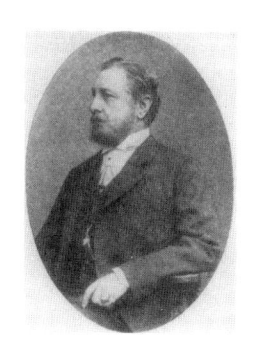

　ケーニヘスベルグにいる頃、Leyden は助手の Max Jaffe とともに、気管支喘息患者さんの喀痰中に結晶を発見しました。1871 年にこれを発表し、1872 年に詳細報告を行いました。

  Leyden E von. Zur Kenntnis des Bronchialasthmas. Tagbl Vers Deutsche Naturl Ärzte. 1871 ; 44 : 24.
  Leyden E von. Zur Kenntnis des Bronchialasthmas. Archiv Path Anat. 1872 ; 54 : 324.

　Charcot はこれよりも早くこの結晶を発見していましたが、Leyden は「気管支喘息」の患者さんでの発見という点では自分の報告に新規性があると考え、Charcot の苦言を回避しました。しかしながら、この結晶そのものが気管支喘息に特異的ではないことはのちに多くの医学者によって指摘を受けることになります。現在では好酸球の turnover が亢進しているような状況では、どの臓器にも起こりうるものとして認識されています。

G

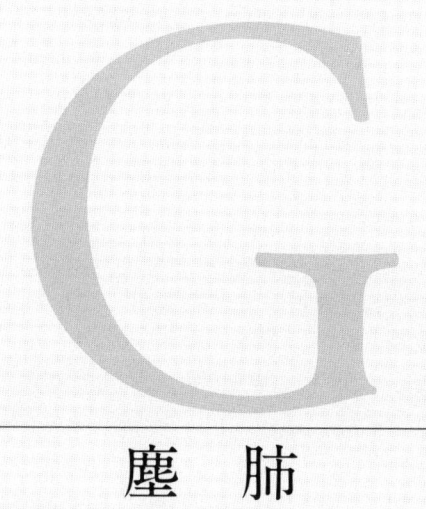

塵肺

40 石綿健康被害に対する各種救済制度への申請はどうしたらよいのか？

　呼吸器科医をしていると、石綿肺疑いの患者さんが外来に来られることがあると思います。石綿やじん肺の認定申請は患者さんの医療や生活に深くかかわることですので、この知識をもっておくことは呼吸器科医としての職務です。石綿健康被害の認定申請について何も知らないがために、病気で仕事ができない患者さんに医療費を負担させ続けるような愚かな真似だけは避けたいものです。

　石綿肺癌だった60歳の患者さんがいました。当院に受診に来られたときは、家族は皆働きに出ている状態で経済的にも困窮していました。事情を聞いてみると、肺癌が石綿のせいではないかと主治医に申し出たものの「そうかもしれない」と言うだけで取り合ってくれず、石綿業務に従事していたことを証明できるであろう書類を持参しても「でも会社はもう倒産して存在しないので、申請は無理です」と一蹴されてしまったそうです。このケースでは労働基準監督署に調査を綿密にしてもらい、労災の認定が下りました。主治医が石綿の労災補償や関連法について少しでも知っていれば、家族が働きに出なければならないような事態は避けられたかもしれません。労災補償は、国が認めた公正な保護であることを忘れてはいけません。

　医師というものはこういった法規・制度を学ぶ機会はあまりありませんので、どうしてもこういった申請や手続きに関して億劫になりがちです。病院の担当職員も医学的に難しい内容をはらんだ法規・制度であるため、具体的な判断を医師にゆだねるというスタンスをもちがちです。そのため、結局だれにも頼ることのできない患者さんが数多くいます。

各種救済制度の申請

　おおまかな流れは以下の3点のみですので、難しくはありません。患者さんが死亡されている場合には、石綿健康被害救済制度が使用できます。なお本項では、法規にのっとり「肺癌」ではなく「肺がん」と記載します。
①石綿健康管理手帳の交付のみが可能なのか労災申請が可能なのかを判断する。
②管理区分を決定してもらう。
③労災申請が難しくても、石綿健康被害救済制度の申請が可能かどうか判断する。

手続きの順序としては、「管理区分の決定→手帳交付/労災申請→石綿健康被害救済制度の申請」になります。

1. 管理区分決定申請（随時申請）

管理区分を決定するのは都道府県の労働局長であって医師ではありませんので注意してください。じん肺管理区分の決定申請には、まず、医療機関などによる「じん肺健康診断」を受診しなければなりません。じん肺健康診断を受診する際に、「じん肺健康診断結果証明書（様式第3号・じん肺法施行規則第20条関係）」に申請者が氏名などを記入し、「じん肺管理区分決定診査用X線写真確認表」と併せて病院受診窓口へ提出します。じん肺健康診断が完了したら窓口でこの2種類の書類を受け取り、「X線写真」を借用することになります。

じん肺の所見があると診断された場合に都道府県労働局長宛に管理区分決定申請を行います（じん肺の所見がない場合、管理区分決定申請の必要はありません）。都道府県労働局長宛に管理区分決定申請を行うため、「じん肺管理区分決定申請書（様式第6号・じん肺法施行規則第20条関係）」に必要事項を記入し、最終粉じん作業を行った会社の事業主から労働者であったことの証明を得る必要があります。

まとめると、必要な書類は表G-1のとおりです。これらはすべて**都道府県労働局**へ申請します。

以上の申請は、石綿とじん肺両方に共通する申請になります。

2. 健康管理手帳交付申請（労働安全衛生法）

呼吸器科医が出会う石綿肺の患者さんの多くは健康管理手帳をもっていると思います。特に指定医療機関の場合には健康診断を多く診ることになるでしょう。健康管理手帳は、転職または退職して現在石綿に係る業務から離れている人が対

表G-1 じん肺管理区分決定の申請に必要な書類等

じん肺管理区分決定申請書（様式第6号）
じん肺健康診断結果証明書（様式第3号）
じん肺管理区分決定診査用X線写真確認表
X線写真（直接撮影・胸部全域）
原則として、粉じん作業に従事した最終の事業場から、労働者であったことの証明が必要。例外的に事業場の証明が得られない場合は、同僚2名以上の粉じん作業職歴証明が必要。

象になります。

　石綿については、事業者が6か月以内ごとに1回、定期に石綿健康診断を実施する必要があります。また過去に石綿などを製造し、または取り扱う業務に従事し、健康診断で一定の所見（胸部X線写真上の異常）がある場合や当該業務に一定の従事期間がある場合は、離職の際に、事業場所在地（離職後は申請者住所地）の都道府県労働局長に石綿に係る健康管理手帳（石綿健康管理手帳）の交付の申請をすることにより、石綿健康管理手帳が交付されます。石綿健康管理手帳

表G-2　健康管理手帳の申請に必要な書類

書類名	様式
(1) 健康管理手帳交付申請書	様式第7号
(2) 従事歴申告書	様式第1号
(3) 石綿作業に従事していたこと および 従事期間を証明する書類として	
事業者の証明が得られる場合	
従事歴証明書（事業者記載用）	様式第3号（石綿以外は様式2号）
事業者の証明が得られない場合（証明が不十分な場合を含む）	
従事歴申立書（本人記載用）	様式第5号（石綿以外は様式4号）
従事歴証明書（同僚記載用） 2名以上	様式第7号（石綿以外は様式6号）
事業者、同僚の証明が共に得られない場合（証明が不十分な場合を含む）	
従事歴申立書（本人記載用）	様式第5号（石綿以外は様式4号）
従事歴を証明する書類 （1種類以上）	・石綿障害予防規則に基づく石綿健康診断個人票もしくは石綿に係るじん肺健康診断結果証明書の写し、または本人への結果通知の写し ・社会保険の被保険者記録（被保険者記録照会回答票など） ・雇用保険に係る証明書（雇用保険被保険者資格取得届出確認照会回答書） ・給与明細 ・そのほか本人申立書に記載された内容を裏付ける客観的な書類

・じん肺の申請の場合は、(3)の書類は必要なく、(1)および(2)の書類に加えて、じん肺管理区分決定通知書（管理2または管理3）の写しが必要です。
・石綿業務の胸部所見の要件による申請の場合は、(1)(2)および(3)の書類に加えて、次の①または②のどちらかが必要です。
①胸部X線直接撮影または特殊なX線撮影による写真および不整形陰影または胸膜肥厚の陰影がある旨の記述などのある医師による診断書（同様の記載のある石綿健康診断個人票またはじん肺健康診断結果証明書の写しでも可）
②じん肺管理区分が管理2以上のじん肺管理区分決定通知書の写しおよび当該決定の際に都道府県労働局長に提出されたじん肺健康診断結果証明書の写し

が交付された場合、無料で6か月ごとに1回、定期健康診断を受けることができます。健康管理手帳は事業場が倒産などによって現在存在していなくても、申請することが可能です。

じん肺の健康管理手帳の場合、6か月ではなく1年ごとに1回の定期健康診断となります。離職後に随時申請でじん肺管理区分が管理2、管理3となった人も健康管理手帳の交付を受けられます。

健康管理手帳の申請に必要な書類は表G-2のとおりです。

申請用紙は、各地の労働基準監督署で入手できますが、申請先は**都道府県労働局長**です。地方労働局の安全衛生課（安全課と労働衛生課に分かれている局においては労働衛生課）が事務を担当しています。

3. 労災申請（労働者災害補償保険法）

労働災害（労災）によって療養補償給付が認定されれば、医療費が無料になります。この場合、健康管理手帳は実利的にあまり意味がありません。健康管理手帳交付と労災申請のいずれを行うべきか医療従事者が判断しなければならないこともあります。患者さん本人や医療事務の業務だと割り切ってしまう呼吸器科医も多いと思いますが、これは患者さんの健康被害に対する正当な制度で、医学的にも難しい内容ですので主治医が積極的に協力する必要があります。

まず、じん肺の管理区分は、管理1、管理2、管理3イ、管理3ロ、管理4の5段階に分かれています（表G-3）。数字が大きくなるにしたがいじん肺の病態は重度になっていきます。じん肺法によって、管理区分の規定がこのじん肺の胸部X線所見に基づいて分類されています（表G-4）。

石綿肺の場合、じん肺管理区分2または3のみでは3号健康管理手帳の要件を満たすだけですが、一定の合併症が伴えば労災認定の要件も充足することになりますので、医師はこの労災認定の要件についても知っておく必要があります。おおまかには、石綿肺であれば管理区分2または3で合併症（肺結核、結核性胸膜炎、続発性気管支炎、続発性気管支拡張症、続発性気胸）にかかっているときや、管理区分4の場合に労災申請が可能です。肺がんや中皮腫の場合、管理区分決定申請がなくとも労災認定を申請することが可能です。

呼吸器科医であれば特に中皮腫の患者さんから相談を受けることが多いと思いますが、基本的に悪性中皮腫の病理学的診断が明確で、1年以上の石綿曝露があれば認定されます。どういうわけか、胸膜肥厚斑や石綿小体がないので申請できないと思い込んでいる医療従事者は多いです（肺がんの申請と混同されているよ

表 G-3　じん肺管理区分

管理1		じん肺の所見がないと認められるもの
管理2		X線写真の像が第1型で、じん肺による著しい肺機能の障害がないと認められるもの
管理3	イ	X線写真の像が第2型で、じん肺による著しい肺機能の障害がないと認められるもの
	ロ	X線写真の像が第3型または第4型（大陰影の大きさが一側の肺野の1/3以下のものに限る）で、じん肺による著しい肺機能の障害がないと認められるもの
管理4		(1) X線写真の像が第4型（大陰影の大きさが一側の肺野の1/3を超えるものに限る）と認められるもの (2) X線写真の像が第1型、第2型、第3型または第4型（大陰影の大きさが一側の肺野の1/3以下のものに限る）で、じん肺による著しい肺機能の障害があると認められるもの

著しい肺機能の障害とは、以下のいずれかを満たすものです。
　（ア）パーセント肺活量（％VC）が60％未満である場合
　（イ）パーセント肺活量（％VC）が60％以上80％未満であって、次の①または②に該当する場合
①1秒率が70％未満であり、かつパーセント1秒量が50％未満である場合
②動脈血酸素分圧（PaO_2）が60 Torr以下である場合または肺胞気動脈血酸素分圧較差（$AaDO_2$）が年齢別の限界値を超える場合

表 G-4　じん肺胸部X線所見の分類

第1型	両肺野にじん肺による粒状影または不整形陰影が少数あり、かつ、じん肺による大陰影がないと認められるもの
第2型	両肺野にじん肺による粒状影または不整形陰影が多数あり、かつ、じん肺による大陰影がないと認められるもの
第3型	両肺野にじん肺による粒状影または不整形陰影がきわめて多数あり、かつ、じん肺による大陰影がないと認められるもの
第4型	じん肺による大陰影があると認められるもの

うです。しかも2012年3月に肺がんの認定については改正されています）。中皮腫の場合、これらの所見がなくとも協議のうえ認定されることも多々あります。ただし、悪性胸膜中皮腫の病理診断と臨床診断が合致していないと、認定されないこともありますので注意が必要です。

　ただ、いくら規定があってもそれに該当しない人や境界線上にあるような人もたくさんいます。**複雑な場合はとりあえず患者さんに労働基準監督署に相談するようすすめるほうがよいと思います。**

以下にそれぞれの疾患について記載します。

石綿の労災認定基準

1. 石綿肺

　石綿ばく露労働者に発生した疾病で、じん肺管理区分が**管理4に該当する石綿肺は業務上の疾病として取り扱います**（じん肺管理区分が**管理2以上の石綿肺に合併した肺結核、結核性胸膜炎、続発性気管支炎、続発性気管支拡張症、続発性気胸**は業務上の疾病として取り扱います）。

2. 肺がん（中皮腫の認定より少し厳しい）

　石綿肺がんの認定基準はヘルシンキ・クライテリアに準拠し、肺がんの発症リスクを2倍に高めるアスベスト曝露を判定基準にしています。そのため中皮腫の認定よりも厳しく、実際の認定数も少ないです。石綿ばく露労働者に発症した原発性肺がんで、以下のa.またはb.に該当する場合には業務上の疾病として取り扱います。

a. じん肺法に定める胸部X線写真の像が第1型以上である石綿肺の所見が得られていること。

b. 次のi.またはii.に掲げる医学的所見が得られ、かつ、石綿ばく露作業への従事期間が**10年以上あること**。

　i. 胸部X線検査、胸部CT検査、胸腔鏡検査、開胸手術または剖検により、胸膜プラーク（胸膜肥厚斑）が認められること。

　ii. 肺内に石綿小体または石綿繊維が認められること。

　なお、石綿ばく露作業への従事期間が10年に満たなくても、

・5000本以上の石綿小体（乾燥肺重量1gあたり）

・5μm超の場合で200万本以上の石綿繊維（乾燥肺重量1gあたり）

・1μm超の場合で500万本以上の石綿繊維（乾燥肺重量1gあたり）

・5本以上の石綿小体（気管支肺胞洗浄液1mL中）

・肺組織切片中の石綿小体または石綿繊維

のいずれかが肺内に認められた場合には、その原発性肺がんは業務上の疾病として取り扱うことができます。また、2012年3月29日にこれまでの認定基準に掲げる要件に加え、以下の場合も肺がんの認定が可能となりました。

①広範囲の胸膜プラーク所見が認められた人で、石綿ばく露作業に従事した期間が1年以上ある場合。

②石綿紡織製品製造作業、石綿セメント製品製造作業、または石綿吹付け作業に5年以上従事したこと。
③認定基準を満たすびまん性胸膜肥厚の発症者が、肺がんを併発したこと。

3. 中皮腫

石綿ばく露労働者に発症した胸膜、腹膜、心膜または精巣鞘膜の中皮腫であって、次のa.またはb.に該当する場合には、業務上の疾病として取り扱います。
a. じん肺法に定める胸部X線写真の像が第1型以上である石綿肺の所見が得られていること。
b. 石綿ばく露作業への従事期間が1年以上あること。

労働基準監督署長が中皮腫の業務上外の判断を行う場合、病理組織検査記録などを収集し、確定診断がなされているかを確認します。病理組織検査が行われていない事案については、臨床所見、臨床経過、臨床検査結果、他疾患との鑑別の根拠などを確認することになります。

4. 良性石綿胸水

石綿ばく露労働者に発症した良性石綿胸水については、石綿ばく露作業の内容および従事歴、医学的所見、療養の内容などを調査のうえ、厚生労働省に協議することになります。

5. びまん性胸膜肥厚

石綿ばく露労働者に発症したびまん性胸膜肥厚で、次のa.またはb.のいずれの要件にも該当する場合は、業務上の疾病として取り扱います。
a. 胸部X線写真で、広がりについては、片側にのみ肥厚がある場合は側胸壁の1/2以上、両側に肥厚がある場合は側胸壁の1/4以上あるものであって、著しい肺機能障害を伴うこと。

これまで肥厚の厚さについて規定がありましたが、2012年3月29日の改正によって削除されました。
b. 石綿ばく露作業への従事期間が3年以上あること。

なお、上記a.に該当するもののb.には該当しないびまん性胸膜肥厚の事案は、厚生労働省に協議することになります。

じん肺

　じん肺に対する労災認定は、業務上疾病として補償の対象になる患者さんが決まっています。すなわち、じん肺管理区分が管理4に該当する場合、管理区分が管理2または管理3と決定された患者さんで以下の合併症を診断された場合です。

①肺結核
②結核性胸膜炎
③続発性気管支炎
④続発性気管支拡張症
⑤続発性気胸
⑥原発性肺がん

　労災の申請は、労災指定医療機関への「療養補償給付たる療養の給付請求書」（様式第5号）か、所管労働基準監督署の「休業補償給付支給請求書・休業特別支給金支給申請書」（様式8号）などによって始まります。この時点で医師が請求書に記載しなければならないのは、疾患名と発症日だけです。労働基準監督署から意見書を書くよう求められるのは数か月後になります。

　本人や家族が、それら書類を持参して所管の労働基準監督署に行きます。その時点で、監督署担当者が決定されます。この担当者が、患者さんの基礎調査を行うことになります。医師意見書もこの担当者によって依頼されます。相当因果関係についての意見を求められることが予想されますので、事前に因果関係についてどのように記載するか考えておいたほうがよいと思います。これらの情報から、給付基礎日額算定が行われ業務上の労災認定となります。

　労災には、療養補償給付（病院でかかる医療費）、休業補償給付（療養のため労働不能であるときの賃金補填）、傷病補償年金（療養1年半後も傷病が治らないとき）、遺族補償給付などがあります。図G-1は、呼吸器科医も書類に記載することが多い療養補償給付と休業補償給付の流れです。

石綿による健康被害の救済に関する法律（石綿健康被害救済法）

　この法律は労災が認められない「隙間」に落ち込んでしまった患者さんや労働者の家族に対する迅速な対応を目的に制定された法律です。そのため原則は、労災補償が受けられない患者さんを対象としていることを知っておく必要があります。この法律は2006年2月10日に公布されました（同年3月20日から申請受付）。その後、2008年7月1日に同法施行令が改正され、指定疾病に「著しい呼

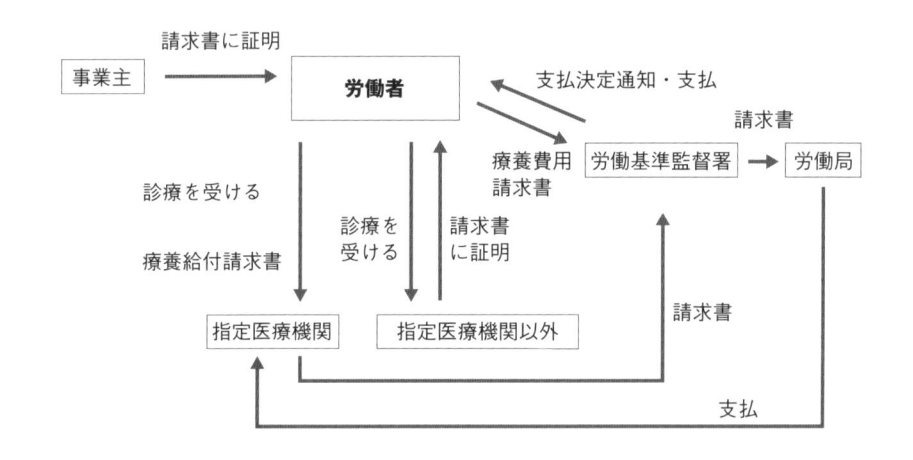

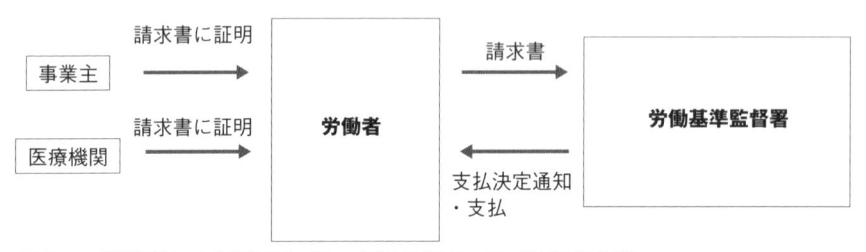

図 G-1　労災保険による給付認定（上：療養補償給付、下：休業補償給付）

吸機能障害を伴う石綿肺」および「著しい呼吸機能障害を伴うびまん性胸膜肥厚」が追加されました。2011 年 8 月 30 日には同法の一部が改正され、「石綿による健康被害の救済に関する法律の一部を改正する法律」が施行されました。この一部改正では、特別遺族給付金の請求期限と支給対象が拡大されました（後述）。

1. 救済給付（図 G-2）

　労働者がアスベストによって病気になった場合は、労災補償の対象となりますが、この法律は労災補償の枠外に置かれたアスベスト被害者（労働者の家族やアスベスト工場の周辺住民など）の救済を目的としています。
　この法律で救済の対象となる指定疾病は、以下の 4 種類です。
①中皮腫
②肺がん

③著しい呼吸機能障害を伴う石綿肺
④著しい呼吸機能障害を伴うびまん性胸膜肥厚

　救済給付の内容は表G-5のとおりです。

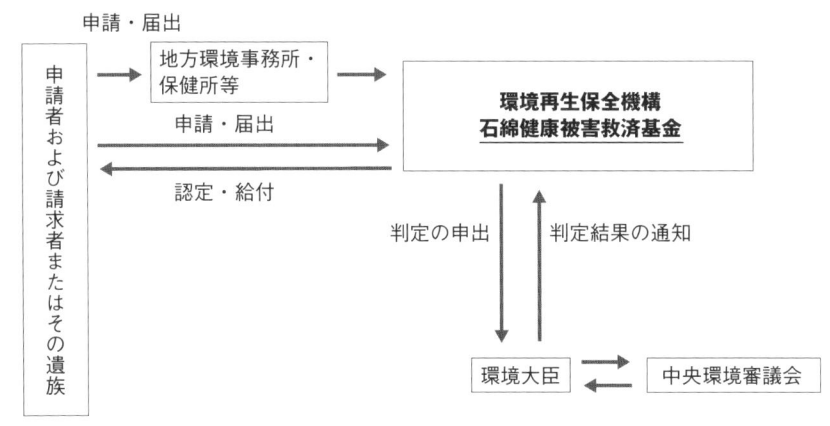

図G-2　石綿健康被害救済給付の認定

表G-5　石綿健康被害救済制度：給付の種類と内容

給付の種類	給付請求者	給付の内容・給付額
医療費	被認定者で認定疾病に係る医療を受け、自己負担額が発生した方。なお、被認定者がお亡くなりになり、被認定者が請求していない医療費があったときは、ご遺族の方が当該医療費を請求することができます。	療養を開始した日以降の、健康保険等による給付の額を控除した自己負担額。
療養手当	被認定者。	療養を開始した日の翌月から、支給する事由が消滅した日の属する月まで月額10万3870円。
葬祭料	当該認定疾病に起因し死亡した方の葬祭を行う方。	19万9000円
特別遺族弔慰金・特別葬祭料	当該指定疾病に起因し死亡した方と同一生計にあったご遺族のうち最優先順位の方。	特別遺族弔慰金として280万円　特別葬祭料として19万9000円
救済給付調整金	当該認定疾病に起因し死亡した方と同一生計にあったご遺族のうち最優先順位の方。	特別遺族弔慰金の額から当該認定疾病に関し支給された医療費および療養手当の合計額を控除した金額。

40　石綿健康被害に対する各種救済制度への申請はどうしたらよいのか？

2. 特別遺族給付金

　特別遺族給付金には、特別遺族年金と特別遺族一時金があります。特別遺族給付金については、2011年8月の法改正により、平成34 (2022) 年3月27日までが請求期限となりました。ただし、労災保険の遺族補償給付を受ける権利が時効（5年）によって消滅した場合に限られます。特別遺族年金は原則年額240万円、特別遺族一時金は1200万円です。いずれの申請についても、環境再生保全機構に申請することになります。

POINT
- ✔石綿健康被害に対する各種救済制度について理解しておく。
- ✔だれにも頼ることのできない石綿・じん肺患者さんは数多くいる。

41 じん肺の大陰影と肺癌を区別できるか？

呼吸器科医であればよく耳にする「じん肺の大陰影」は、表G-6のものを指します。

大陰影は肺癌との区別が重要になりますが、複雑なじん肺患者さんの場合は肺内に多数の陰影を有しており、肺癌と区別がつかないことがよくあります。大きさの変化を観察したり気管支鏡を行ったりすれば診断がつくことがありますが、その場の非侵襲的検査で確からしさの見当がつく方法はないでしょうか。

石灰化パターンの観察

石灰化があれば良性を示唆するという報告は多いのですが、結節影に石灰化があっても悪性だったという経験をした呼吸器科医も少なくないのではないでしょうか。特にじん肺患者さんの場合、石灰化のある大陰影の1つが大きくなってくることがあり、呼吸器科医を長くやっているほど石灰化所見の信頼性に疑問が出てくるようになります。

一般的に、びまん型、中心型、ポップコーン型、層状の石灰化は良性病変を示唆すると言われています。点状や奇異型のものは悪性の懸念があるとされています（図G-3）。

Mahoney MC, et al. CT demonstration of calcification in carcinoma of the lung. AJR Am J Roentgenol. 1990 Feb ; 154(2) : 255-8.
Grewal RG, et al. CT demonstration of calcification in carcinoma of the lung. J Comput Assist Tomogr. 1994 Nov-Dec ; 18(6) : 867-71.
Shaffer K. Role of radiology for imaging and biopsy of solitary pulmonary nodules. Chest. 1999 Dec ; 116(6 Suppl) : 519S-522S.

表G-6 じん肺の大陰影の分類

1つの陰影の長径が1cmを超えるものが大陰影で、直径によって次のように分類する。	
A	陰影が1つの場合には、その最大径が1cmを超え5cmまでのもの。数個の場合、個々の陰影が1cm以上でその最大径の和が5cmを超えないもの。
B	陰影が1つまたはそれ以上で、Aを超えておりその面積の和が一側肺野の1/3（右上肺野相当域）を超えないもの。
C	陰影が1つまたはそれ以上で、その面積の和が一側肺野の1/3（右上肺野相当域）を超えるもの。

労働省安全衛生部労働衛生課編．じん肺診査ハンドブック 改訂第4版．中央労働災害防止協会．1987：35-9．より引用

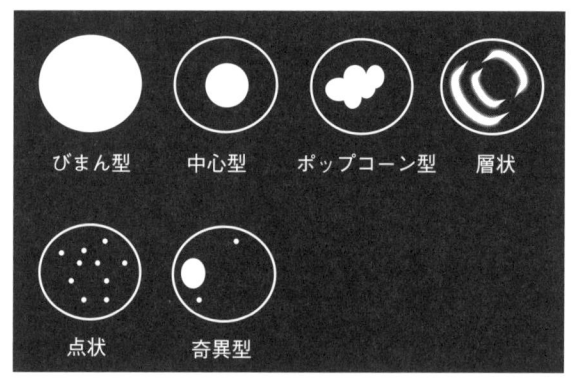

図 G-3 肺の陰影における石灰化の分類

Mazzone PJ, et al. The pulmonologist's perspective regarding the solitary pulmonary nodule. Semin Thorac Cardiovasc Surg. 2002 Jul ; 14(3) : 250-60.

ポップコーン型は、過誤腫でよくみられる所見です。また、点状の石灰化は病理学的に癌の内部にみられる肉芽腫であったり気管支軟骨であったりすると考えられています。肺癌のうち小細胞肺癌に由来する場合に多いとされています。

Nakata H, et al. Lung cancer associated with punctate calcification : CT and histological correlation. Radiat Med. 1997 Mar-Apr ; 15(2) : 91-7.

PET（positron emission tomography）の最大 standardized uptake value（SUVmax）

肺癌の診断に対して、^{18}F 標識ブドウ糖（FDG）-PET では SUVmax 2.5 以上で感度 91％・特異度 74％、SUVmax 3.2 以上で感度 81.3％・特異度 83.8％とされています。

Sasaki M, et al. Comparison of MET-PET and FDG-PET for differentiation between benign lesions and malignant tumors of the lung. Ann Nucl Med. 2001 Oct ; 15(5) : 425-31.
Yang SN, et al. Differentiating benign and malignant pulmonary lesions with FDG-PET. Anticancer Res. 2001 Nov-Dec ; 21(6A) : 4153-7.

そのため結節影における PET の SUVmax が高値であれば肺癌と考えてよさそうに思いますが、じん肺の大陰影でも SUVmax が上昇することが知られています。

この疑問を解決すべく、北海道中央労災病院でじん肺の結節影と肺癌の結節影の SUVmax を調べる試験が行われました。FDG および ^{11}C 標識メチオニン（MET）の 2 種類のトレーサーを用いて PET 検査を実施しました。じん肺 1～3 型の小陰影には FDG-PET、MET-PET ともに異常集積はみられませんでし

表 G-7 結節径別のじん肺結節と肺癌の SUVmax

結節影	FDG-PET					
	径<2 cm		2≦径<3 cm		3 cm≦径	
	じん肺結節	肺癌	じん肺結節	肺癌	じん肺結節	肺癌
平均±標準偏差	2.45±0.64	1.96±1.14	2.75±0.81	6.63±3.13	5.37±1.74	6.88±5.13
	NS		$p<0.01$		NS	

結節影	MET-PET					
	径<2 cm		2≦径<3 cm		3 cm≦径	
	じん肺結節	肺癌	じん肺結節	肺癌	じん肺結節	肺癌
平均±標準偏差	1.60±0.59	1.38±0.59	1.59±0.61	2.35±0.65	2.37±0.86	4.27±2.43
	NS		$p<0.05$		NS	

NS：not significant
中野郁夫ら．じん肺における FDG, MET-PET の検討．日職災医誌．2008；56(6)：221-8．より引用

表 G-8 FDG、MET-PET によるじん肺結節と肺癌との鑑別のための診断基準

FDG-PET 診断基準		MET-PET 診断基準
結節影	SUVmax	
3 cm 未満	4.0	SUVmax 5.0
3 cm 以上 4 cm 未満	6.0	
4 cm 以上	9.0	

中野郁夫ら．じん肺における FDG, MET-PET の検討．日職災医誌．2008；56(6)：221-8．より引用

た。陰影の直径が増大するほどSUVmax の上昇がみられましたが、肺癌のほうがSUVmax は高値でした（表 G-7）。

　　中野郁夫ら．じん肺における FDG, MET-PET の検討．日職災医誌．2008；56(6)：221-8．

　じん肺の大陰影でSUVmax が上昇するメカニズムとしては、じん肺結節内のマクロファージや線維芽細胞による FDG の取り込みが考えられています。そして、年月を経るとこれらの活動が低下するとされており、SUVmax は古いじん肺の大陰影ではあまり上昇しません。ただ、どのくらい経過するとどの程度SUVmax が低下するかはまだよくわかっていません。

　　Alavi A, et al. Positron emission tomography imaging in nonmalignant thoracic disorders. Semin Nucl Med. 2002 Oct；32(4)：293-321．

　北海道中央労災病院の診断基準を用いると、FDG-PET および MET-PET の気管支肺胞上皮癌を除いたじん肺合併肺癌に対する診断において感度89％・特異度96％とされています（表 G-8）。

　　中野郁夫ら．じん肺における FDG, MET-PET の検討．日職災医誌．2008；56(6)：221-8．

POINT

- 点状や奇異型の石灰化を有する結節影は悪性を考える必要がある。
- SUVmaxの基準値を高めに設定することでじん肺の大陰影と肺癌の鑑別が可能かもしれない。

Curschmann らせん体の提唱者
Heinrich Curschmann (1846-1910)

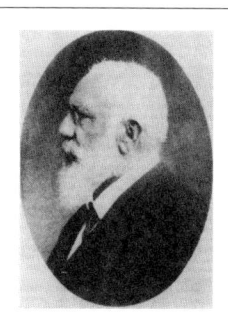

　Curschmann らせん体（Curschmann's spirals）は、多くの呼吸器疾患の喀痰中にみられる、しばしば1cmを超える粘液栓で、典型的には気管支喘息に観察されます。呼吸器に携わる医師であれば、だれしもが耳にしたことがある名前でしょう。Curschmann らせん体は、Papanikolaou 染色をすると濃紫色や濃藍色に染色されます。中心部分にらせん状の濃染部分があり、その周りに細かい線維状の粘液状物質が広がります。

　Heinrich Curschmann は 1846 年生まれのドイツ人内科医です。彼は 1868 年にギーセンで医師として資格を得ました。医師となってからはベルリンでしばらく働きましたが、1879 年にハンブルグに移り住みました。1888 年にライプツィヒ大学の内科教授となりました。彼の論文が示しているように、彼は内科全体に造詣が深かったとされています。

　Curschmann 自身は、このらせん体のことを"bronchiolitis exudativa"と当初呼んでいました。彼自身のスケッチが論文に残されています。

<small>Curschmann H. Uber Bronchiolitis Exsudativa und ihrVerhaltnis zum Asthma nervosum. Deutsch Arch KlinMed. 1883 ; 32 : 1.</small>

　同様にこのらせん体が喘息患者さんから検出されることは Amedee Lefevre、Joseph Honore Simon Beau の 2 人が発表しています。かの有名な William Osler はその著書 *The Principles and Practice of Medicine*（1892）のなかで、このらせん体のことを「Curschmann らせん体」と呼び、変性した結晶を「Charcot-Leyden 結晶」と呼びました。この記載が、われわれ医師にその名前を深く刻み込んだのかもしれません。

H

胸膜疾患

42 胸腔ドレーンを固定する際はどのように縫合するのがベストか?

呼吸器科医にとって、胸腔ドレーンの挿入は日常的に行う手技の1つです。ただ、縫合の方法が医師によってまちまちです。アスピレーションキットのような改良デバイスの場合、縫合補助のための器具も梱包されていますが、太めの胸腔ドレーンを挿入する場合、縫合は各医師の技量に依存します。

胸腔ドレーンを挿入する際の縫合には次の2つがあります。

固定のための縫合：最低1か所、チューブを胸壁に固定するための縫合。

閉鎖のための縫合：チューブ抜去後の創閉鎖のための縫合。巾着縫合やマットレス縫合がよく行われる。

では実際の縫合はどのように行うのが最もよいのでしょうか。

縫合法のエビデンス

Rashidらが発表した有名な論文が1つあります。Rashidの方法では、糸を3本使用します。AとBが固定のための縫合、Cがドレーンを抜去したあとの閉鎖のための縫合です（図H-1）。

少々見た目が豪華と言いますか、糸が多いので複雑ではありますが非常に理にかなった縫合法であると思います。固定のためにA・B 2本の糸は不要なのかもしれませんが、傷口にテンションをかけずに綺麗に創閉鎖を行うために対称に2本設置してもよいとされています。

Rashid MA, et al. A simple technique for anchoring chest tubes. Eur Respir J. 1998 Oct；12(4)：958-9.

ちなみにイギリス胸部疾患学会（BTS）のガイドラインで引用されている図（図H-2左）では、固定縫合は1か所のみです。

このガイドラインのよいところは、ドレーンを体表からある程度浮かせる貼付法の図（図H-2右）が掲載されているところだと思います。多くの呼吸器科病棟ではこのようなドレーンの固定をしていると思います。

医師によっては、固定と閉鎖の縫合を1本の糸でやってしまう人もいると思います。胸腔ドレーンが抜けずに傷口がきちんと縫合できるなら、そういった工夫もよいのかなとも感じます。

閉鎖に使用する縫合の際、マットレス縫合というよりも巾着縫合（purse

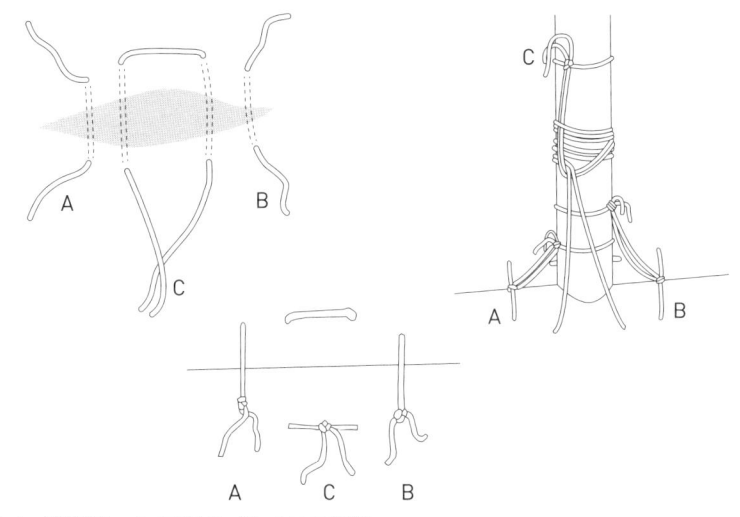

図H-1 胸腔ドレーンの縫合法（Rashidの方法）
Rashid MA, et al. A simple technique for anchoring chest tubes. Eur Respir J. 1998 Oct ; 12(4) : 958-9. より引用

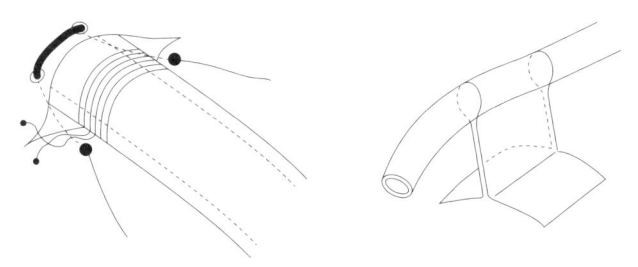

図H-2 胸腔ドレーンの縫合法（BTSガイドライン）
Laws D, et al. BTS guidelines for the insertion of a chest drain. Thorax. 2003 May ; 58(Suppl 2) : ii53-ii59. より引用

string suture）をしている医師も少なからずいると思いますが、イギリス胸部疾患学会のガイドラインではpurse string sutureは使用すべきではないと書かれています。これは患者さんにとって痛みが強いだけでなく、縫合線がきれいに癒合しません。縫合線が円形に皮膚を取り囲むため、結果的に縫合後の傷が醜くなってしまいます。

　Laws D, et al. BTS guidelines for the insertion of a chest drain. Thorax. 2003 May ; 58(Suppl 2) : ii53-ii59.

　ドレーンの内部と外側にバルーンを有するデバイスで、挿入時の縫合そのもの

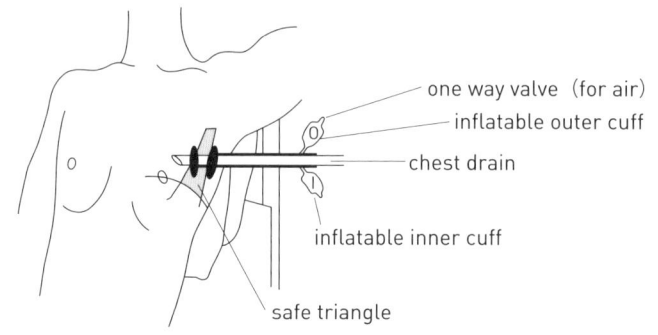

図H-3　バルーン付きの胸腔ドレーン
S Kesavan, et al. Securing an Intercostal Chest Drain without Sutures. Thorax 2011 66 : A79, doi : 10.1136/thoraxjnl-2011-201054c.29. より引用

を不要にするというアイデアが2011年のイギリス胸部疾患学会冬期会合のポスターセッションで発表されていました（抜去したあとの縫合をどうするのかは詳しく書かれていませんでしたが）(図H-3)。

ドレーンを抜去したあとに滅菌フィルムドレッシングなどを貼付して縫合をしないという方法もありますので、抜去後に必ず縫合しないといけないわけではありません。ステープラーを使用している施設もあると思いますが、疼痛や感染リスクを考慮すると使用すべきではないかもしれません。

Smith TO, et al. Sutures versus staples for skin closure in orthopaedic surgery : meta-analysis. BMJ. 2010 Mar ; 340 : c1199. doi : 10.1136/bmj.c1199.
Iavazzo C, et al. Sutures versus staples for the management of surgical wounds : a meta-analysis of randomized controlled trials. Am Surg. 2011 Sep ; 77(9) : 1206-21.

POINT

✔ 胸腔ドレーンを挿入する際の縫合には最低1つずつの固定のための縫合と閉鎖のための縫合を行うことが推奨される。

✔ Purse string suture での閉鎖は縫合線がいびつになり疼痛も強いため推奨されない。

43 胸腔ドレーン抜去は深吸気時? あるいは深呼気時?

胸腔ドレーンを抜去するとき、大きく分けて2とおりの方法があります。
①深吸気時に抜去する
②深呼気時に抜去する

少数例では、呼気途中に抜去する医師や吸気途中に抜去する医師にも出会ったことがあります。

私自身は、①が当たり前だと思って初期研修と後期研修を受けてきたのですが、実は医師によって、この意見は二分しているのが現状です。私が深吸気時に抜去する理由として教えられたのは、抜去中に息止めができなくなったとしても最大吸気位なら次に来るのは呼気相だから、という理由でした。教科書ではValsalva法(深吸気後に息を止める)を採用しているほうがやや多いように思います。前項のRashidらの論文では、文中に「Valsalva法によって呼吸を止めている最中に胸腔ドレーンを抜去し……」という記載があり、これはイギリス胸部疾患学会(BTS)のガイドラインでも記載されています。

Rashid MA, et al. A simple technique for anchoring chest tubes. Eur Respir J. 1998 Oct ; 12(4) : 958-9.
Laws D, et al. BTS guidelines for the insertion of a chest drain. Thorax. 2003 May ; 58(Suppl 2) : ii53-ii59.

またドレーンを最大呼気位に抜去するべきという意見は、大気圧に最も近い胸腔内圧になるため、空気の迷入が少なくなるという考えに基づいています。

気胸リスクの差

胸腔ドレーンを深吸気時あるいは深呼気時のどちらで抜去すべきかという疑問にヒントをくれる報告があります。69人の外傷患者さんに挿入されていた102の胸腔ドレーンを、深吸気時に抜去する群52チューブ、深呼気時に抜去する群50チューブにランダムに割り付けて行った前向き試験です。この試験では、気胸の再発あるいは少量の気胸腔の増大(ただし安定しているもの)の頻度は、深吸気時に抜去した群で8%、深呼気時に抜去した群で6%でした(p=1.0)。前者の群で2人、後者の群で1人に再挿入が必要でした。患者背景によって、これらのアウトカムに差はみられませんでした(表H-1)。

Bell RL, et al. Chest tube removal : end-inspiration or end-expiration? J Trauma. 2001 Apr ; 50(4) : 674-7.

表H-1 胸腔ドレーンを深吸気時あるいは深呼気時に抜去したランダム化比較試験

	合計	深吸気時抜去	深呼気時抜去	p値
胸腔ドレーン数	102	52	50	
年齢（歳）	34±1.7	36±2.5	33±2.5	0.29
肺基礎疾患の存在（%）	6	4	8	0.64
気胸再発率（%）	7	8	6	1.0
胸腔ドレーン再挿入率（%）	3	4	2	1.0

Bell RL, et al. Chest tube removal : end-inspiration or end-expiration? J Trauma. 2001 Apr ; 50(4) : 674-7. より引用

　144人の気胸患者さんをランダムに深吸気時抜去群と深呼気時抜去群に割り付けたトルコの臨床試験では、深呼気時の抜去で23.6%に気胸の再発がみられ、深吸気時抜去の12.5%よりも有意に高いという結果になりました。

　　Çobanoğlu U, et al. Removal of chest tubes : a prospective randomized study. Turkish Journal of Thoracic and Cardiovascular Surgery. 2011 ; 19(4) : 593-7.

　一方、2012年のWestern Thoracic Surgical Associationの発表では、深呼気時の抜去のほうが気胸再発が少ないという逆の結果が報告されました。342人の気胸患者さんをランダムに深吸気時抜去群と深呼気時抜去群に割り付けたところ、前者で32%の気胸再発、後者で19%の気胸再発がみられました（p=0.02）。

　　Minnich DJ, et al. A Prospective Randomized Clinical Trial Evaluating the Optimal Method for Chest Tube Removal. 38th Annual Meeting of Western Thoracic Surgical Association 2012 : CF26.

　そのため、深吸気時と深呼気時のいずれがよいかという結論ははっきりせず、現時点ではどちらの方法でもよいのではないかと考えられます。
　また、67の胸腔ドレーン抜去後の気胸再発について解析した論文があります。この論文では29.9%に気胸再発がみられ、胸壁の薄さが独立危険因子と結論付けられています。そのため、胸壁の薄い患者さんには深吸気時であろうと深呼気時であろうと、気胸の再発に注意すべきかもしれません。

　　Anand RJ, et al. Thin chest wall is an independent risk factor for the development of pneumothorax after chest tube removal. Am Surg. 2012 Apr ; 78(4) : 478-80.

　人工呼吸器を装着していると、どのタイミングで胸腔ドレーンを抜去すればよいのか迷いますが、人工呼吸器を装着中の患者さんの胸腔ドレーンを抜去すると、その12%に外気胸がみられたという報告がありますので、抜去後はできれば数時間以内に胸部X線で気胸のチェックはしておきたいものです。

　　Pizano LR, et al. When should a chest radiograph be obtained after chest tube removal in mechanically ventilated patients? A prospective study. J Trauma. 2002 Dec ; 53(6) : 1073-7.

> **POINT**
> ✔ 胸腔ドレーンは Valsalva 法（深吸気後に息を止める）で行っている施設が多い。
> ✔ 胸腔ドレーンは深吸気時で抜去しても深呼気時に抜去しても気胸再発のリスクに差はないと考えられる。

44 胸腔ドレーン抜去前のクランプテストにエビデンスはあるのか？

多くの呼吸器科医は、気胸に対する胸腔ドレーンを抜去する前に「クランプテスト」を行います。これはドレーンチューブをクランプすることで抜去後の状態を擬似的に作り出し、抜去によって肺が本当に虚脱しないかどうかを事前に確かめるために行われます。はたして、このクランプテストには本当に意味があるのでしょうか。

クランプテストは実施すべきか

イギリス胸部疾患学会（BTS）から胸腔ドレーンのマネジメントのガイドラインが出ていますが、基本的にクランプテストは推奨されていません。

Laws D, et al. BTS guidelines for the insertion of a chest drain. Thorax. 2003 May ; 58(Suppl 2) : ii53-ii59.

2000年のCHESTの論文に興味深い文章があります。「胸腔ドレーンからエアリークがなくなれば、クランプテストを行うことなくドレーンを抜去するべきである。胸腔ドレーンのクランプはさまざまなタイミングで行われており、いまだに幾人もの呼吸器科医がこれを実践している。ただクランプテストは患者の苦痛を長引かせるだけであり、何ら有益な目的のないものである。特に緊張性気胸の症例では危険きわまりない」。確かに言っていることは説得力がありますが、有益性を否定する根拠があまり明白でありません。

Weissberg D, et al. Pneumothorax : experience with 1,199 patients. Chest. 2000 May ; 117(5) : 1279-85.

1997年のCHESTの論文にアメリカの医師に対して行われたアンケート結果を報告したものがあります。この論文では、79％の回答者が24時間を超えてエアリークがなければ胸腔ドレーンを抜いてよいとしています。また67％の回答者がクランプテストを抜去前に施行すべきと考えており、27％がクランプテストは必要ないがエアリーク消失後少なくとも24時間は観察すべきと考えています。そして、呼吸器外科医はあまりクランプテストをしない傾向にありました。表H-2にそのアンケート結果を示します。この論文の著者は、24時間以上エアリークがなければ、クランプテストは必要ないだろうと述べています。術者によってクランプテストをするかどうかまちまちだということがこのアンケート結果から

表 H-2 胸腔ドレーン抜去のタイミングに関するアンケート（アメリカ）

施行者	エアリーク消失後24時間観察、その後24時間クランプしてから抜去	エアリーク消失後24時間観察、その後4時間以下のクランプ後、抜去	エアリーク消失後24時間観察、その後抜去（クランプなし）	エアリーク消失後すぐに1〜24時間クランプしたあと抜去	エアリーク消失後すぐに抜去（クランプなし）	その他
合計（341人）	23.2%	28.4%	27.6%	14.9%	1.5%	4.4%
開業呼吸器内科医（158人）	26.6%	34.8%	15.8%	18.3%	0%	4.4%
専門呼吸器内科医（63人）	20.6%	42.8%	17.5%	12.7%	1.6%	4.8%
呼吸器外科医（82人）	18.3%	8.5%	**58.5%**	6.1%	2.4%	6.1%

Baumann MH, et al. The clinician's perspective on pneumothorax management. Chest. 1997 Sep ; 112(3) : 822-8. より引用

わかります。

Baumann MH, et al. The clinician's perspective on pneumothorax management. Chest. 1997 Sep ; 112(3) : 822-8.

　一方イギリスでも同様のアンケートが実施されました。このアンケート結果では、呼吸器内科医の半数以上はクランプをせずに抜去していますが、非呼吸器内科医は半数以上がクランプをしています（表H-3）。

Yeoh JH, et al. Management of spontaneous pneumothorax-a Welsh survey. Postgrad Med J. 2000 Aug ; 76(898) : 496-9.

　実際の臨床試験をみてみましょう。40人の気胸に対する胸腔ドレーンでの試験があります。肺拡張が得られたあと6時間の早期でドレーンを抜去した場合、25%に気胸の再発がみられました。これは肺拡張が得られたあと48時間後に抜去するよりも気胸再発率が高いものでした。

Sharma TN, et al. Intercostal tube thoracostomy in pneumothorax-factors influencing re-expansion of lung. Indian J Chest Dis Allied Sci. 1988 Jan-Mar ; 30(1) : 32-5.

　ほかにも243人の外傷性気胸での試験があります。6時間後にエアリークが減

表H-3 胸腔ドレーン抜去のタイミングに関するアンケート（イギリス）

胸腔ドレーン抜去の タイミング	呼吸器内科医 (%)	非呼吸器内科医 (%)	全体 (%)
エアリーク消失後すぐ抜去	5.2%	6.2%	5.9%
エアリーク消失後すぐに1～24時間クランプし、その後抜去	21.1%	32.3%	29.8%
エアリーク消失24時間以上後で抜去	52.6%	29.2%	34.5%
エアリーク消失24時間以上後、1～24時間クランプし、その後抜去	21.1%	30.8%	28.6%
不確定	0%	1.5%	1.2%

Yeoh JH, et al. Management of spontaneous pneumothorax-a Welsh survey. Postgrad Med J. 2000 Aug ; 76 (898) : 496-9. より引用

少しして胸部X線上肺拡張がみられた場合に、クランプテストを行いました。クランプした134人の気胸のうち、13人（9.4％）に再虚脱によるクランプ解除が必要になりました。クランプテストはoccult air leaksの検出には有効だろうと考えられました。

　　Funk GA, et al. Clamping thoracostomy tubes : a heretical notion? Proc(Bayl Univ Med Cent). 2009 Jul ; 22(3) : 215-7.

結局のところ、胸腔ドレーンを抜去する際にクランプすべきかどうかは世界的にも議論が分かれており、答えはありません。

　　Gupta N. Pneumothorax : is chest tube clamp necessary before removal? Chest. 2001 Apr ; 119(4) : 1292-3.

クランプテストを行うとき

　確かにエアリークがまったくなくなり肺が拡張していれば、理論的にはクランプテストをせずともドレーンを抜去できるはずです。ただ、呼吸器科医が懸念しているのは、エアリークがないと判断するのはチェストドレーンバッグをみている数十秒～数分の間だけであって、もしかすると体動によってはエアリークが出現するかもしれないということです。そのため、多くの呼吸器科医は、抜去後の擬似的な状態であってもoccult air leaksによって肺が本当に虚脱しないかどうか、保険のためにクランプテストを行います。

　ただ、クランプテストを行う場合、患者さんの状態を観察できる時間をつくる

べきだと思います。そのため、病棟スタッフの多い日中に行うほうが無難でしょう。朝にクランプを開始して、昼過ぎか夕方にドレーンを抜去するのがベストだと思われます。最も危険なのは、クランプしたまま夜をまたぐことです。夜はどの病院でもスタッフが手薄であるため、気胸が進行していることに気付かなければ患者さんを危険にさらすことになります。

　ここからは余談です。術後エアリークに関するかなりアグレッシブな報告で、無症状であれば遷延性のエアリークがあって気胸が残っていたとしても、胸腔ドレーンを抜去することができるというアメリカの論文があります。3か月後のフォローアップでも気胸による症状はなかったとのことです。術後という要素が胸腔にもたらした影響もあるかもしれませんので、この選択肢は呼吸器科医にとっても選びがたい最終手段でしょう。

Cerfolio RJ, et al. The removal of chest tubes despite an air leak or a pneumothorax. Ann Thorac Surg. 2009 Jun ; 87(6) : 1690-4 ; discussion 1694-6.

　私の患者さんに、手術不能の慢性気胸で胸膜癒着を何度行っても微量のエアリークが残る患者さんがいました。しかしながら、いつまで経っても胸腔ドレーンが抜けないことが患者さんにとって不利だと判断し、ドレーンを抜去したことがあります。虚脱率10％を維持したまま3年経過していますが、現在も外来通院で元気にされています。確かに私たちは患者さんの気胸に対して肺の全拡張を目指すべきなのでしょうが、その達成に無理に固執しなくてもよいケースもいくつかあるのではないかと思うこともあります。

POINT

- ✔ 胸腔ドレーンを抜去する前のクランプテストは推奨されない。
- ✔ 胸腔ドレーンは、エアリークが消失して24時間観察したあとに抜去されるケースが多い。
- ✔ クランプテストを行う場合、患者さんの症状を観察できる日中に行うべきである。

45 自然気胸に対する胸腔ドレナージの最適な持続吸引圧は?

　自然気胸の患者さんに対して胸腔ドレーンを挿入した場合、再膨張性肺水腫のリスクがなければ持続吸引をかける呼吸器科医が多いと思います。しかしながら、その陰圧の程度は医師によってまちまちであり、水封のままにしている医師もいれば、−20 cmH$_2$O で強く吸引する医師もいます。病態によって使い分けている医師もいるでしょう。いったいどの程度陰圧をかけるのが望ましいのでしょうか。

持続吸引のエビデンス

　イギリス胸部疾患学会（BTS）のガイドラインでは、自然気胸の患者さんに対する胸腔ドレナージの持続吸引はルーチンに行うべきではないとしています。ただし、エアリークが遷延して肺拡張が得られないようなケースでは行うべきでしょう。

　MacDuff A, et al. Management of spontaneous pneumothorax : British Thoracic Society Pleural Disease Guideline 2010. Thorax. 2010 Aug ; 65 Suppl 2 : ii18-31.

　1982 年にランダム化比較試験が報告されています。53 人の気胸患者さん（23 人が原発性、30 人が続発性）をランダムに持続吸引群と非吸引群に割り付けたものです。持続吸引はまず−8 cmH$_2$O で開始し、24 時間後に効果が乏しければ−20 cmH$_2$O まで上昇させてよいとしました。その結果、治療成功率は非吸引群 57％、持続吸引群 50％と差はみられませんでした（表 H-4）。

　SY So, et al. Catheter drainage of spontaneous pneumothorax : suction or no suction, early or late removal? Thorax. 1982 Jan ; 37(1) : 46-8.

　また、ある症例対照研究では、低圧持続吸引と非持続吸引で比較した場合に肺の全拡張が得られた日数はそれぞれ 5.2 日と 6.2 日だったと報告されています（有意差なしと報告）。

　Sharma TN, et al. Intercostal tube thoracostomy in pneumothorax--factors influencing re-expansion of lung. Indian J Chest Dis Allied Sci. 1988 Jan-Mar ; 30(1) : 32-5.

　厳密には気胸ではありませんが、肺の術後胸腔ドレーンにおけるシステマティックレビューがあります。7 つのランダム化比較試験が登録され、解析されました。エアリークの期間、ドレーン挿入期間、入院日数に差はみられませんで

表H-4 自然気胸に対する胸腔ドレナージの持続吸引の有無によるアウトカム

	気胸	非持続吸引群	持続吸引群
成功率	原発性	6/11（54%）	6/12（50%）
	続発性	7/12（58%）	9/18（50%）
	合計	13/23（57%）	15/30（50%）
入院日数	原発性	4.0日（range：2〜7）	5.0日（3〜7）
	続発性	4.0日（2〜6）	5.0日（3〜10）
	合計	4.0日（2〜7）	5.0日（3〜10）
再発	原発性	なし（フォローアップ：90日）	なし（フォローアップ：297日）
	続発性	2例（フォローアップ：220日）	なし（フォローアップ：213日）

SY So, et al. Catheter drainage of spontaneous pneumothorax : suction or no suction, early or late removal? Thorax. 1982 Jan ; 37(1) : 46-8. より引用

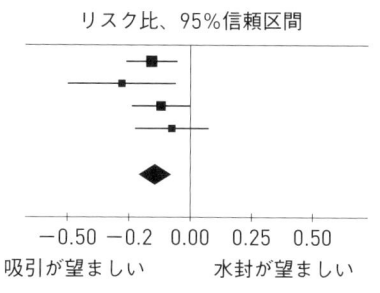

図H-4 術後気胸の発症のリスク比

Shaun M. Coughlin, et al. Management of chest tubes after pulmonary resection : a systematic review and meta-analysis. Can J Surg. 2012 Aug ; 55(4) : 264-70. より引用

したがって、水封での管理は有意に術後気胸の増加と関連していました（絶対的リスク減少 −0.14、95%信頼区間 −0.21 〜 −0.07）（図H-4）。

Shaun M. Coughlin, et al. Management of chest tubes after pulmonary resection : a systematic review and meta-analysis. Can J Surg. 2012 Aug ; 55(4) : 264-70.

術後肺は原発性気胸の環境というよりも続発性気胸に準じた病態であろうと思われますので、上記の複数の報告を顧みると、基礎疾患があるような場合や複雑な経過が予測される場合には持続吸引をかけたほうが無難であろうと推察されます。実際に、続発性気胸のほうが原発性自然気胸よりもエアリークが長かったという報告もあります（11日 vs 7日、$p=0.05$）。

Mathur R, et al. Time course of resolution of persistent air leak in spontaneous pneumothorax. Respir Med. 1995 Feb ; 89(2) : 129-32.

　持続吸引を行う論理的妥当性は、吸気時に臓側胸膜の気胸孔から脱出する空気を上回るだけの空気を吸い出すことで胸腔に空気が貯留しないようにするということと、臓側胸膜と壁側胸膜を密着させることで気胸孔を塞ぐということにあります。胸腔内圧は$-5 \sim -8\,cmH_2O$ 程度ですので、おおよそ$-10 \sim -20\,cmH_2O$で吸引する必要があると考えられます。あまり強い陰圧をかけすぎると、盗気（air stealing）が起こり低酸素血症をきたしたり、エアリークが長期化したりすることがあるとされています。そのため、重要なのは低圧吸引でいかに高流量を実現できるかということになります。

　胸腔内容量を測定できるデバイスもありますが、日常臨床では使用されていません。しかしながら、胸腔内容量がモニタリングできるのであればどの程度気胸が治癒しているか判断できるので、よいアイデアだと思います。

　自然気胸に対する持続吸引はルーチンには推奨されませんが、再膨張性肺水腫に十分留意すれば特に続発性自然気胸に対しては有効であろうと考えられます。ただしかしながら、低圧の持続吸引でエアリークの消失と肺の全拡張が得られれば問題ないでしょう。

POINT

- ✓ 自然気胸に対するルーチンの持続吸引は推奨されない。
- ✓ 術後肺や続発性自然気胸に対しては持続吸引をしたほうが望ましい場合もある。
- ✓ 持続吸引を行う場合、低圧かつ高流量を目標とする。

46 胸膜癒着術の方法は?

　胸膜癒着術は、呼吸器科医であれば主に気胸と癌性胸膜炎による胸水に対して行うことがほとんどでしょう。ただし、その方法については画一的なものはなく、エビデンスもまだ集積されていない領域です。

　胸膜癒着術は、当初自然気胸の再発に対して、胸膜を癒着させ胸腔を閉鎖すれば気胸の発症は防止できるのではないかという発想のもと1930年代に始まりました。1930年代にはすでにタルクや自己血を注入していたとされており、歴史的にはかなり早熟した治療だと思います。

Bethune N. Pleural poudrage : new technique for the deliberate production of pleural adhesion as preliminary to lobectomy. J Thorac Surg. 1935 ; 4 : 251-61.

　癌性胸膜炎に一般的に使用されているピシバニール®(OK432)は1980年代に入って使用され始めました。胸膜癒着術が現時点で気胸や癌性胸膜炎にどういった効果があるかというと、まず自然気胸に対する5年再発率を16%減少することができたという報告があります（25% vs 41%）。さらに、タルクによる胸膜癒着術では、自然気胸は95%再発しなかったという良好な成績があるため、欧米では自然気胸に対する胸膜癒着術はタルクが主流です。

Gyorik S, et al. Long-term follow-up of thoracoscopic talc pleurodesis for primary spontaneous pneumothorax. Eur Respir J. 2007 Apr ; 29(4) : 757-60.

　胸膜癒着術が全例で成功するわけではなく、当然ながら肺の拡張が得られないケースではそもそもあまり意味がありません。また胸膜播種が重度の癌性胸膜炎の場合、何度やっても癒着できないケースもあります。ほかにも、胸膜癒着術が成功しにくい要因があります。たとえば胸水中pHが7.28以下のように低い場合は、その失敗は極端に増加します（オッズ比4.46、95%信頼区間2.69〜7.45、$p<0.0001$）。ほかにも胸水中%LDHの上昇が146%を上回るもの（オッズ比4.11、95%信頼区間1.81〜9.64）、胸水糖の低下（72 mg/dL以下）（オッズ比3.02、95%信頼区間1.77〜5.21）は胸膜癒着術が失敗するリスクが高いとされています。

Heffner JE, et al. Pleural fluid pH as a predictor of pleurodesis failure : analysis of primary data. Chest. 2000 Jan ; 117(1) : 87-95.

胸膜癒着術に使用されている薬剤

癒着剤として何を投与するかですが、大きく分けると2種類あります。
- 胸膜を化学的に刺激し、胸膜炎を惹起する薬剤：タルク、テトラサイクリン系抗菌薬、ピシバニール®(OK432)、抗癌剤
- それ自体に接着作用がある薬剤：フィブリン糊、自己血

では、それぞれの薬剤について1つずつみていきましょう。

1. ユニタルク®（タルク）：癌性胸膜炎、気胸に使用されている

タルクは、滑石という鉱石を微粉砕した無機粉末です。化学式は $Mg_3Si_4O_{10}(OH)_2$ です。癌性胸膜炎による胸膜癒着術の第一選択とされていますが、ユニタルク®は1回4gを胸腔内に注入します。それ以上は副作用を増やすだけで成功率は変わりません。メタアナリシスでは、タルクは最も胸膜癒着術の成績がよい薬剤とされており、胸膜癒着術のあと最低でも78％の成功率が維持できるという優れたものです。また、胸腔鏡下にタルクを散布する方法（poudrage法）もかなり有効とされています。

Dresler CM, et al. Phase III intergroup study of talc poudrage vs talc slurry sclerosis for malignant pleural effusion. Chest. 2005 Mar ; 127(3) : 909-15.
Tan C, et al. The evidence on the effectiveness of management for malignant pleural effusion : a systematic review. Eur J Cardiothorac Surg. 2006 May ; 29(5) : 829-38.

最近、微小粒子タルク（粒子全体の約半数が $10\,\mu m$ 未満の粒子で構成されているもの）は、早期死亡のリスクである可能性が示唆されていますので注意が必要です。

Arellano-Orden E, et al. Small Particle-Size Talc Is Associated with Poor Outcome and Increased Inflammation in Thoracoscopic Pleurodesis. Respiration. 2012 Sep 27. [Epub ahead of print]

2. ブレオマイシン：癌性胸膜炎に使用されている

言わずと知れた抗癌剤です。1mg/kg、多いときで50～60mg/kgを注入します。日本では抗癌剤による胸膜癒着術としてはシスプラチンがよく使われていますが、シスプラチンは骨髄抑制や腎障害などの副作用が50～80％にみられ、ほかの抗癌剤に比べて強い傾向にあります。ピシバニール®(OK432)の項で後述しますが、統計学的には4週間の胸水無増悪生存率は、ブレオマイシンはピシバニール®(OK432)やシスプラチン＋エトポシドと同等の成績とされています。

Yoshida K, et al. Randomized phase II trial of three intrapleural therapy regimens for the management of malignant pleural effusion in previously untreated non-small cell lung cancer : JCOG 9515. Lung Cancer. 2007 Dec ; 58(3) : 362-8.

3. テトラサイクリン系抗菌薬：癌性胸膜炎、気胸に使用されている

　海外の文献ではタルクに劣るとする報告がいくつかあるため、アメリカでは使用されることは少なくなりました。

Tan C, et al. The evidence on the effectiveness of management for malignant pleural effusion : a systematic review. Eur J Cardiothorac Surg. 2006 May ; 29(5) : 829-38.
Heffner JE, et al. Clinical efficacy of doxycycline for pleurodesis. Chest. 1994 Jun ; 105(6) : 1743-7.

　ただ、日本ではまだ胸膜癒着剤の主役ですし、使われる頻度も高いと思います。用量としては、ドキシサイクリン 500 mg、ミノサイクリン 300 mg 程度の量を 50 mL の生理食塩水に溶解して注入する方法が主流です。とても胸膜痛が強く出る薬剤ですので、リドカイン（キシロカイン®）の注入を事前に行っておくなどの工夫が必要です。癌性胸膜炎に対する成功率はおよそ 80％ とされています。

Bielsa S, et al. Tumor type influences the effectiveness of pleurodesis in malignant effusions. Lung. 2011 Apr ; 189(2) : 151-5.
Porcel JM, et al. Rapid pleurodesis with doxycycline through a small-bore catheter for the treatment of metastatic malignant effusions. Support Care Cancer. 2006 May ; 14(5) : 475-8.

　自然気胸に対して胸腔ドレナージ単独よりもミノサイクリンによる胸膜癒着術を併用したほうが再発抑制効果が高かったという報告もあります（1 年後の再発率：ミノサイクリン群 29.2％、胸腔ドレナージ単独群 49.1％、p＝0.003）。

Chen JS, et al. Simple aspiration and drainage and intrapleural minocycline pleurodesis versus simple aspiration and drainage for the initial treatment of primary spontaneous pneumothorax : an open-label, parallel-group, prospective, randomised, controlled trial. Lancet. 2013 Apr 13 ; 381(9874) : 1277-82.

4. ピシバニール®（OK432）：癌性胸膜炎、時に気胸に使用されている

　もともと抗癌剤というカテゴリーに入る薬剤なのですが、現在では癒着剤としてしか使われていません。注射用製剤で 0.2・0.5・1・5KE/バイアルがあります。1KE は *Streptococcus pyogenes*（A 群 3 型）Su 株ペニシリン処理凍結乾燥粉末 2.8 mg（乾燥菌体として 0.1mg）に相当し、KE とはドイツ語で Klinische einheit（臨床単位）のことを指します。ベンジルペニシリンカリウムを含有していますので、ペニシリンアレルギー患者には禁忌になっているので注意してください。また、心臓疾患、腎臓疾患患者には慎重投与となっています。1 回あたり 5～10KE を胸腔内に注入します。1KE と比較して 10KE を 1 日目と 3 日目で投与したほうが、ドレナージ期間の短縮（4.0±1.3 日 vs 7.0±1.6 日、p＝0.028）および総排液量の減少（675±215 mL vs 1356±277 mL、p＜0.001）に有利であっ

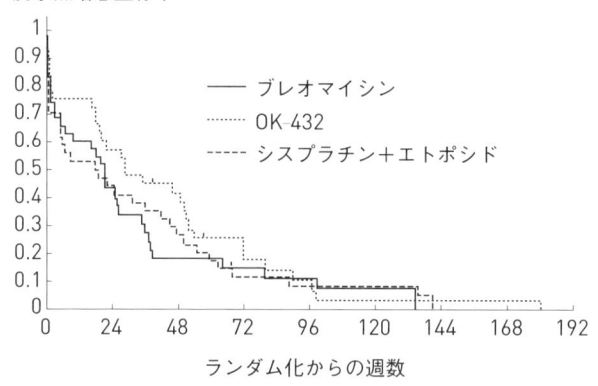

図 H-5　胸膜癒着剤別（ブレオマイシン、OK-432、シスプラチン＋エトポシド）のアウトカム
Yoshida K, et al. Randomized phase II trial of three intrapleural therapy regimens for the management of malignant pleural effusion in previously untreated non-small cell lung cancer : JCOG 9515. Lung Cancer. 2007 Dec ; 58(3) : 362-8. より引用

たという報告があるため、ある程度の投与量は必要のようです。

Kasahara K, et al. Randomized phase II trial of OK-432 in patients with malignant pleural effusion due to non-small cell lung cancer. Anticancer Res. 2006 Mar-Apr ; 26(2B) : 1495-9.

またピシバニール®はシスプラチン胸腔内投与よりも副作用が少ないとされているため、いわゆる「抗癌剤」よりは使いやすいという側面もあります。

清水哲男ら. 原発性肺癌による癌性腹膜炎に対する OK-432 胸腔内投与と Cisplatin 胸腔内投与の比較. 癌と化学療法. 2005 ; 32(8) : 1139-43.

シスプラチン単独、ピシバニール®(OK432) 単独、両者を併用する3群において、180日後の再発率が64.7％、52.9％、13.3％だったという報告があり、近年併用療法の有用性も指摘されています（ただし、この場合のドレーン留置期間は 8.4 日、5.5 日、12.9 日）。

Ishida A, et al. Intrapleural cisplatin and OK432 therapy for malignant pleural effusion caused by non-small cell lung cancer. Respirology. 2006 Jan ; 11(1) : 90-7.

日本で行われた試験（JCOG9515）では、4週間の胸水無増悪生存率は、ピシバニール®(OK432) で 75.8％、ブレオマイシン 68.6％、シスプラチン＋エトポシド 70.6％で有意差はなかったものの、ピシバニール®(OK432) が良好な成績であったことから日本ではピシバニール®を含むメニューが最も使用されています（図 H-5）。

Yoshida K, et al. Randomized phase II trial of three intrapleural therapy regimens for the management of malignant pleural effusion in previously untreated non-small cell lung cancer : JCOG 9515. Lung Cancer. 2007 Dec ; 58(3) : 362-8.

5. フィブリン糊：癌性胸膜炎、気胸で使用されている

A液＝フィブリノゲンをアプロチニンで溶解、B液＝トロンビンを塩化カルシウムで溶解、この2種類を直前に混和して使用します。フィブリン生成過程を利用して組織の接着・閉鎖を行います。アプロチニンはウシ肺を原料とするのでアレルギーに注意しなければなりません。最近は臨床ではあまり目にしませんが、自己血パッチで成功しなかった気胸に効果があったという報告もあります。

Iyama S, et al. Successful treatment by fibrin glue sealant for pneumothorax with chronic GVHD resistant to autologous blood patch pleurodesis. Intern Med. 2012 Aug ; 51(15) : 2011-4.

6. 自己血：気胸で使用されている

自己血のよいところは、副作用がほとんどないことです。自身の血液を採取して、それを胸腔内に注入するため、最も安全です。間質性肺炎においても安全性があるという報告もあります。

Aihara K, et al. Efficacy of Blood-Patch Pleurodesis for Secondary Spontaneous Pneumothorax in Interstitial Lung Disease. Intern Med. 2011 Jun ; 50(11) : 1157-62.

自然気胸に対して自己血パッチを行った32人の検討では、半数は12時間以内に効果がみられました。また、27人（84%）は72時間以内に効果がみられました。

Cagirici U, et al. Autologous blood patch pleurodesis in spontaneous pneumothorax with persistent air leak. Scand Cardiovasc J. 1998 ; 32(2) : 75-8.

そのほかにも、14人の自然気胸の検討で50 mLの自己血を注入した報告では、奏効率は92%で、53%は12時間以内、23%が24時間以内、15%は48時間以内、15%が72時間以内にリークがなくなったとされています。

Blanco Blanco I, et al. Pleurodesis with the patient's own blood : the initial results in 14 cases. Arch Bronconeumol. 1996 May ; 32(5) : 230-6.

注入量については、過去の文献を調べると自己血の量は50 mLとする報告が多いようです。

25人の遷延性気胸における血液量を比べた報告がありますが、0 mL、50 mL、100 mLで、リークが止まるまでの日数が6.3±3.7日、2.3±0.6日、1.5±0.6日でした。この報告では、100 mLのほうがリークが止まるまでの日数が有意に短

かったとされています。そのため、自己血を 100 mL 程度注入したほうがよいかもしれません。

> Andreetti C, et al. Pleurodesis with an autologous blood patch to prevent persistent air leaks after lobectomy. J Thorac Cardiovasc Surg. 2007 Mar；133(3)：759-62.

7．その他

そのほかにも、ポビドンヨードによる癌性胸膜炎や気胸の再発予防の報告もあります。

> Agarwal R, et al. Efficacy & safety of iodopovidone pleurodesis：a systematic review & meta-analysis. Indian J Med Res. 2012 Mar；135：297-304.

50％ブドウ糖を注入することで気胸に効果的であったという報告もあります。薬効成分が入っていないので、副作用は少ないと考えられています。

> 加地政秀ら．50％ブドウ糖液による胸膜癒着術の有用性．日本気胸・嚢胞性肺疾患学会雑誌．2010；10(1)：42.
> Tsukioka T, et al. Pleurodesis with a 50% glucose solution in patients with spontaneous pneumothorax in whom an operation is contraindicated. Ann Thorac Cardiovasc Surg. 2013；19(5)：358-63.
> Tsukioka T, et al. Intraoperative mechanical and chemical pleurodesis with 50 % glucose solution for secondary spontaneous pneumothorax in patients with pulmonary emphysema. Surg Today. 2013 Aug；43(8)：889-93.

実際の手順

胸膜癒着術にあたって、必ずしも 20 Fr や 24 Fr のような太い胸腔ドレーンを使用する必要はありません。疼痛軽減のためにも細径のドレーン（10 ～ 14 Fr 程度）でよいとされています。

> Roberts ME, et al. Management of a malignant pleural effusion：British Thoracic Society Pleural Disease Guideline 2010. Thorax. 2010 Aug；65 Suppl 2：ii32-40.
> Light RW. Pleural controversy：optimal chest tube size for drainage. Respirology. 2011 Feb；16(2)：244-8.

1．癌性胸膜炎に対する胸膜癒着術

肺の拡張が完全に得られていることが前提です。排液量が 150 mL／日程度であれば、問題なく胸膜癒着術ができると思われます。

①薬剤を胸腔に注入する前に 1% リドカイン（キシロカイン®）を 20 mL ほど胸腔内に注入したり、解熱鎮痛薬を事前に内服してもらったりしてから治療を行います。

②全身性ステロイドは事前にできるだけ減らしておくことが推奨されています。

Kennedy L, et al. Pleurodesis using talc slurry. Chest. 1994 Aug ; 106(2) : 342-6.

③薬剤を入れて、胸腔ドレーンをクランプします。一般には肺尖部分を中心に癒着剤が胸腔に広がるように体位変換することが重要とされています。
例）仰臥位 10 分・右側臥位 10 分・左側臥位 10 分・腹臥位 10 分・座位 10 分。
※ただし、体位変換そのものや変換時間のエビデンスは現時点では明らかでありません。むしろ、体位変換自体にあまり意味がないという意見もあります。

Tan C, et al. The evidence on the effectiveness of management for malignant pleural effusion : a systematic review. Eur J Cardiothorac Surg. 2006 May ; 29(5) : 829-38.
Dryzer SR, et al. A comparison of rotation and nonrotation in tetracycline pleurodesis. Chest. 1993 Dec ; 104(6) : 1763-6.

④臓側胸膜と壁側胸膜を癒着する必要があるので、クランプ開放後は陰圧（たとえば−20 cmH$_2$O など）で持続吸引するのが望ましいという意見が多いようです。
※陰圧やクランプ時間のエビデンスは現時点ではほとんどありません。

⑤ドレーン抜去は胸水排液が 1 日 150 mL 以下であれば問題ありませんが、それ以上の胸水排液が 24 時間以上続く場合は、再度胸膜癒着術を考慮してもよいと思います。

2. 自己血パッチによる胸膜癒着術

①患者さんから採血した自己血をそのまま胸腔ドレーンから注入し、30 分クランプして水封とします。

Lang-Lazdunski L, Coonar AS. A prospective study of autologous 'blood patch' pleurodesis for persistent air leak after pulmonary resection. Eur J Cardiothorac Surg. 2004 Nov ; 26(5) : 897-900.

②2 時間は陰圧をかけずに 60 cm の高さにチューブを持ち上げて、血液の逆流を防ぐようにします（ドレーンバッグを台の上に乗せる、など）。

Dumire R, et al. Autologous "blood patch" pleurodesis for persistent pulmonary air leak. Chest. 1992 Jan ; 101(1) : 64-6.

③リーク部分を中心に自己血が胸腔に広がるように体位変換することが重要と考えられますが、不要という意見もあります。
※前述のように体位変換時間のエビデンスは現時点ではありません。
※血液注入後は、ドレーン内の血液の凝固に注意しないといけません。気胸の悪化を招きます。

胸膜癒着術の副作用

　胸膜癒着術の副作用としてよくみられるのは、発熱、疼痛、消化器症状です。まれですが、重要な副作用として呼吸不全、全身性炎症反応症候群、膿胸などもあります。

Shaw P, et al ; Pleurodesis for malignant pleural effusions. Cochrane Database Syst Rev. 2004 ; (1) : CD002916.

POINT

- ✔ 胸膜癒着剤は癌性胸膜炎、気胸のいずれにおいても、タルクが最も推奨される。
- ✔ 日本では胸膜癒着剤としてテトラサイクリン系抗菌薬が頻用されるが、胸膜痛を軽減するためにリドカインも注入すべきである。
- ✔ 日本では癌性胸膜炎に対する胸膜癒着剤としてピシバニール®が最も使用されているが、ペニシリンアレルギーに禁忌であるため注意する。
- ✔ 自己血による胸膜癒着術は、100 mL 程度の注入を行ったほうが成功率が高い。
- ✔ 胸膜癒着術に使用する胸腔ドレーンは、細い径のもの（10 〜 14 Fr）でよい。
- ✔ 胸膜癒着術後の体位変換にはエビデンスがない。

47 再膨張性肺水腫を予防するためのエビデンスはあるのか？

　虚脱期間が長かった肺を急に再膨張させると、一気に肺内の血流が増えて血管透過性が亢進して肺水腫となることがあります。これを再膨張性肺水腫（reexpansion pulmonary edema）と言います。肺水腫の程度が重度だと人工呼吸管理が必要となるケースもあります。再膨張性肺水腫が起きる要因としてはさまざまなものが考えられており、活性酸素、再膨張による機械的ストレスによる虚脱肺の微小血管内皮障害、インターロイキン8やMCP-1（monocyte chemoattractant protein-1）などによって起こる血管内皮障害、血管透過性の亢進などがあります。

　Jackson RM, et al. Neutrophils in reexpansion pulmonary edema. J Appl Physiol. 1988 Jul ; 65(1) : 228-34.
　Nakamura M, et al. Importance of interleukin-8 in the development of reexpansion lung injury in rabbits. Am J Respir Crit Care Med. 2000 Mar ; 161(3 Pt 1) : 1030-6.
　Sakao Y, et al. Association of IL-8 and MCP-1 with the development of reexpansion pulmonary edema in rabbits. Ann Thorac Surg. 2001 Jun ; 71(6) : 1825-32.

　そして興味深いことに、この肺水腫の多くは片側に起こることが知られており、実に93％が片側肺水腫であったという報告もあります。

　Mahfood S, et al. Reexpansion pulmonary edema. Ann Thorac Surg. 1988 Mar ; 45(3) : 340-5.

　逆側の肺に起こったという症例も報告されています。

　Heller BJ, et al. Contralateral reexpansion pulmonary edema. South Med J. 2000 Aug ; 93(8) : 828-31.

再膨張性肺水腫を起こす要因
　再膨張性肺水腫を起こす要因としてよく知られているのが以下の3つです。
①**肺の虚脱期間**：長いほど起こしやすい。
②**肺の虚脱の程度**：高度虚脱であるほど起こしやすい。
③**肺の拡張速度・圧力/ドレナージ量**：急速で高い陰圧であるほど、ドレナージ量が多いほど起こしやすい。
　この①〜③について、「どのくらいの程度で」という点については過去の報告がまちまちであり、教科書によっても記載内容が異なります。一つずつみていきましょう。

1. 肺の虚脱期間

　肺の虚脱期間が72時間を超えると、肺毛細血管基底膜の変化が起こるとされています。そのため、よく教科書や総説などには72時間以上の虚脱が再膨張性肺水腫のリスクであると記載されています。

　　Stawicki PS, et al. Reexpansion pulmonary edema. OPUS 12 Scientist. 2008 ; 2(2) : 29-31.

　再膨張性肺水腫のうち虚脱期間が3日以上のものが86％を占めているという報告もあります。しかし、虚脱期間が3日以内であっても再膨張性肺水腫は起こることがありますので、この72時間＝3日という数字は一つの目安として捉えたほうがよいでしょう。

　　蘇原泰則. 再膨張性肺水腫の基礎と臨床. 臨床呼吸生理. 2000；32(2)：105-10.

2. 肺の虚脱の程度

　再膨張性肺水腫は肺の虚脱率が高い場合に起こりやすいとも言われています。1991年の *CHEST* の論文では、短い期間の虚脱で重度の症状を呈するものほど、あるいは長い期間の虚脱で症状が軽度であるものほど再膨張性肺水腫を起こしやすいとされています（図H-6）。

　　Matsuura Y, et al. Clinical Analysis of Reexpansion Pulmonary Edema. Chest. 1991 Dec ; 100(6) : 1562-6.

　統計学的に有意ではあるものの、気胸のサイズそのものは再膨張性肺水腫にそ

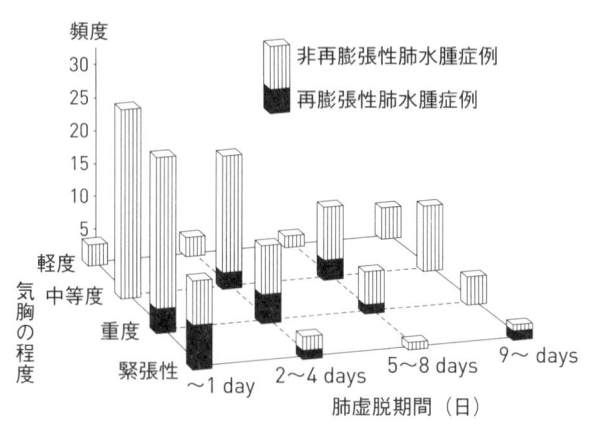

図H-6　再膨張性肺水腫に対する気胸の程度と肺虚脱期間の関連性
Matsuura Y, et al. Clinical Analysis of Reexpansion Pulmonary Edema. Chest. 1991 Dec ; 100(6) : 1562-6. より引用

れほど大きく寄与していないという報告もあります（オッズ比 1.06、95％信頼区間 1.03 〜 1.10、p＜0.001）。

<small>Cha KC, et al. The frequency of reexpansion pulmonary edema after trocar and hemostat assisted thoracostomy in patients with spontaneous pneumothorax. Yonsei Med J. 2013 Jan ; 54(1) : 166-71.</small>

3. 肺の拡張速度・圧力／ドレナージ量

陰圧をかけすぎると再膨張性肺水腫をきたしやすいと言われています。たとえば、3 日間肺を虚脱させたサルを用いた動物実験では、陰圧をかけずに水封にしたサルでは再膨張性肺水腫は発症せず、－10 cmH$_2$O の陰圧をかけていたサルはすべて再膨張肺水腫を発症しました。

<small>Miller WC, et al. Experimental pulmonary edema following re-expansion of pneumothorax. Am Rev Respir Dis. 1973 Sep ; 108(3) : 654-6.</small>

一方では、これは陰圧の強さに依存しているわけではなく、厳密には拡張の速度に依存すると言われています。ドレナージ量に換算すると、1500 mL 以上のドレナージがリスク因子であるとされています。Trapnel らや Mahajan らは 1500 mL 以内に抑えるべきであると報告しています。

<small>Trapnell DH, et al. Unilateral pulmonary oedema after pleural aspiration. Lancet. 1970 Jun ; 1(7661) : 1367-9.
Mahajan VK, et al. Reexpansion pulmonary edema. Chest. 1979 Feb ; 75(2) : 192-4.</small>

また一方では、胸膜疾患で有名な Light らをはじめ、複数の文献で －20 cmH$_2$O より陰圧が強くならないよう胸腔内圧をモニタリングすべきとしています。それができないのであれば 1000 mL 以上のドレナージは控えるべきと Light らは提言しています（ただ、これはエキスパートオピニオンです）。

<small>Light RW, et al. Observations on pleural fluid pressures as fluid is withdrawn during thoracentesis. Am Rev Respir Dis. 1980 May ; 121(5) : 799-804.</small>

これらに反するかのように、ドレナージの量そのものは再膨張性肺水腫の発症と関連していないとする論文があります。185 人の患者さんに対して胸腔内圧をモニタリングしながら胸水をドレナージし、ドレナージ量を 98 人（53％）が 1000 〜 1500 mL にとどめられ、40 人（22％）が 1500 〜 2000 mL、38 人（20％）が 2000 〜 3000 mL、9 人（5％）が 3000 mL 以上とされました。このうち、臨床的に再膨張性肺水腫を発症したのは 1400 mL をドレナージされた 1 人のみでした（0.5％、95％信頼区間 0.01％〜 3％）（図 H-7）。（ただし、放射線学的にはこの論文の患者さんのうち 4 人が再膨張性肺水腫ではないかと疑われています）。

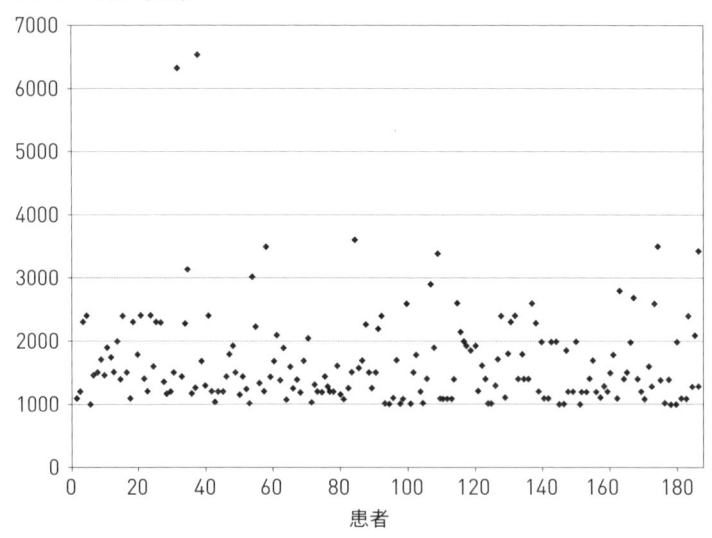

図 H-7　185人の胸水ドレナージ量
Feller-Kopman D, et al. Large-volume thoracentesis and the risk of reexpansion pulmonary edema. Ann Thorac Surg. 2007 Nov ; 84(5) : 1656-61. より引用

　この論文では、ほとんどの患者さんが−20 cmH$_2$O 以上の胸腔内圧でしたが、それでも再膨張性肺水腫は少ないです。もしかすると、再膨張性肺水腫に至るための内圧というのはもっと強い陰圧なのではないかと考えられます。この論文では、胸部不快感がなく、胸腔内圧を−20 cmH$_2$O 以下にとどめていれば安全ではないかと結論付けられています。なお、最大ドレナージ量は 6550 mL だったそうです。そこまで胸水が貯留できるものだと驚きました。

　Feller-Kopman D, et al. Large-volume thoracentesis and the risk of reexpansion pulmonary edema. Ann Thorac Surg. 2007 Nov ; 84(5) : 1656-61.

　しかし、173の気胸エピソードを解析したところ初期治療の内容（迅速に吸引をかけるか否かなど）は再膨張性肺水腫の発症に関連していなかったという報告もあります。

　Morioka H, et al. Re-expansion pulmonary edema : Evaluation of risk factors in 173 episodes of spontaneous pneumothorax. Respir Investig. 2013 Mar ; 51(1) : 35-9.

　ほかのリスク因子として年齢が挙げられます。前述の Matsuura らの *CEHST* の論文ですが、146人の気胸患者さんのうち、再膨張性肺水腫を発症した21人（14.4％）のうちの20人が40歳未満であったとされています。

Matsuura Y, et al. Clinical Analysis of Reexpansion Pulmonary Edema. Chest. 1991 Dec ; 100(6) : 1562-6.

　私が経験した再膨張性肺水腫のCT写真を提示します（図H-8）。この患者さんは自身の判断により数か月にわたって80％以上の虚脱率の気胸を放置していました。近医の内科を受診したところ胸部X線で気胸を指摘され、当院に緊急入院となりました。入院後、20Frの胸腔ドレーンを留置し、再膨張性肺水腫を懸念して水封のみで厳重に観察をしていたのですが、それでもなお再膨張性肺水腫が発症しました。

　前述した①～③のいずれもが再膨張性肺水腫のリスク因子であるとは思いますが、個人的には、一番臨床で留意されている③よりも、①や②のほうが重要なファクターなのではないかと感じています。また③については、ドレナージ量に依存するのではなく圧に依存するという考えのほうが理にかなっているように思われます。その理由は、ドレナージの絶対量をリスクと結論付けた論文は、胸腔内圧を測定していないものが多く、逆に圧を測定した論文は量の報告もしっかり記載されているためです。

　再膨張性肺水腫はドレナージを開始して2時間以内に急速に症状が出現します（64％が1時間以内という報告もあります）ので、緊張性気胸、長期虚脱気胸、若年発症気胸の場合にはより一層の注意が必要かもしれません。

Mahajan VK, et al. Reexpansion pulmonary edema. Chest. 1979 Feb ; 75(2) : 192-4.
Mahfood S, et al. Reexpansion pulmonary edema. Ann Thorac Surg. 1988 Mar ; 45(3) : 340-5.

再膨張性肺水腫の治療

　再膨張性肺水腫の治療については、呼吸管理、輸液、酸素療法、薬物投与（ス

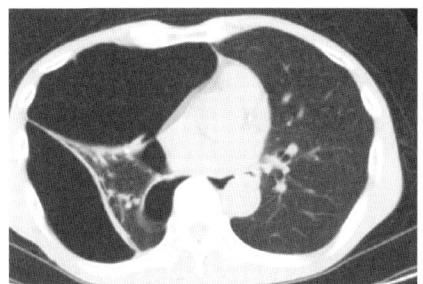

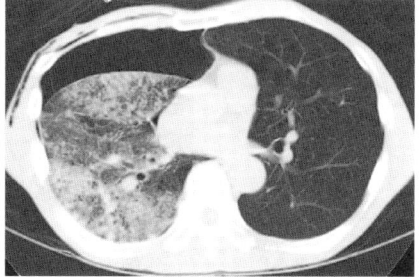

図H-8　長期の肺虚脱例に発症した再膨張性肺水腫の1例（自験例）

テロイド、利尿薬、シベレスタット）などいろいろな報告があります。ただ、利尿薬については議論の余地がありますので、現時点では推奨されるものではないと考えられます。再膨張性肺水腫を予防する目的で事前にステロイドを投与すると効果的であるという考えもありますが、これも議論の余地があるでしょう。

渡正伸ら．シベレスタットナトリウムが有効と考えられた再膨張性肺水腫の1例．Progressin Medicine. 2005 ; 25(8) : 2221-4.
Light RW, et al. Observations on pleural fluid pressures as fluid is withdrawn during thoracentesis. Am Rev Respir Dis. 1980 May ; 121(5) : 799-804.

挿管しなければならない状況であっても、再膨張性肺水腫は比較的速やかに病態が改善しますので、非侵襲性陽圧換気（NPPV）も有効かもしれません。

Volpicelli G, et al. A case of unilateral re-expansion pulmonary oedema successfully treated with non-invasive continuous positive airway pressure. Eur J Emerg Med. 2004 Oct ; 11(5) : 291-4.

POINT

- ✔ 再膨張性肺水腫は、長期虚脱例、高度虚脱例、若年者に起こりやすいが、ドレナージの絶対量よりもドレナージ圧のほうがリスク因子であると考えられている。
- ✔ 再膨張性肺水腫の治療には現時点ではエビデンスがないが、利尿薬は避けたほうがよいという意見もある。

Tips

Masson 小体の提唱者
Claude L. Pierre Masson (1880–1959)

　Masson 小体とは、細気管支や肺胞管にできる線維芽細胞と毛細血管が主成分の突起物のことで、病理学的な所見です。典型的には器質化肺炎（organizing pneumonia）のときによく観察されます。

120 を超える科学論文を執筆

　Pierre Masson は、フランスのブルゴーニュ地方にあるディジョンで 1880 年に生まれました。彼は若い頃から臨床医を目指していましたが、自身の健康状態から臨床医ではなく微生物学者を目指すよう恩師からすすめられました。

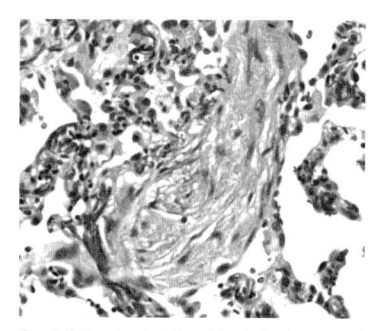

Cool CD, et al. Fibroblast foci are not discrete sites of lung injury or repair : the fibroblast reticulum. Am J Respir Crit Care Med. 2006 Sep ; 174(6) : 654-8. より引用

　1909 年に地元のパリ大学を卒業してからは、サルペトリエール病院およびパスツール研究所で 5 年間働きました。第一次世界大戦によってその職を失うこととなりますが、ドイツがフランスに敗れた大戦後、フランスの統治下に置かれたストラスブール大学の病理学部教授として彼は招聘を受けました。1923 年には病理医のバイブルともなった *Tumeurs : Diagnostics Histiologiques* を執筆し、世界的に有名な病理学者となりました。そして、1927 年に遠く離れたカナダのモントリオール大学の病理学部教授、そのほかの教育病院の指導者となりました。1954 年の退職までの間、病理医として多くの功績を残しました。実に彼は 120 を超える科学論文を執筆したと言われています。

　Masson は 1959 年に 79 歳で逝去しました。Masson は、1997 年にカナダ医学殿堂（Canadian Medical Hall of Fame）に選ばれ、1998 年にはボストンで開かれたアメリカ・カナダ病理学会で外科病理界における 4 人の偉人の 1 人に選ばれました。

Cabanne F. Pierre Masson. A precursor and re-discoverer（1880–1959）. Ann Pathol. 1983 ; 3(1) : 95–7.
Moore S, et al. The career and influence of Pierre Masson（1880–1959）. Int J Surg Pathol. 2001 Jul ; 9(3) : 231–6.

　Masson は、脳腫瘍や中枢神経系腫瘍の領域においてトリクローム染色などの組織学的技術を確立し、いまでもそれはマッソントリクローム染色（Masson trichrome stain）として名を残しています。呼吸器科領域でよく耳にする Masson 小体は、関節リウマチの患者さんにみられた肺胞腔内の器質化所見を彼自身が命名したことに由来します。

Masson P, et al. Poumon rhumatismal. Arch Anat Pathol. 1937 ; 14 : 359-82.

I

肺 癌

48 肺癌の検査をしたあとに治療をしないことは妥当か？

　私たち医師が患者さんの診断・治療方針を決定する際に頼るものは、自身の経験であったり、カンファレンスにおけるほかの医師たちの意見であったり、世に認められているガイドライン・指針であったり、さまざまです。しかし患者さんが高齢者の場合、多くは医師個人の倫理観や経験によって答えを出すことになります。

肺癌の可能性が濃厚な90歳男性

　最近お会いした患者さんのお話です。90歳の男性で左肺にどうやら癌らしい大きな影が見つかったらしく、紹介により当院に精査目的で来られました。私はその男性の検査入院の主治医になりました。確かに胸部CT検査では影は肺癌と考えられる形をしており、腫瘍マーカーも極端に上昇しており、ヘビースモーカーでもある。ふむふむ、この段階で肺癌の可能性はきわめて高いだろうと私も考えました。しかし、さてどうしたものかと悩みました。私が悩んだのは、この患者さんにどういった検査をするか、どういった治療を行うか、ではありません。この患者さんに検査自体を行うべきかどうか、悩んだのです。

　男性は、まず病名や疑われている疾患についてほとんどわかっておられませんでした。私は主治医として、個人的な経験上、肺癌を一番に疑っていることを説明し、一般的に必要な検査について説明しました。患者さんの理解がついてきているか、精神的なダメージはどうかを顔色でうかがいながら、そのあと治療について説明しました。手術はおそらく年齢的に厳しいということ、またあまりに陰影が大きいので放射線治療の適応にはなく、行うとしても抗癌剤治療になるが90歳という高齢では抗癌剤は使いにくいこと。ただ、わずかながらもこの病気は癌ではない可能性があるので、確実に癌だと知りたいのであれば、検査をしたほうがよいとお伝えしました。男性は少し考えられたあと、「もう90歳だから、癌の治療は受けるつもりはないし、検査せずにもう一度紹介元の病院に通院してみる」とおっしゃいました。

　もちろん、この男性の病気は肺癌ではなくまれな病気の可能性もありうるのです。限局型の血管炎かもしれないし、真菌性肺炎かもしれません。私は医師の疾患診断率が100％ということはありえないと思っていますし、それこそまれな疾

患を挙げればキリがありません。そのため、私は特に高齢の患者さんの場合は、患者さんが「治療しなくても検査はしたい」と言えば、検査を進める方針にしています。90歳だから検査する必要はありません、などとは畏れ多くも申し上げられません。ただ、医師の主導のもとで90歳の男性に気管支鏡や高価な検査をたくさん行ったあとに「あなたの病名は肺癌ですが治療はできません」では申し訳が立ちません。

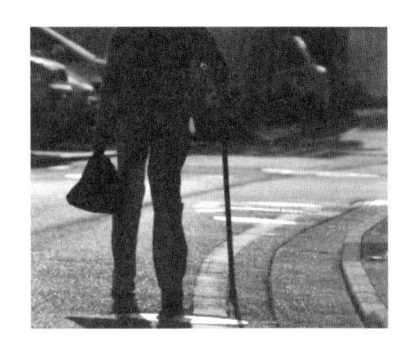

大切なのは話し合いと情報共有

　しかし、臨床現場にはアウトカム（転帰）が変わらないにもかかわらず行われている無駄な検査が大量に溢れています。治療しないつもりなのに検査だけとりあえずしようという状況はよく目にします。

　なぜなのでしょうか。2007年に九州で、93歳の女性に胃癌の肺転移があったにもかかわらず十分な検査治療を行わなかったとして、訴訟になったケースがあります。おそらく多くの医師は、93歳の胃癌肺転移に積極的な検査治療をしようとは思わないでしょうが、ご家族はそれに納得していなかったのです。そのため、訴訟に至ってしまいました。こういった事例があると、検査だけでもしっかりしておいたほうがよいと保守的な考えになる医師が多くなるのもうなずける話です。また、「もしまれな病気だったら……」と考えて、検査だけでもしておこうという医師の心理もわからなくもありません。肺癌であることがほぼ確実である状態でも、検査をしてみないとわかりませんと言いたくなる気持ちもよくわかります。もし間違っていたら、誤診だという議論が勃発する怖れがあるからです。

　このように、高齢者であっても癌の検査をどこまで続けたらよいのか答えがない状況下では、次々と検査がなされていきます。アメリカの国民健康調査では、高齢者の50%以上が癌スクリーニング検査を受けているという結果が報告されています。

　　Bellizzi KM, et al. Prevalence of cancer screening in older, racially diverse adults : still screening after all these years. Arch Intern Med. 2011 Dec ; 171(22) : 2031-7.

　だからこそ、医療においては患者さんとの話し合いと情報共有が大事だと思っ

ています。先ほどの90歳の男性の場合、私は「主治医として」肺癌の可能性が高いことを伝えました。これは裏を返せば、もしかしたら自分の能力不足によって万が一癌ではない可能性があることを含めた言い方でもあります。もちろん、誤診はよくありません。ただ、100％の診断力と必ず正しい選択肢を選べる医師などこの世にはいません。要は、その限界を患者さんやご家族が納得しているかどうかです。

　世の中には、どんなに苦しくても少しでも長生きしたい人もいます。いくら高齢であっても抗癌剤治療を希望する患者さんもいます。保険会社の診断書で癌の診断がどうしても必要な場合、ある程度の検査を要する場面もあるでしょう。そのため、やはり患者さんやご家族が何を望んでいるのかについての話し合いは必要不可欠だろうと思います。そしてその内容は、互いの人生観にまで波及するきわめてデリケートなものであることを認識しておく必要があります。

　もちろん、遺伝子変異に対する標的治療が進歩すれば、変異があれば負担の軽い内服の抗癌剤治療を行い、変異がなければ積極的な抗癌剤治療を行わない、という個別化医療が推奨される日が来るかもしれませんので、一概に高齢者だからどうこうとは断言できないと思います。

　医学的には、検査をしっかり行うことは正論なのです。これには反論の余地はありません。ただ、検査を行う医師は、常に患者さんの人生の年表に目を向けてほしいと思ってやみません。そのため、病状説明のときには必ず、主治医として疑っている診断名・診断方法・治療法、患者さんはどのような生活を望んでいるのか、患者さん本人やご家族は何が心配か、といったことをとことんまで話し合っておく必要があります。患者さんに診断・治療意欲があるならまだしも、医師が保身のためや「何となく」という理由で検査のみを行うことは許されないと私は思います。

POINT
- 保守的に検査を乱発するよりも、患者さんや家族としっかり話し合ってどこまで検査を進めるか決定すべきである。

49 肺結節影を患者さんにどう説明するべきか？

　私たち呼吸器内科医が胸部X線や胸部CT検査で結節影をみたとき、気管支鏡検査やPET（positron emission tomography）検査などで簡単に癌かどうかわかればよいのですが、経過観察を選ばざるをえないこともよくあります。たとえば数ミリの小さな陰影の場合、気管支鏡やPET検査ではほとんど診断できません。自分はスーパードクターになれるのではないかと夢見て気管支鏡にチャレンジしても、診断がつかなければ患者さんがつらい思いをするだけです。かといって、ではいっそのこと手術して取ってしまいましょうというわけにもいきません。癌ではなかったら、しなくてもよい手術をしたことになってしまいます。

　そのため、少しでも大きくなってきたら積極的に癌を疑って再度気管支鏡をするか手術するか考えましょう、と説明することが多いのが現状です。その説明によっていかに患者さんに納得してもらえるかは医師の腕の見せ所でもあります。

肺結節影の判定（図Ⅰ-1）

　1回目の胸部のthin-section CT（TS-CT）検査で5 mm以上の肺結節があれば、それら性状によりsolid nodule、part-solid nodule、pure ground-glass nodule（GGN）に分類するのが一般的です。これまではpart-solid noduleをmixed GGO（ground-glass opacity）、pure GGNをpure GGOと呼んでいたのですが、肺腺癌の新国際分類の論文に基づいて日本CT検診学会も用語を変更していますので注意してください。

> Travis WD, et al. International Association for the Study of Lung Cancer/American Thoracic Society/European Respiratory Society International Multidisciplinary Classification of Lung Adenocarcinoma. J Thorac Oncol. 2011 Feb；6(2)：244-85.

　基本的に肺結節が10 mmを超える場合には、気管支鏡をはじめとする検査を実施して確定診断をつけにいくべきとされています。10 mm未満であれば、喫煙者ではTS-CTで3か月後、6か月後、12か月後、18か月後、24か月後まで経過観察、非喫煙者ではTS-CTで4か月後、12か月後、24か月後まで経過観察を行うよう推奨されています。経過観察で増大がみられなければ問題ないとされています。喫煙者と非喫煙者でTS-CTを行う時期が異なるので注意が必要です。

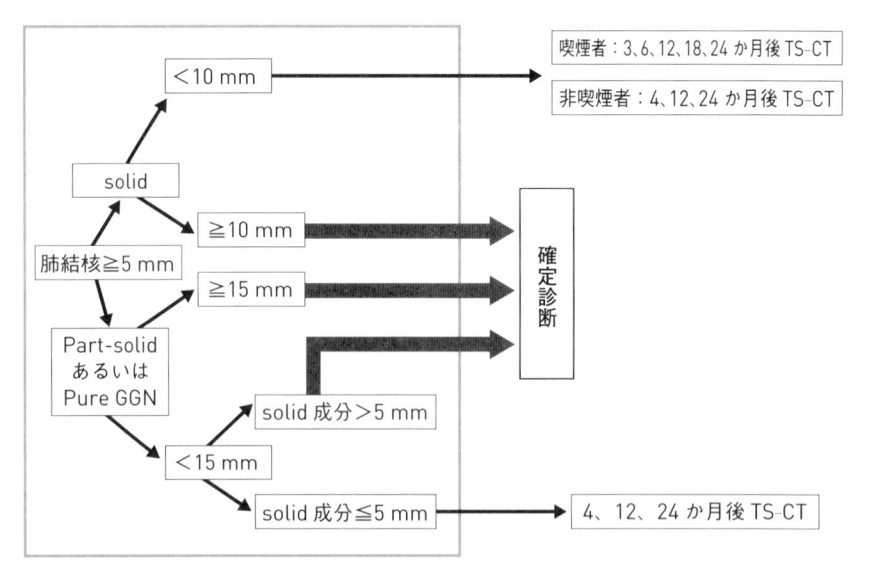

図I-1 肺結節の判定と経過観察図
日本CT検診学会．低線量マルチスライスCTによる肺がん検診：肺結節の判定と経過観察図 第3版．より引用

日本CT検診学会 肺がん診断基準部会編．肺がんCT検診ガイドライン．低線量CTによる肺がん検診の肺結節の判定基準と経過観察の考え方 第3版．2012．
〔http://www.jscts.org/pdf/guideline/gls3rd120719.pdf〕

　15 mm以下の115の肺結節影について気管支鏡の診断能を評価した大阪呼吸器アレルギー医療センターからの報告があり、その診断率は65.2%であったとしています。多変量解析では、アプローチがしやすい結節影（p＝0.019）、下葉にない結節影（p＝0.068）が診断率を上げるようです（表I-1）。

　Tamiya M, et al. Diagnostic factors of standard bronchoscopy for small (≦15 mm) peripheral pulmonary lesions : a multivariate analysis. Intern Med. 2011 Mar ; 50(6): 557-61.

　Part-solid noduleで全体の大きさ（スリガラス影の領域も含む）が15 mm以上の場合、確定診断を試みるべきとされています。15 mm未満の場合は、solid成分（tumor coreと言います）の大きさが5 mmより大きい場合は確定診断を試みるべきとしています。

　Sone S, et al. Small peripheral lung carcinomas with five-year post-surgical follow-up : assessment by semi-atutomated volumetric measurement of tumour size, CT value and growth rate on TSCT. Eur Radiol. 2012 Jan ; 22(1): 104-19.

　Pure GGNでも同様に15 mm以上の場合に確定診断を試みるべきとされてい

表I-1 15 mm 以下の結節影における診断因子：115 結節影の多変量解析

パラメータ	陽性所見検体（%）	p値
非下葉の病変	70.3%	0.068
下葉の病変	59.1%	
アプローチが容易	87.5%	0.019
アプローチが困難	59.3%	
術者の技能が優れている （気管支鏡専門家あるいは 5 年以上毎週施行している）	72.9%	0.117
術者の技能が上記以外	57.1%	
止血剤（カルバゾクロム、トラネキサム酸）を使用しない	67.3%	0.154
止血剤（カルバゾクロム、トラネキサム酸）を使用した	37.5%	

Tamiya M, et al. Diagnostic factors of standard bronchoscopy for small（≦15 mm）peripheral pulmonary lesions : a multivariate analysis. Intern Med. 2011 Mar ; 50(6): 557-61. より引用

ます。15 mm 未満の場合、3 か月後、12 か月後、24 か月後に経過観察を行い、濃度上昇や増大がなければ確定診断は不要としています。

　これらのガイドラインや意図を患者さんに説明することはきわめて難しいため、ある程度医師が主導権をもって診療にあたる必要があります。ただ、どこまで説明するかというのはとても重要だと私は思います。後述するように、肺結節影について説明された患者さんが「肺癌」を意識していることを認識しながら、加えて何か月にも及ぶフォローアップ期間を毎日悩まずに過ごせるよう配慮すべきだろうと思います。

　しかしながら、確定診断を気管支鏡だけで行うことには問題があるのではないかという指摘もあります。たとえば、大きさ（±標準偏差）14.6±8.7 mm の肺結節影に対して気管支鏡を行ったところ、癌の診断に対して感度 13.5%（95%信頼区間 9.0%～19.6%）、特異度 100%、陽性的中率 100%、陰性的中率 47.6%（95%信頼区間 41.8%～53.5%）だったという報告があります。

　　van't Westeinde SC, et al. The role of conventional bronchoscopy in the workup of suspicious CT scan screen-detected pulmonary nodules. Chest. 2012 Aug ; 142(2): 377-84.

　通常の気管支鏡で診断をつけにいくよりは、バーチャル気管支鏡などを用いたほうが診断的価値は高いというメタアナリシスもあります。

　　Wang Memoli JS, et al. Meta-analysis of guided bronchoscopy for the evaluation of the pulmonary nodule. Chest. 2012 Aug ; 142(2): 385-93.

説明を受ける患者さんが感じていること

興味深い論文があります。

Wiener RS, et al. "What do you mean, a spot?": A qualitative analysis of patients' reactions to discussions with their doctors about pulmonary nodules. Chest. 2013 Mar;143(3):672-7.

　この論文の要旨は、「肺の結節影を説明するとき、医師の説明次第で患者さんは精神的ストレスを感じる」ということです。医学論文としてはきわめて珍しいタイプの論文で、患者さんが医療従事者から結節影が見つかったことについて説明を受けたときにどのようなことを感じたかを記録しています。この論文からわかることは、「肺に影がある」と言われた場合はほとんどの患者さんがイコール肺癌だと想定していることです。また多くの人が医師の説明内容にかなり不満をもっているということです。

　その昔、私が恩師から教えていただいた言葉があります。

　「患者さんはそのときわかっているような素振りだったとしても、説明が終わればほとんど頭に残っていないことが多い。だから、何度も何度も説明するか、わかりやすい文書を書いて差し上げなさい」

　当たり前といえば当たり前なのかもしれませんが、確かに患者さんに平易な言葉で書いたお手紙を渡すと満足度は高いですし、ラ・ポールの構築にも役立ちます。そのため、主治医として自分が何を疑っているのか、そして何を疑っていないのかという点をしっかり書面にして渡す習慣をつけることは、複雑な説明を何度もする手間が省略できるだけでなく、患者さんからの信頼も厚くなるものと信じています。

POINT
- 肺の結節影のうち、「solid で 10 mm を超えるもの」「part-solid あるいは pure GGN で 15 mm を超えるもの、それ以下の大きさでも solid 成分が 5 mm を超えるもの」は確定診断をつけるべきである。
- 喫煙者と非喫煙者によって結節影の TS-CT のフォローアップ期間が異なる。
- 肺の結節影について説明を受けるとき、患者さんは癌のことを意識している。

50 抗癌剤による脱毛を理解しているか？

　抗癌剤によって起こる脱毛は、男女いずれにも起こりえますが、経験的には女性のほうが精神的ダメージが大きいと思います。と言うのも、肺癌が最も多い患者層である高齢男性であれば毛髪が少なくてもさほど違和感がないと思われます（失礼かもしれません）が、いかなる年齢層においても女性にとって脱毛は計り知れない羞恥心を惹起させてしまうものです。医療従事者、特に抗癌剤治療を行っている医師はしばしば感覚が麻痺してしまうかもしれませんが、「脱毛」という副作用はきわめてストレスが強いものだということを認識しておかなければなりません。

　抗癌剤による脱毛は、皮膚の細胞サイクルが約4週であることから、おおよそ抗癌剤投与1か月前後に強く出現します。CTCAE（Common Terminology Criteria for Adverse Events）version 4.0では以下のようにグレード分けされています。

- **グレード1**：遠くからではわからないが近くでみると正常よりも明らかな50%未満の脱毛。脱毛を隠すためにかつらやヘアピースは必要ないが通常と異なる髪形が必要となる。
- **グレード2**：他人にも容易に明らかな50%以上の脱毛。患者が脱毛を完全に隠したいと望めば、かつらやヘアピースが必要。社会心理学的な影響を伴う。

　抗癌剤により毛母細胞が完全に消失することはないとされており、脱毛は可逆性であるため、治療終了後4～6か月ほどで新しい毛髪が再生します。元の髪質と異なった毛髪が生えてくることも時に経験します。抗癌剤と脱毛への影響度を表I-2にまとめました。

　脱毛が始まると、毛髪が散らばらないように帽子やバンダナをかぶったり、抜けた毛髪を粘着テープ付き掃除具などで片付けたりといった工夫が必要です。さらなる脱毛を招くため洗髪を嫌う患者さんもいますが、頭皮を清潔にしなければ皮膚感染症を惹起することがありますので、低刺激性のシャンプーで洗髪し、毛髪は低温かつ弱風で乾燥させる工夫が必要です。

表 I-2　抗癌剤による脱毛の程度

	高度	中等度	軽度
アルキル化薬	シクロホスファミド（エンドキサン®） イホスファミド（イホマイド®）	プロカルバジン（塩酸プロカルバジン®）	メルファラン（アルケラン®） ニムスチン（ニドラン®）
代謝拮抗薬		メトトレキサート（メソトレキセート®） フルオロウラシル（5-FU®） シタラビンオクホスファート（スタラシド®）	テガフール・ギメラシル・オテラシルカリウム配合剤（ティーエスワン®） ゲムシタビン（ジェムザール®） ペメトレキセド（アリムタ®）
抗腫瘍抗生物質	アクチノマイシンD（コスメゲン®） ドキソルビシン（アドリアシン®） ダウノルビシン（ダウノマイシン®） エピルビシン（ファルモルビシン®） イダルビシン（イダマイシン®） アムルビシン（カルセド®）	アクラルビシン（アクラシノン®） ピラルビシン（ピノルビン®） ミトキサントロン（ノバントロン®）	
ビンカアルカロイド	ビンクリスチン（オンコビン®） ビンデシン（フィルデシン®） ビノレルビン（ナベルビン®）		
植物由来	エトポシド（ベプシド®、ラステット®） イリノテカン（カンプト®、トポテシン®） パクリタキセル（タキソール®） ドセタキセル（タキソテール®） ノギテカン（ハイカムチン®）		
白金製剤		カルボプラチン（パラプラチン®） シスプラチン（ブリプラチン®、ランダ®） ネダプラチン（アクプラ®） オキサリプラチン（エルプラット®）	

	高度	中等度	軽度
免疫・ホルモン関連薬		ペグインターフェロンα-2a（ペガシス®） ペグインターフェロンα-2b（ペグイントロン®） インターフェロンα-2b（イントロンA®）	インターフェロンα（スミフェロン®）
分子標的薬	ベバシズマブ（アバスチン®）	エルロチニブ（タルセバ®） ソラフェニブ（ネクサバール®） スニチニブ（スーテント®）	ゲフィチニブ（イレッサ®） トラスツズマブ（ハーセプチン®）

Trüeb RM. Chemotherapy-induced alopecia. Semin Cutan Med Surg. 2009 Mar ; 28(1) : 11-4.
Trüeb RM. Chemotherapy-induced alopecia. Curr Opin Support Palliat Care. 2010 Dec ; 4(4) : 281-4.
Trüeb RM. Chemotherapy-induced hair loss. Skin Therapy Lett. 2010 Jul-Aug ; 15(7) : 5-7.
Chon SY, et al. Chemotherapy-induced alopecia. J Am Acad Dermatol. 2012 Jul ; 67(1) : e37-47.
などを参照

脱毛を防ぐ方法のエビデンス

さて、エビデンスとしてはどういった脱毛を防ぐ方法があるのでしょうか？

1．スカルプターニケット

これは、空気を送り込み収縮期血圧よりも高い圧をかけて動脈を圧迫するターニケットを頭に巻くというものです。しかしながら、スタディがあまりにも少なく、有効性については実証されていません。

Hussein AM. Chemotherapy-induced alopecia : new developments. South Med J. 1993 May ; 86(5) : 489-96.
Cline BW. Prevention of chemotherapy-induced alopecia : a review of the literature. Cancer Nurs. 1984 Jun ; 7(3) : 221-8.

2．アイスキャップ（頭部冷却）

冷却によって血管を収縮させて余分な抗癌剤が頭皮に到達しないようにする方法です。24℃以下に下げる方法が主流です。有効性が証明されている試験やシステマティックレビューがあります。

Satterwhite B, et al. The use of scalp hypothermia in the prevention of doxorubicin-induced hair loss. Cancer. 1984 Jul ; 54(1) : 34-7.
Parker R. The effectiveness of scalp hypothermia in preventing cyclophosphamide-induced alopecia. Oncol Nurs Forum. 1987 Nov-Dec ; 14(6) : 49-53.
Grevelman EG, et al. Prevention of chemotherapy-induced hair loss by scalp cooling. Ann Oncol. 2005 Mar ; 16(3) : 352-8.
Lotfi-Jam K,et al. Nonpharmacologic strategies for managing common chemotherapy adverse effects : a

systematic review. J Clin Oncol. 2008 Dec ; 26(34): 5618-29.

ただし、この頭部冷却によって頭皮転移が発症したのではないかと疑われた症例が過去に複数報告されました。その後、冷却と頭皮転移の因果関係については複数の試験で懐疑的とされていますが、頭皮転移を起こす可能性をはらんでいる以上、頭部の冷却が推奨されるべき脱毛予防策とはなっていないのが現状です。

<small>Vendelbo Johansen L. Scalp hypothermia in the prevention of chemotherapy-induced alopecia. Acta Radiol Oncol. 1985 Mar-Apr ; 24(2): 113-6.
Witman G, et al. Misuse of scalp hypothermia. Cancer Treat Rep. 1981 May-Jun ; 65(5-6): 507-8.
Tollenaar RA, et al. Scalp cooling has no place in the prevention of alopecia in adjuvant chemotherapy for breast cancer. Eur J Cancer. 1994 ; 30A(10): 1448-53.</small>

スウェーデンのディグニターナ社が販売している DigniCap™(ディグニキャップ)が日本の一部の施設でも利用されています。日本では毛髪クリニックリーブ21 社が独占販売代理契約を締結しています。

3. 育毛剤：ミノキシジル

市販されている育毛剤にもミノキシジルが含まれているものがありますが、局所のミノキシジル投与は抗癌剤による脱毛を予防することはできませんでした。ただし、抗癌剤投与後の育毛を早めたという結果がありますので、脱毛期間を短縮したい人にはよいかもしれません。

<small>Rodriguez R, et al. Minoxidil (Mx)as a prophylaxis of doxorubicin-induced alopecia. Ann Oncol. 1994 Oct ; 5(8): 769-70.
Duvic M, et al. A randomized trial of minoxidil in chemotherapy-induced alopecia. J Am Acad Dermatol. 1996 Jul ; 35(1): 74-8.</small>

そのほかにも、トコフェロール、シクロスポリンなど多くの試験が組まれましたが、脱毛を予防できると臨床試験で証明された薬物はありませんでした。

脱毛を目立たなくする：医療用ウィッグ

脱毛の予防はできなくとも、医療用ウィッグで目立たなくすることは可能です。医療用ウィッグについて情報をもっている医療従事者はかなり少ないため、癌患者さんを診療している医療従事者はこうした情報にもアンテナを張っておく必要があります。

医療用ウィッグは欧米では当たり前のように使用されていますが、日本では大手メーカーが開発販売しているにもかかわらず、普及率はそこまで高いものではありません。この大きな原因の一つが医療従事者の知識・情報やカウンセリング

などのサポート体制が不足していることが挙げられます。

　Yeager CE, et al. Treatment of chemotherapy-induced alopecia. Dermatol Ther. 2011 Jul-Aug ; 24(4): 432-42.

　ウィッグが普及しにくいもう一つの理由として、その値段が挙げられます。医療用ウィッグの値段はピンからキリまでありますが、オーダーメイドにすると当然その値段は高くなります。部分用医療用かつらだと毛色を地毛の色に合わせるために、ある程度オーダーメイドにしなければなりません。

　上記の理由から、癌の病棟で脱毛を隠すためにバンダナを使用している女性はまだまだ多いです。しかし、バンダナだと冠婚葬祭に出席することは難しいでしょう。私たちは医療用ウィッグの情報を患者さんに提供する必要がありますが、そもそも医師に医療用ウィッグに関する教育がなされることはないので、患者さんが自力で情報収集をしているのが現状です。

　以下に医療用ウィッグを取り扱っている代表的なメーカーを列挙します（五十音順）。各社の長所や短所については割愛しました。

・an（アン）〔http://www.beauty-an.jp〕
・キュアウィッグ〔http://www.cure-wig.jp〕
・スヴェンソン〔http://www.katsura-ladys.com〕
・ナチュラルスタイル〔http://www.natural.ne.jp/medicalq_jyosei.html〕
・フィットミー〔http://www.fitme.jp〕
・フォンテーヌ〔http://www.fontaine.jp/medicare/02/〕
・ライツフォル〔http://www.katsuranorental.jp〕

　上記のほかにも地方のメーカーや、もう少し規模の小さなメーカーがたくさんあると思いますが、どのメーカーのどのウィッグにするかは、人それぞれです。予算と見た目、品質を天秤にかける必要もあるかもしれません。

　ある論文に、抗癌剤治療中の女性にとって「医療用ウィッグは旅の友」という言葉がありました。そのくらい、患者さんにとって医療用ウィッグは重要な存在であることを私たちは知っておく必要があるでしょう。

　Zannini L, et al. 'My wig has been my journey's companion': perceived effects of an aesthetic care programme for Italian women suffering from chemotherapy-induced alopecia. Eur J Cancer Care. 2012 Sep ; 21(5): 650-60.

> **POINT**
> - 脱毛をきたしやすい抗癌剤を理解しておく。
> - 頭部冷却による脱毛予防については、頭皮転移の点から慎重にならざるをえない。
> - 医療用ウィッグについて、医療従事者がもつ情報はきわめて少ないのが現状である。

51 癌患者さんに余命を伝えるべきか？

　癌診療に携わる医師で、「先生、私の命はあとどのくらいもつのでしょうか？」と聞かれたことがない人はいないと思います。呼吸器内科医として余命の質問をされるのは、ほとんどが肺癌の患者さんやそのご家族からであり、あとは難治性疾患（特発性肺線維症やリンパ脈管筋腫症）の患者さんからです。

　経験上、癌患者さん本人よりも近しいご家族からの質問が多いように思います。しかしながら、医師にとってこの質問に答えるのは非常に難しいのです。理由はきわめて単純で、「予測ができないから」です。よくテレビドラマで「もってあと2年です」など告知するシーンがありますが、ああいった予測はおそらく癌の病期（ステージ）に基づいた疫学データと主治医の経験を組み合わせた発言だと思われます。ただ、医師は患者さん本人への配慮から余命を長めに伝えがちとも言われていますので、現状としては正確な余命はほとんど患者さんに伝えられていません。

終末期の予後推定のための評価スケール

　診断期・治療期の段階での余命推定は難しく、終末期・死前期になるほど余命推定がしやすいのはすべての臨床医が実感するところです。そのため、終末期の予後推定には客観的評価スケールが存在します。

　終末期には予後を推定するスコアがあるため、それを用いて伝えることが多いように思います（もちろん個々の患者さんの状態に即した総合判断となりますが）。具体的には、Palliative Prognostic Score（PPS）や Palliative Prognostic Index（PPI）です。いずれも Performance Scale を用います。

1. Palliative Prognostic Score（PPS）（表I-3）

　PPSは「臨床的な予後の予測」という項目があるため、どうしても主観的評価になりやすいのがデメリットです。項目にある Kernofsky Performance Scale は、患者さんに対して0から100の間でスコアをつけます（表I-4）。

2. Palliative Prognostic Index（PPI）（表I-5）

　合計得点が6より大きい場合、患者さんが3週間以内に死亡する予測は感度

表I-3 Palliative Prognostic Score (PPS)

臨床的な予後の予測	1〜2週	8.5
	3〜4週	6.0
	5〜6週	4.5
	7〜10週	2.5
	11〜12週	2.0
	＞12週	0
Karnofsky Performance Scale	10〜20	2.5
	≧30	0
食欲不振	あり	1.5
	なし	0
呼吸困難感	あり	1.0
	なし	0
白血球数（/mm^3）	＞11000	1.5
	8501〜11000	0.5
	≦8500	0
リンパ球（%）	0〜11.9	2.5
	12〜19.9	1.0
	≧20	0

得点	30日生存確率	生存期間の95%信頼区間
0〜5.5点	＞70%	67〜87日
5.6〜11点	30〜70%	28〜39日
11.1〜17.5点	＜30%	11〜18日

表I-4 Kernofsky Performance Scale

普通の生活・労働が可能。特に介護する必要はない。		100
		90
		80
労働はできないが、家庭での療養が可能。日常生活の大部分で症状に応じた介助が必要。		70
		60
		50
自分自身の世話ができず、入院治療が必要。疾患が進行している状態。	動けず、適切な医療・介護が必要な状態	40
	まったく動けず、入院が必要な状態	30
	入院が必要であるほど重症、治療が必要	20
	危篤状態	10

表I-5 Palliative Prognostic Index (PPI)

Palliative Performance Scale	10～20	4.0
	30～50	2.5
	≧60	0
経口摂取量	著明に減少（数口以下）	2.5
	中程度減少（減少しているが数口よりは多い）	1.0
	正常	0
浮腫	あり	1.0
	なし	0
安静時呼吸困難感	あり	3.5
	なし	0
せん妄	あり（原因が薬物単独、臓器障害に伴わないものは含めない）	4.0
	なし	0

表I-6 Palliative Performance Scale

	起居	活動と症状	ADL	経口摂取	意識レベル
100	100％起居	正常の活動が可能 症状なし	自立	正常	清明
90		正常の活動が可能 いくらかの症状がある			
80		いくらかの症状はあるが努力すれば正常の活動が可能		正常または減少	
70	ほとんど起居	何らかの症状があり通常の仕事や業務が困難			
60		明らかな症状があり趣味や家事を行うことが困難	時に介助		清明または混乱
50	ほとんど座位か横たわっている		しばしば介助		
40	ほとんど臥床	著明な症状がありどんな仕事もすることが困難	ほとんど介助		清明または混乱または傾眠
30	常に臥床		全介助	減少	
20				数口以下	
10				マウスケアのみ	傾眠または昏睡

80％、特異度85％、陽性反応適中度71％、陰性反応適中度90％で可能とされています（表I-6）。

前述したように1人の医師による予後推定は長くなってしまう可能性がありますので、複数の医師と共に客観的指標に基づいて予後推定を行うことが望ましいとされています。しかしながら、この予後推定はあくまで「推定」であり、患者さん個々の事例には当てはまらないことも少なくありません。ゆえに、患者さんについて一番詳しい主治医の主観的評価に依存するところが大きいのが現実です。

余命を伝えるべきかどうか

さて本題に戻します。癌患者さんにとって予後を知ることは非常に重要なのですが、それを実際に伝えるべきかどうかという命題についてはどの教科書も言及していません。言及していない、というよりもデリケートな問題なので言及できないといった表現のほうが正しいと思います。余命について医師から具体的に教えてほしい患者さんは全体の40％、聞きたくない患者さんは10～20％と言われており、必ずしも患者さんの全員が余命の告知を希望しているわけではありません。

Sanjo M, et al. Preferences regarding end-of-life cancer care and associations with good-death concepts : a population-based survey in Japan. Ann Oncol. 2007 Sep ; 18(9): 1539-47.

一方、差し迫る死について告知をしたほうが望む場所で最期の時を迎えることやその後の死別に対する家族サポートが可能となるという報告もあります。

Lundquist G, et al. Information of imminent death or not : does it make a difference? J Clin Oncol. 2011 Oct ; 29(29): 3927-31.

一般的に、年齢が高くなるほど予後告知の希望は減少するとされていますが、いきなり告知をされてパニックに陥る患者さんも少なくありません。この理由として、日本の文化が、余命推定だけでなく癌告知そのものをよしとしてこなかった歴史をもつため、こういった風潮はまだ根強いのです。告知に関する価値観に欧米と大きな差がある理由として、アジアでは儒教の影響が大きいのではないかと考えられています。

Fan R, et al. Truth telling in medicine : the Confucian view. J Med Philos. 2004 Apr ; 29(2): 179-93.

そのため、いわゆる「お茶を濁す」ことで言及を避ける手法がとられているこ

ともあります。すなわち、診断・治療期には具体的な余命の言及を避け、終末期・死前期に「あと〇日かもしれません」と具体的な言及をする手法です。

余命についての bad news telling だけでなく、医療従事者として何が「できる」か、というポジティブな説明をすることで患者さんの不安を軽減できるとも考えられているため、症状や苦しみを取ることができるという情報を積極的に与えることで余命告知の精神的ダメージをある程度軽減できる可能性はあります。

Morita T, et al. Communication about the ending of anticancer treatment and transition to palliative care. Ann Oncol. 2004 Oct ; 15(10) : 1551-7.

ただ実際の現場では、余命まで伝えるかどうかはきわめて繊細な判断であるため、客観的な指標があってどれだけ推定が可能になろうとも、それを伝えるか否かは主治医の裁量にまかされます。余命告知をすべきかどうかという命題には、エビデンスやデータからは答えは出せません。余命告知をしたことで、生命保険の生前給付が可能となり夫婦でヨーロッパへ旅行することができた患者さんもいましたし、余命告知の希望があったため告知したものの希望を失ってしまった患者さんもいました。どのような理由で告知するにせよ、余命の告知は患者さんの人生のあり方を左右する重い言葉であることを私たち臨床医は肝に銘じておかなければなりません。

POINT

✔ 終末期の予後を予測するスコアとして PPS、PPI などがある。
✔ 予後について情報を提示することが必ずしも最良の結果となるわけではないので、繊細な判断が必要である。

> **52** 癌患者さんの気道狭窄にステントはいつ入れるべきか？

　私たち呼吸器科医が見ていてつらいと思う病態の一つに、気道狭窄があります。特に癌の患者さんでは、癌が中枢気道を狭窄することで容易に窒息をきたします。狭窄による呼吸困難感は患者さんにとって大きな苦痛です。「いったいいつ気道ステントを挿入するのが妥当なのか？」という疑問を抱く医療従事者は多いと思います。

　気道狭窄はあるもののほぼ無症状の癌患者さんの場合、「無症状であるしステントを挿入することで気道の異物感も大きくなるのだから、現時点では入れる必要はない」と判断されることがあります。一方、パフォーマンス・ステータスが3や4の癌の終末期の患者さんが気道狭窄で苦しんでいる場合ですと、おそらくステント挿入手技自体が危険と判断されます。これだと、そもそも気道ステントを入れるタイミングが存在しないではないか、というジレンマが発生します。

気道ステントの適応

　1980年代、palliative intubation（緩和的挿管）という方法がありました。その名のとおり、気道狭窄に対して挿管することで呼吸困難感の苦しみから解放する方法です。

　Orlowski TM. Palliative intubation of the tracheobronchial tree. J Thorac Cardiovasc Surg. 1987 Sep ; 94(3) : 343-8.
　Clarke DB. Palliative intubation of the trachea and main bronchi. J Thorac Cardiovasc Surg. 1980 Nov ; 80(5) : 736-41.

　1990年にDumonにより気管・気管支ステントが開発されてからというもの（図I-2）、現在ではさまざまなステントが利用されています。

　Dumon JF. A dedicated tracheobronchial stent. Chest. 1990 Feb ; 97(2) : 328-32.

　しかしながらいまだに気道ステントのガイドラインはなく、どのような患者さんに挿入するのがよいか、臨床医によって患者さんの病状によって意見がバラバラです。

　呼吸器インターベンションにおけるヨーロッパ呼吸器学会/アメリカ胸部疾患学会（ERS/ATS）共同ステートメントはありますが、気道ステントの項目は1ページもありません。

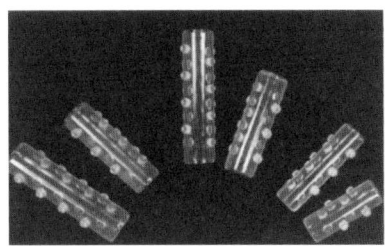

図I-2 気管・気管支ステント
Dumon JF. A dedicated tracheobronchial stent.
Chest. 1990 Feb ; 97(2) : 328-32. より引用

Bolliger CT, et al. European Respiratory Society/American Thoracic Society. ERS/ATS statement on interventional pulmonology. Eur Respir J. 2002 Feb ; 19(2): 356-73.

アメリカ胸部医師学会（ACCP）からも呼吸器インターベンションのガイドラインがありますが、気道ステントの項目の記載はきわめて少量です。

American College of Chest Physicians. Interventional pulmonary procedures : Guidelines from the American College of Chest Physicians. Chest. 2003 May ; 123(5): 1693-717.

ガイドラインではありませんが、日本呼吸器内視鏡学会雑誌である『気管支学』に興味深い論文があります。岡山赤十字病院の松尾らが2007年に書いた論文ですが、非常に共感のできる内容です。すなわち、以下の症例が気道ステントの適応になるのではないか提唱しています。

①中枢気道の高度の狭窄があり呼吸困難などの症状を有するか肺機能検査で気流制限を呈する症例
②ステント留置により予後の改善が得られる症例
③狭窄より末梢側の気道や肺が保たれている症例

松尾圭祐ら．気道ステント留置術のガイドラインの必要性について．気管支学．2007 ; 29(1): 26-9.

この論文によれば、パフォーマンス・ステータス1あるいは2の患者さん、気道ステント挿入後に後治療を行った患者さんは、気道ステント挿入後の予後は良好であるとしています。また気道ステントの種類についても、将来的に抜去する可能性を視野に入れるのであればシリコンステントがよいだろうと述べています。シリコンステントの場合、全身麻酔が必要であることがほとんどですので、少々侵襲性が大きすぎるのが難点です。そのため、姑息的に金属ステントを選択することも現場では少なくないと思います。

「あの時、患者さんに気道ステントを入れてあげたらもう少し長生きできたの

だろうか」と思うことは呼吸器科医であれば何度も経験したことがあるでしょう。「いや、緩和的鎮静を選択してよかったのだ」と自分に言い聞かせることもあるでしょう。たとえ医師同士のカンファレンスにおいて満場一致の結論であったとしても、その患者さんと最も多くの時間を分かち合った主治医が、患者さんやご家族ととことん話し合って悔いの残らないような選択肢を選べたらと常々思っています。

　なお、気道ステントを挿入することで有意に下気道感染のリスクを上昇させるという報告があります（ハザード比 3.76、95%信頼区間 1.57 〜 8.99、p = 0.003）。そのため、アブレーションで気道を再開通させることができ、なおかつ化学療法や放射線治療に反応性があるような悪性気道狭窄の場合、ステント挿入を見送る選択肢もあるのではないかと思います。

Grosu HB, et al. Stents Are Associated with Increased Risk of Respiratory Infections in Patients Undergoing Airway Interventions for Malignant Airway Disease. Chest. 2013 Mar 7. [Epub ahead of print]

POINT
- 癌患者さんにおいて、気道ステントの挿入により予後が改善すると予想される場合や、末梢の肺機能が保たれている場合に気道ステントの挿入を考慮する。
- パフォーマンス・ステータスが良好な場合や後治療が可能な場合は、気道ステント挿入後の予後は比較的良好である。

53 抗癌剤の血管外漏出による皮膚障害に対する治療のエビデンスは？

　点滴中に抗癌剤が血管外漏出すると、病棟や外来化学療法室から主治医に連絡が来ることでしょう。しかしながら、その対処法は医師によってまちまちであり、ステロイドを局所注射する医師もいれば、アクリノール湿布を貼付するだけの医師もいます。

　いったい抗癌剤の血管外漏出による皮膚障害に対する治療はどういったエビデンスがあるのでしょうか。

　抗癌剤の血管外漏出による皮膚障害における重要なリスク因子は、抗癌剤の種類、濃度、漏出量とされています。抗癌剤は漏出後の皮膚組織障害の重症度によって、起壊死性、炎症性、非壊死性起炎症性に分類されます。壊死性はさらにDNA結合型と非DNA結合型に分類されます。前者はアントラサイクリン系、後者はビンカアルカロイド系やタキサン系が代表的な薬剤です。DNA結合型の抗癌剤の漏出による皮膚障害は遅れて発現するため、初期には病変を呈さず、のちに潰瘍形成や皮膚壊死を引き起こすとされます。逆に非DNA結合型の場合、比較的早期に重度の皮膚障害を発症します。

　　Goolsby TV, et al. Extravasation of chemotherapeutic agents : prevention and treatment. Semin Oncol. 2006 Feb ; 33(1): 139-43.

　抗癌剤の血管外漏出による重症度分類は数多くありますが、同じ薬剤でも分類によって壊死性だったり炎症性だったりして、国際的に一貫した分類がありません。ただ、呼吸器科医としてアントラサイクリン系、ビンカアルカロイド系、タキサン系の3つに注意しなければならないのは間違いありません。vesicant（起壊死性）に分類されている薬剤は、3分の1が無治療だと潰瘍を形成すると言われているため、注意が必要です（表I-7）。

抗癌剤の血管外漏出による皮膚障害に対する治療とエビデンス
1. 冷却あるいは加温

　抗癌剤の漏出範囲を冷却あるいは加温します。ビンカアルカロイド、エトポシドは加温したほうがよく、オキサリプラチンは冷却しないほうがよいとされていますが、それ以外は冷却したほうがよいとされています。オキサリプラチンでは、寒冷刺激によって神経障害が誘発されるので、冷却しないほうがよいと考え

表 I-7 抗癌剤の血管外漏出による重症度分類

	Vesicant (起壊死性)： DNA 結合型	Vesicant (起壊死性)： 非 DNA 結合型	Irritant (炎症性)	Nonvesicant (非壊死性起炎症性)
アルキル化薬	ラニムスチン (サイメリン®)		シクロホスファミド (エンドキサン®) [※1] イホスファミド (イホマイド®) [※1] ダカルバジン (ダカルバジン®) [※2] メルファラン (アルケラン®)	ニムスチン (ニドラン®)
代謝拮抗薬			ゲムシタビン (ジェムザール®) [※1] フルオロウラシル (5-FU®)	メトトレキサート (メソトレキセート®) シタラビン (キロサイド®、サイトサール®) エノシタビン (サンラビン®) ペメトレキセド (アリムタ®) [※1]
抗腫瘍抗生物質	ドキソルビシン (アドリアシン®) エピルビシン (ファルモルビシン®) ダウノルビシン (ダウノマイシン®) イダルビシン (イダマイシン®) アムルビシン (カルセド®) ピラルビシン (ピノルビン®) アクチノマイシン D (コスメゲン®) マイトマイシン C (マイトマイシン®) ミトキサントロン (ノバントロン®)		アクラルビシン (アクラシノン®)	ブレオマイシン (ブレオ®) [※1] ペプレオマイシン (ペプレオ®) [※1]
ビンカアルカロイド		ビンクリスチン (オンコビン®) ビンデシン (フィルデシン®) ビノレルビン (ナベルビン®) ビンブラスチン (エクザール®)		

	Vesicant (起壊死性): DNA 結合型	Vesicant (起壊死性): 非 DNA 結合型	Irritant (炎症性)	Nonvesicant (非壊死性起炎症性)
植物由来		パクリタキセル (タキソール®) ドセタキセル (タキソテール®)	エトポシド (ベプシド®、ラステット®) イリノテカン (カンプト®、トポテシン®) ノギテカン (ハイカムチン®)	
白金製剤			カルボプラチン (パラプラチン®) シスプラチン (ブリプラチン®、ランダ®) ネダプラチン (アクプラ®) ※1 オキサリプラチン (エルプラット®) ※2	
免疫・ ホルモン 関連薬				ペグインターフェロン α-2a (ペガシス®) ペグインターフェロン α-2b (ペグイントロン®) インターフェロン α-2b (イントロン A®) インターフェロン α (スミフェロン®)
分子 標的薬				ベバシズマブ (アバスチン®) セツキシマブ (アービタックス®)

※1:ほとんど炎症を起こさないという意見もある。
※2:vesicant(起壊死性)であるとの報告もある。

られています。

　　Dorr RT, et al. Cold protection and heat enhancement of doxorubicin skin toxicity in the mouse. Cancer Treat Rep. 1985 Apr ; 69(4) : 431-7.
　　Dorr RT, et al. Vinca alkaloid skin toxicity : antidote and drug disposition studies in the mouse. J Natl Cancer Inst. 1985 Jan ; 74(1) : 113-20.

2. 解毒剤の投与(デクスラゾキサン、チオ硫酸ナトリウム、ヒアルロニダーゼ)

　海外ではたとえば、ESMO-EONS (European Society for Medical Oncology、European Oncology Nursing Society) や Oncology Nursing Society (ONS) の

ガイドラインによって抗癌剤の種類別に血管外漏出への対処法がまとめられています。解毒剤としてデクスラゾキサン、チオ硫酸ナトリウム、ヒアルロニダーゼなどが使用されます。ただし、日本ではこれらの薬剤はまだ承認されていません。デクスラゾキサンは細胞核のトポイソメラーゼIIの機能を阻害する薬剤です。アントラサイクリン系抗癌剤は本酵素と結合することで抗腫瘍効果をもたらします。欧米ではSavene®、Totect®として販売されています。

Polovich M, et al. Chemotherapy and Biotherapy Guidelines and Recommendations for Practice, third edition. Oncology Nursing Society. Pittsburgh. 2009. pp105-116.
Pérez Fidalgo JA, et al. Management of chemotherapy extravasation : ESMO-EONS Clinical Practice Guidelines. Ann Oncol. 2012 Oct ; Suppl 7 : vii 167-73.

中和作用をもつチオ硫酸ナトリウムを局所注射することによって、シスプラチンやアクチノマイシンDなどの皮膚毒性を改善することが期待できるとされています。10％チオ硫酸ナトリウムを5〜10 mL局所注射します。

また、ビンカアルカロイド系、パクリタキセルなどの漏出に対してヒアルロニダーゼが有効とされています。ただし、アントラサイクリン系には使用すべきでないとされています。

Bertelli G, et al. Hyaluronidase as an antidote to extravasation of Vinca alkaloids : clinical results. J Cancer Res Clin Oncol. 1994 ; 120(8): 505-6.
Laurie SW, et al. Intravenous extravasation injuries : the effectiveness of hyaluronidase in their treatment. Ann Plast Surg. 1984 Sep ; 13(3): 191-4.

3. ステロイド局所注射

日本ではステロイドの局所注射を慣例的に行っている施設が多いと思います。しかしながら、このステロイドの局所注射は効果が証明されていません。ドキソルビシン、ビノレルビン、パクリタキセルの3剤を4匹ずつ合計12匹のラットの皮下に投与した研究で、ヒドロコルチゾンの局所注射を行うことで肉眼的皮膚変化を抑制することができたのですが、見えない真皮以下の変性や壊死を食い止めることはできなかったという報告があります。

杉本雅和ら．ラットにおける壊死性抗がん剤の漏出性皮膚障害に関するステロイド局所注射の効果．癌と化学療法．2012 ; 39(4): 577-82.

また、ビンカアルカロイド系抗癌剤では皮膚症状の悪化が生じるためステロイドの局所注射を禁忌とする報告すらあります。

Dorr RT, et al. Vinca alkaloid skin toxicity : antidote and drug disposition studies in the mouse. J Natl Cancer Inst. 1985 Jan ; 74(1): 113-20.

実際はデキサメタゾン（デカドロン®）4〜8 mg、ベタメタゾン（リンデロ

ン®) 4 〜 8 mg、ヒドロコルチゾン（ソル・コーテフ®）100 〜 200 mg を生食や1％リドカイン（キシロカイン®）に混和して漏出部位の周囲に皮下注射することが多いです。合計10 mL 程度に調剤して、漏出部よりやや大きめの範囲（図 I-3 の点線部位）に周囲より中心部へ向けて徐々に皮下注射し、最後に漏出部位の中心部に局所注射します。ステロイド外用薬は、strongest のクロベダゾール（デルモベート®）を使用することが多いと思います。ステロイド局所投与だけでなく、その後 0.1％アクリノール液湿布を貼付することもあります。

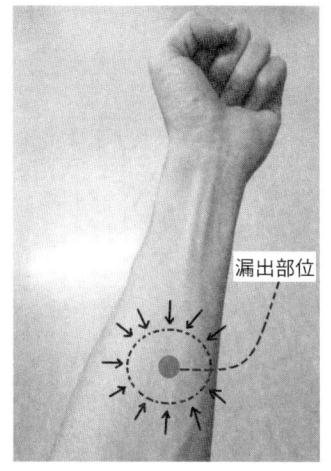

図 I-3 抗癌剤の血管外漏出に対するステロイド局所注射

実際のマネジメント（図 I-4）

まず即座に点滴を中止し、ルート〜血管内に残存している抗癌剤をできるだけ回収するようシリンジで陰圧をかけます。ルートを抜去し、漏出した範囲をマジックなどでマーキングしておきます。その後、以下の選択肢を考慮します。

① 冷却（加温）
② ステロイド局所注射
③ 解毒剤（アントラサイクリン系→デクスラゾキサン、シスプラチン・アクチノマイシン D →チオ硫酸ナトリウム、ビンカアルカロイド系・タキサン系→ヒアルロニダーゼ）

エビデンスがはっきりしていないため、ステロイド局所注射は絶対に行わなければならないものではありません。ただ、重篤な皮膚障害だと後遺症を残します。投与しなかったことが患者さん側と問題になる可能性がありますので、早めに投与しておいたほうが望ましいと思います。

Watanabe H, et al. Protection against the extravasation of anticancer drugs by standardization of the management system. Hosp Pharm. 2008 ; 43(7): 571-6.

抗癌剤漏出時に備えて、ステロイド局所注射用の器材やステロイド軟膏などをキットにして置いておくと便利だと思います（図 I-5）。

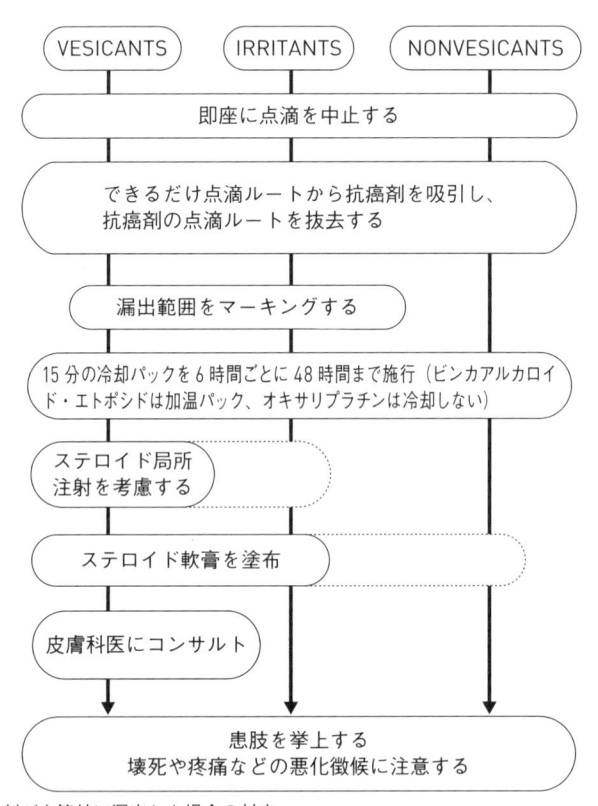

```
┌─────────────┐  ┌─────────────┐  ┌──────────────┐
│ VESICANTS   │  │ IRRITANTS   │  │ NONVESICANTS │
└──────┬──────┘  └──────┬──────┘  └──────┬───────┘
       └────────────────┼────────────────┘
              即座に点滴を中止する
                        │
       できるだけ点滴ルートから抗癌剤を吸引し、
           抗癌剤の点滴ルートを抜去する
                        │
       ┌────────────────┴────────┐
       漏出範囲をマーキングする
                                 │
   15分の冷却パックを6時間ごとに48時間まで施行（ビンカアルカロイ
   ド・エトポシドは加温パック、オキサリプラチンは冷却しない）
       │
   ステロイド局所
   注射を考慮する
       │
   ステロイド軟膏を塗布
       │
   皮膚科医にコンサルト
       │
       └────────────────┬────────────────┐
                患肢を挙上する
           壊死や疼痛などの悪化徴候に注意する
```

図 I-4　抗癌剤が血管外に漏出した場合の対応
・ステロイド局所注射は早期(1時間以内)に行うべきとの意見が多い。
・患肢は2日間程度、やや挙上肢位をとることが推奨される。

Watanabe H, et al. Protection against the extravasation of anticancer drugs by standardization of the management system. Hosp Pharm. 2008 ; 43(7) : 571-6. より引用.

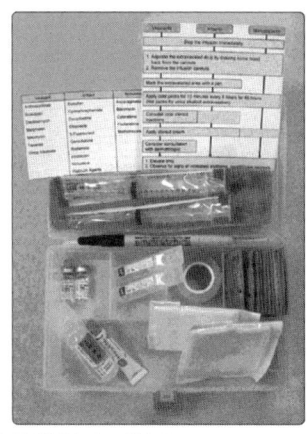

図I-5　血管外漏出時の対応キット

Watanabe H, et al. Protection against the extravasation of anticancer drugs by standardization of the management system. Hosp Pharm. 2008;43(7):571-6. より引用

POINT

- ✓ アントラサイクリン系、ビンカアルカロイド系、タキサン系の抗癌剤の血管外漏出には注意が必要である。
- ✓ 抗癌剤の血管外漏出時に行うステロイド局所注射にはエビデンスがない。
- ✓ ビンカアルカロイド、エトポシドは加温したほうがよく、オキサリプラチンは冷却しないほうがよい。それ以外は冷却したほうがよい。

54 胸水中の腫瘍マーカーを測定する意味はあるのか？

　呼吸器科医の皆さんは、胸水の診断時に胸水中の腫瘍マーカーを参考にすることがあると思います。これをどのように臨床的に使用しているでしょうか。どのくらいの上昇があれば悪性らしく、またどのくらい低ければ問題ないのでしょうか。

　報告されている代表的な文献（本項末に掲載）から胸水中の腫瘍マーカー（CEA、NSE、CYFRA21-1）の感度・特異度を抽出して発表年順に表I-8、9、10にまとめました。ProGRP や SCC については報告が少ないうえ、SCC は良性胸水でも高率に陽性になるため、胸水の診断に使用されることはほとんどないと考え掲載しませんでした。試験によっては原疾患が胸部悪性腫瘍に限ったものであったり、悪性胸膜中皮腫やそのほかの臓器の癌（乳癌、卵巣癌）なども含まれていたりしますので、感度・特異度は参考程度としてください。

　近年は胸水中 soluble mesothelin related protein（SMRP）、オステオポンチンなどが有用と考えられている悪性胸膜中皮腫ですが、2013 年 1 月現在日本では保険適応がまだありません。そのため、胸水中ヒアルロン酸を測定しているのが現状です。そのため、胸水中ヒアルロン酸についても記載しました。

胸水中の腫瘍マーカーの感度・特異度

1. 胸水中 CEA（表I-8）

　胸水中 CEA のカットオフ値は血清中のものと大きく変わりませんが、多少数値が高くても感度が上昇しません。すなわち、除外目的に胸水中 CEA は使えないということになります。これらの結果からカットオフ値は 5 ng/mL 前後でよいと考えられます。ただ、良性疾患であっても 9％程度に胸水中 CEA が 10 ng/mL 以上のものがあるため、専門家によっては 10 ng/mL にすべきという意見もあります。個人的には、感度が上昇しないのであればカットオフ値にこだわる必要はあまりないのではないかとも考えています。

　Garcia-Pachon E, et al. Elevated level of carcinoembryonic antigen in nonmalignant pleural effusions. Chest. 1997 Mar ; 111(3): 643-7.

表I-8 悪性胸水の診断に対する胸水中CEAの感度・特異度

論文	カットオフ値 (ng/mL)	感度 (%)	特異度 (%)
Romero ら [1]	3	57	99
San Jose ら [2]	1.7	80	48
Salama ら [3]	6	64.7	95
Ferrer ら [4]	40	34.9	76.7
Miédougé ら [5]	6	60	99
Riantawan ら [6]	10	77	94
Alatas ら [7]	3	52	77
Hernández ら [8]	5.9	34	97
Villena ら [9]	40	35	100
Porcel ら [10]	50	29	100
Lee ら [11]	5	82.4	93.8
Shitrit ら [12]	5	63.6	98.6
Ghayumi ら [13]	3.6	47.4	85.3
Paşaoğlu ら [14]	10	41.66	100
Topolcan ら [15]	2.0	65	95
Wagner ら [16]	1.86	69.4	90
Gaspar ら [17]	6.5	45	100
Radjenovic-Petkovic ら [18]	2.4	78	95.1
Cheng ら [19]	8.25	60.9	83.6

2. 胸水中NSE (表I-9)

　小細胞肺癌領域での胸水中腫瘍マーカーに関する報告数自体が少ないので、何とも言えない結果ですが、CEAと同じく感度は高くありませんので、特異度を上げるためにはおおよそ10 ng/mL以上をカットオフ値にすべきかもしれません。

3. 胸水中CYFRA21-1 (表I-10)

　CYFRA21-1の場合、検査数値の幅が大きいのが特徴です。肉腫やリンパ腫では上昇しないのですが、膿胸などの良性疾患の場合にも極度に上昇することがあります。そのため、CYFRA21-1については参考程度としたほうがよいかもしれません。悪性胸膜中皮腫と癌性胸膜炎との区別をこのマーカーのみで行うのは難しいですが、悪性胸膜中皮腫では胸水中CEAが上昇しないという特徴があります。悪性胸膜中皮腫の診断において胸水中CYFRA 21-1/CEA比が19.1以

表 I-9 悪性胸水の診断に対する胸水中 NSE の感度・特異度

論文	カットオフ値 (ng/mL)	感度 (%)	特異度 (%)
Petterson ら [20]	12.5	71 (小細胞癌のみ)	80 (小細胞癌のみ)
Shimokata ら [21]	26	75 (小細胞癌のみ)	93 (小細胞癌のみ)
San Jose ら [2]	8.8	30	89
Miédougé ら [5]	18.1	18.1 (中皮腫なども含む)	97.5
Kuralay ら [22]	8.7	100	95
Lee ら [11]	20	36.4	93.8
Ghayumi ら [13]	5.21	68.4	75.0

表 I-10 悪性胸水の診断に対する胸水中 CYFRA21-1 の感度・特異度

論文	カットオフ値 (ng/mL)	感度 (%)	特異度 (%)
Satoh ら [23]	20.9	82.3	71.4
Toumbis ら [24]	50	69.6	92
Romero ら [1]	50	38	82
Salama ら [3]	100	58.8	95
Lee ら [25]	32	77	79
Ferrer ら [4]	150	23.8	100
Miédougé ら [5]	163	42.8	99
Alatas ら [7]	8	91	90
Dejsomritrutai ら [26]	55	74	97
Porcel ら [10]	175	22	100
Lee ら [11]	45	60.6	81.3
Shitrit ら [12]	3.3	59.1	80.5
Topolcan ら [15]	271.6	23	95
Wagner ら [16]	34.99	69.4	90
Farag ら [27]	45	95	90

上で感度 84.8%・特異度 80.2% という報告もあり、その比をみることは有用かもしれません。

    Suzuki H, et al. Cytokeratin 19 fragment/carcinoembryonic antigen ratio in pleural effusion is a useful marker for detecting malignant pleural mesothelioma. Anticancer Res. 2010 Oct ; 30(10) : 4343-6.

表 I-11 悪性胸膜中皮腫の診断に対する胸水中ヒアルロン酸の感度・特異度

論文	カットオフ値（mg/L）	感度（%）	特異度（%）
Pettersson ら [28]	100	73	77
Nurminen ら [29]	75	56	100
Atagi ら [30]	100	36.8	98.7
Welker ら [31]	30	87	86
	100	39	98
Fujimoto ら [32]	100	44	96.5
	150	32	99.3

4. 胸水中ヒアルロン酸（表 I-11）

　胸水中ヒアルロン酸は、論文によって測定法が異なる場合がありますので注意が必要です。日本ではラテックス凝集比濁法で10万 ng/mL がカットオフ値として使用されています。計算すればわかりますが、これは 100 mg/L と同じです。消化器内科領域で使用する単位がそのまま転用されているためにこのような大きな数字になっているようです。除外診断などで感度を重視する場合は、Welker らの報告のとおりカットオフ値を 30 mg/L にしてよいかもしれません。胸水中ヒアルロン酸が陽性になる悪性胸膜中皮腫の多くは上皮型であり、予後不良である肉腫型ではこのカットオフ値だと陰性になることもありますので注意が必要です。

まとめ

　胸水中の腫瘍マーカーは、良性胸水に比べると悪性胸水中の腫瘍マーカーが上昇することは納得できますが、カットオフ値を上げるほど感度が低下するため、そもそも胸水の診断にそこまで有用と考えられていません。ただ、種々の腫瘍マーカーを組み合わせることで診断能が高くなるという報告もあります。

　2008年に行われたメタアナリシスに述べられていますが、悪性胸水の診断において、胸水中 CA 125 と CA 19-9 を組み合わせることで感度95％、また胸水中 CA 15-3 と CYFRA 21-1 を組み合わせて感度が83％まで上昇するとされており、特に糖抗原の腫瘍マーカーの併用で感度が上昇したとする報告は多いです。

Liang QL, et al. Diagnostic accuracy of tumour markers for malignant pleural effusion : a meta-analysis. Thorax. 2008 Jan ; 63(1): 35-41.

Shitrit D, et al. Diagnostic value of CYFRA 21-1, CEA, CA 19-9, CA 15-3, and CA 125 assays in pleural effusions : analysis of 116 cases and review of the literature. Oncologist. 2005 Aug ; 10(7): 501-7.

　近年の報告では、悪性胸水の診断に対して、胸水中 MMP-10 と CEA を組み合わせることで感度 94.6％、MMP-7 と CEA を組み合わせることで特異度 95.7％まで上昇したという報告があります。

Cheng D, et al. Application of mmP-7 and mmP-10 in assisting the diagnosis of malignant pleural effusion. Asian Pac J Cancer Prev. 2012 ; 13(2): 505-9.

本項の表中で指定した文献一覧

1) Romero S, et al. CEA, CA 15-3 and CYFRA 21-1 in serum and pleural fluid of patients with pleural effusions. Eur Respir J. 1996 Jan ; 9(1) : 17-23.
2) San Jose ME, et al. Utility of tumour markers in the diagnosis of neoplastic pleural effusion. Clin Chim Acta. 1997 Sep ; 265(2) : 193-205.
3) Salama G, et al. Evaluation of pleural CYFRA 21-1 and carcinoembryonic antigen in the diagnosis of malignant pleural effusions. Br J Cancer. 1998 ; 77(3) : 472-6.
4) Ferrer J, et al. Diagnostic utility of CYFRA 21-1, carcinoembryonic antigen, CA 125, neuron specific enolase, and squamous cell antigen level determinations in the serum and pleural fluid of patients with pleural effusions. Cancer. 1999 Oct ; 86(8) : 1488-95.
5) Miédougé M, et al. Evaluation of seven tumour markers in pleural fluid for the diagnosis of malignant effusions. Br J Cancer. 1999 Nov ; 81(6) : 1059-65.
6) Riantawan P, et al. Limited additive value of pleural fluid carcinoembryonic antigen level in malignant pleural effusion. Respiration. 2000 ; 67(1) : 24-9.
7) Alatas F, et al. Diagnostic value of CEA, CA 15-3, CA 19-9, CYFRA 21-1, NSE and TSA assay in pleural effusions. Lung Cancer. 2001 Jan ; 31(1) : 9-16.
8) Hernández L, et al. CEA and CA 549 in serum and pleural fluid of patients with pleural effusion. Lung Cancer. 2002 Apr ; 36(1) : 83-9.
9) Villena V, et al. Diagnostic value of CA 549 in pleural fluid : comparison with CEA, CA 15.3 and CA 72.4. Lung Cancer. 2003 Jun ; 40(3) : 289-94.
10) Porcel JM, et al. Use of a panel of tumor markers(carcinoembryonic antigen, cancer antigen 125, carbohydrate antigen 15-3, and cytokeratin 19 fragments)in pleural fluid for the differential diagnosis of benign and malignant effusions. Chest. 2004 Dec ; 126(6) : 1757-63.
11) Lee JH, et al. Diagnostic utility of serum and pleural fluid carcinoembryonic antigen, neuron-specific enolase, and cytokeratin 19 fragments in patients with effusions from primary lung cancer. Chest. 2005 Oct ; 128(4) : 2298-303.
12) Shitrit D, et al. Diagnostic value of CYFRA 21-1, CEA, CA 19-9, CA 15-3, and CA 125 assays in pleural effusions : analysis of 116 cases and review of the literature. Oncologist. 2005 Aug ; 10(7) : 501-7.
13) Ghayumi SM, et al. Diagnostic value of tumor markers for differentiating malignant and benign pleural effusions of Iranian patients. Pathol Oncol Res. 2005 ; 11(4) : 236-41.
14) Paşaoğlu G, et al. Diagnostic value of CEA, CA-19-9, CA125 and CA 15-3 levels in malignant pleural fluids. Eur J Gen Med 2007 ; 4(4) : 165-71.
15) Topolcan O, et al. Tumor markers in pleural effusions. Anticancer Res. 2007 Jul-Aug ; 27(4A) : 1921-4.
16) Wagner IC, et al : Evaluation of serum and pleural levels of the tumor markers CEA, CYFRA21-1 and CA 15-3 in patients with pleural effusion. J Bras Pneumol. 2007 Apr ; 33(2) : 185-91.
17) Gaspar MJ, et al. Clinical utility of a combination of tumour markers in the diagnosis of malignant pleural effusions. Anticancer Res. 2008 Sep-Oct ; 28(5B) : 2947-52.
18) Radjenovic-Petkovic T, et al. Diagnostic value of CEA in pleural fluid for differential diagnosis of

benign and malign pleural effusion. Med Arh. 2009 ; 63(3) : 141-2.
19) Cheng D, et al. Application of MMP-7 and MMP-10 in assisting the diagnosis of malignant pleural effusion. Asian Pac J Cancer Prev. 2012 ; 13(2) : 505-9.
20) Petterson T, et al. Neuron-specific enolase in the diagnosis of small-cell lung cancer with pleural effusion : a negative report. Eur Respir J. 1988 Aug ; 1(8) : 698-700.
21) Shimokata K, et al. Pleural fluid neuron-specific enolase : a useful diagnostic marker for small cell lung cancer pleurisy. Chest. 1989 Mar ; 95(3) : 602-3.
22) Kuralay F, et al. Diagnostic usefulness of tumor marker levels in pleural effusions of malignant and benign origin. Clin Chim Acta. 2000 Oct ; 300(1-2) : 43-55.
23) Satoh H, et al. Clinical evaluation of CYFRA 21-1 in malignant pleural fluids. Oncology. 1995 May-Jun ; 52(3) : 211-4.
24) Toumbis M, et al. Evaluation of CYFRA 21-1 in malignant and benign pleural effusions. Anticancer Res. 1996 Jul-Aug ; 16(4A) : 2101-4.
25) Lee YC, et al. Use of cytokeratin fragments 19.1 and 19.21 (Cyfra 21-1) in the differentiation of malignant and benign pleural effusions. Aust N Z J Med. 1999 Dec ; 29(6) : 765-9.
26) Dejsomritrutai W, et al. Diagnostic utility of CYFRA 21-1 in malignant pleural effusion. Respirology. 2001 Sep ; 6(3) : 213-6.
27) Farag DH, et al. Pleural CYFRA 21-1 and CA 15-3 in differentiation of malignant from benign pleural effusions. Life Science Journal. 2012 ; 9(3) : 499-505.
28) Pettersson T, et al. Concentration of hyaluronic acid in pleural fluid as a diagnostic aid for malignant mesothelioma. Chest. 1988 Nov ; 94(5) : 1037-9.
29) Nurminen M, et al. Clinical utility of liquid-chromatographic analysis of effusions for hyaluronate content. Clin Chem. 1994 May ; 40(5) : 777-80.
30) Atagi S, et al. Utility of hyaluronic acid in pleural fluid for differential diagnosis of pleural effusions : likelihood ratios for malignant mesothelioma. Jpn J Clin Oncol. 1997 Oct ; 27(5) : 293-7.
31) Welker L, et al. Cytological diagnosis of malignant mesothelioma—improvement by additional analysis of hyaluronic acid in pleural effusions. Virchows Arch. 2007 Apr ; 450(4) : 455-61.
32) Fujimoto N, et al. Hyaluronic acid in the pleural fluid of patients with malignant pleural mesothelioma. Respir Investig. 2013 Jun ; 51(2) : 92-7.

POINT

- ✓ 胸水中の腫瘍マーカー（CEA、NSE、CYFRA21-1）は感度が高くないが、特異度は高い。
- ✓ 胸水中の腫瘍マーカーを組み合わせると（特に糖抗原のものを組み合わせると）感度を上昇させることができる。
- ✓ 悪性胸膜中皮腫の診断において、胸水中ヒアルロン酸のカットオフ値を10万 ng/mL=100 mg/L にすると特異度が高い。3万 ng/mL=30 mg/L のカットオフ値で感度を上昇させることができる。

55 放射線肺炎に対するステロイド治療のエビデンスは?

呼吸器科医であれば、放射線治療や化学放射線同時併用療法を行っている患者さんに放射線肺炎が発症することをしばしば経験します。しかしそのエビデンスは非常に少なく、治療にいたっては医師各々の裁量で行われている現状すらあります。

放射線肺炎、放射性肺炎、放射線肺臓炎、放射性肺臓炎などいろいろな呼称がありますが、本項では放射線肺炎と記載します。

放射線肺炎のリスク

肺癌領域では、ゲムシタビンと胸部放射線治療との併用は警告あるいは禁忌となっています。あるいは、ゲフィチニブ、エルロチニブ、クリゾチニブなどの分子標的薬と胸部放射線治療の併用は、効果や安全性、有害事象などの検証が行われていないため、推奨されません。また、照射前のPaO_2が低い症例、基礎に肺の線維化がある症例では、胸部放射線治療は放射線肺炎の重症化のリスクと考えられています。

Makimoto T, et al. Risk factors for severe radiation pneumonitis in lung cancer. Jpn J Clin Oncol. 1999 Apr ; 29(4): 192-7.
Inoue A, et al. Radiation pneumonitis in lung cancer patients : a retrospective study of risk factors and the long-term prognosis. Int J Radiat Oncol Biol Phys. 2001 Mar ; 49(3): 649-55.

放射線肺炎の発症リスクを低下させるためには、V20値（20 Gy 以上照射される肺容積の全肺容積に対する割合）が40％を超えないよう（可能なら35％以下）に計画することが重要とされています。

Graham MV, et al. Clinical dose-volume histogram analysis for pneumonitis after 3D treatment for non-small cell lung cancer (NSCLC). Int J Radiat Oncol Biol Phys. 1999 Sep ; 45(2): 323-9.

化学放射線同時併用療法を行った非小細胞肺癌患者のデータをもとに、放射線肺炎の予測因子を検討するメタアナリシスが行われました。この試験に登録された836人の検討では、放射線肺炎の発症率は29.8％（249人）と高いものでした。シスプラチンとエトポシドを併用する群を対照にした場合のカルボプラチンとパクリタキセルの併用による放射線肺炎発症のオッズ比は3.33（95％信頼区間1.89〜5.87）でした。また、高いV20値も有意な因子でした（オッズ比1.03、95％信頼区間1.01〜1.05）。この報告では、カルボプラチンとパクリタキセルで治療

した66歳以上の患者さんは放射線肺炎の高リスク群と考えられました。

 辻野佳世子ら．肺癌化学放射線治療後の放射線肺炎：国際多施設個別患者データによるメタアナリシス．日本放射線腫瘍学会第25回学術大会，口演発表O-002. 2012.

放射線肺炎のメカニズムとステロイドの妥当性

　放射線肺炎の治療として、多くの場合ステロイド治療が行われますが、医師によってその量や投与期間はまちまちです。一般的に放射線肺炎に対するステロイドは、1日あたりプレドニゾロン0.5〜1.0 mg/kg を2〜4週間使用し、以後6〜12週間で漸減中止とする方法が用いられています。

　まず、放射線肺炎のメカニズムについて知っておく必要があります。肺内ではII型肺胞上皮細胞と血管内皮細胞の放射線感受性が高いとされており、これらが照射によって傷害されやすく、血管透過性が亢進します。その結果、TNF-α、IL-1α、IL-1βなどのサイトカインが誘導され、間質浮腫や好中球性/リンパ球性の炎症が惹起されると考えられています。

 Roberts CM, et al. Radiation pneumonitis : a possible lymphocyte-mediated hypersensitivity reaction. Ann Intern Med. 1993 May ; 118(9) : 696-700.

　11の気管支肺胞洗浄（BAL）検体を検討した報告では、リンパ球は全例で20％を超えていました（図I-6）。

 Crestani B, et al. Bronchiolitis obliterans organizing pneumonia syndrome primed by radiation therapy to the breast. The Groupe d'Etudes et de Recherche sur les Maladies Orphelines Pulmonaires (GERM"O"P).

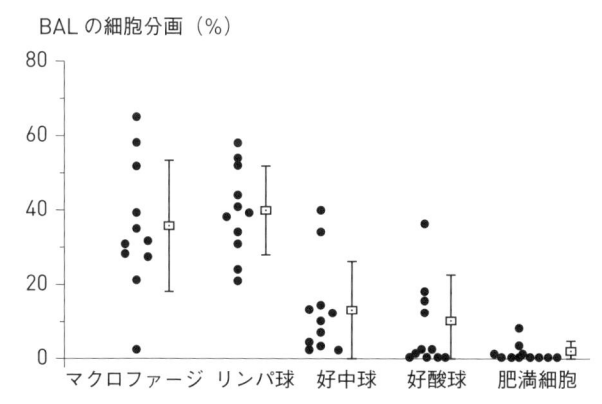

図I-6　放射線肺炎のBALの細胞分画
Crestani B, et al. Bronchiolitis obliterans organizing pneumonia syndrome primed by radiation therapy to the breast. The Groupe d'Etudes et de Recherche sur les Maladies Orphelines Pulmonaires (GERM"O"P). Am J Respir Crit Care Med. 1998 Dec ; 158(6) : 1929-35. より引用

Am J Respir Crit Care Med. 1998 Dec ; 158(6): 1929-35.

　この 1998 年の Crestani らの報告では、ステロイドの使用量と期間について検討がなされていますが、放射線肺炎の再発がステロイド中断後 1 ～ 6 週に起こりやすいこと、1 日あたりのプレドニゾン 5 ～ 10 mg に漸減中に注意が必要であることが述べられています。そのため、治療期間としては長めに投与すべきと考えられます。しかし、今日まで適切な治療期間については検討されておらず、探索的に行われているのが現状です。

　放射線肺炎に対するステロイドの投与量と治療期間は、呼吸器科医にとって長らくの疑問でありました。

　PubMed などで調べてみても、放射線肺炎に対するステロイド治療について記載した論文は驚くほど少ないです。そればかりか、ヒトに対する放射線肺炎のステロイド治療の妥当性を検証した比較試験は 2013 年 1 月現在見つかりません。

　レトロスペクティブに放射線肺炎の患者さん 385 人の臨床的特徴を調べた試験があります。ランダム化比較試験をしたわけでもステロイドの効果について検討したわけでもありませんが、ほとんどのケースでステロイドの使用量はプレドニゾン換算で 1 日あたり 30 ～ 40 mg でした。

Sekine I, et al. Retrospective analysis of steroid therapy for radiation-induced lung injury in lung cancer patients. Radiother Oncol. 2006 Jul ; 80(1): 93-7.

　吸入ステロイド薬で治療可能であった報告もありますが、非典型的な治療法だろうと思います。

Magaña E, Crowell RE. Radiation pneumonitis successfully treated with inhaled corticosteroids. South Med J. 2003 May ; 96(5): 521-4.

　典型的な放射線肺炎の場合、発症時期は照射終了後 2 ～ 3 か月後のことが多いです。発症時期が早期であるほど重篤で臨床経過も長いとされています。そのため、早期に発症した場合には重症化を懸念してステロイド投与を行ってもよいと思います。

Movsas B, et al. Pulmonary radiation injury. Chest. 1997 Apr ; 111(4): 1061-76.

　以上のことから、放射線肺炎に対するステロイド治療にはエビデンスはありませんが、1 日あたりプレドニゾン 30 ～ 40 mg/日程度を投与するのが一般的のようです。治療期間については再発リスクがどの時期まで継続するのかわかっていないため、何とも言えません。

補足になりますが、照射外に放射線肺炎が出現することがあります。これは病理学的には、organizing pneumonia と考えられています。

Bayle JY, et al. Migratory organizing pneumonitis "primed" by radiation therapy. Eur Respir J. 1995 Feb ; 8(2) : 322-6.

放射線肺炎が照射野以上に拡大するものは、111 人中 17 人（15.3%）という報告と、20 人中 5 人（25％）という報告があります。そのため、放射線肺炎を発症した場合には照射外に進展しないかどうか注意する必要があるでしょう。

渡辺浩ら．過去 10 年間における放射線肺臓炎の臨床的検討．日胸疾会誌．1995 ; 33(4) : 384-8.
Makimoto T, et al. Risk factors for severe radiation pneumonitis in lung cancer. Jpn J Clin Oncol. 1999 Apr ; 29(4) : 192-7.

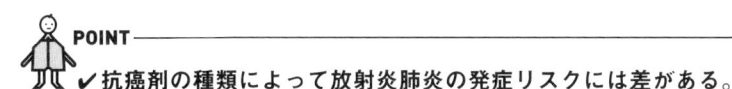

POINT
- 抗癌剤の種類によって放射炎肺炎の発症リスクには差がある。
- 放射線肺炎の治療として 1 日あたりプレドニゾロン 30 〜 40 mg/日程度を投与するのが一般的だが、治療期間についてエビデンスはない。
- 放射線照射外に organizing pneumonia が出現することがある。

Tips Mendelson 症候群の提唱者
Curtis Lester Mendelson（1913-2002）

　誤嚥性肺炎は呼吸器科医が出合うことが多い肺炎の一つです。そのうち、胃内容物の誤嚥によって起こる重篤な誤嚥性肺炎を Mendelson 症候群と呼ぶことは呼吸器科医であればご存知でしょう。この症候群は、もともとはアメリカの産婦人科医である Curtis Lester Mendelson が全身麻酔による無痛分娩後に生じた重篤な誤嚥性肺炎を報告したことに由来します。そのため、狭義の Mendelson 症候群は産婦人科領域のものを指します。

Mendelson CL. The aspiration of stomach contents into the lungs during obstetric anesthesia. Am J Obstet Gynecol. 1946 Aug ; 52 : 191-205.

　1930 年代の後半には妊婦における誤嚥性肺炎が致死的になることは認識されており、すでに 1937 年の文献にその記載があります。また、Mendelson よりも前に、1940 年に Hall によって妊婦の誤嚥性肺炎による死亡例が 15 例報告されています。

Apfelbach CW, et al. Alterations in the respiratory tract from aspirated vomitus. JAMA. 1937 ; 108 : 503.
Hall CC. Aspiration pneumonitis. JAMA. 1940 ; 114 : 728-33.

　Mendelson よりも先んじて同様の報告がなされていることから、Mendelson 症候群という名称を変えるべきではないかという意見もあります。

Ravalia A. Should Mendelson's syndrome be renamed? Anaesthesia. 2000 Oct ; 55(10) : 1040.

　Mendelson は、1913 年にニューヨークで生まれました。イサカ市のコーネル大学で医学を学び、1938 年に医学部を卒業しました。その後コーネル大学と提携していたニューヨーク病院で臨床教育を受け、すぐに将来の専門分野となる産婦人科に没頭しました。Mendelson は 1959 年まで 21 年間ニューヨーク病院で働きました。1932 年から 1945 年の間にニューヨーク病院の産科手術後に起こった重篤な誤嚥性肺炎 66 例を報告しました。当時これは非常にセンセーショナルな報告でした。のちに Mendelson 症候群と呼ばれるようになりました。

離島診療に携わる

　1941 年に Mendelson は栄養士の Marie Krause と結婚しました。1959 年にパイロットの免許を取得した彼は、夫婦そろって西インド諸島を旅しました。彼は

これらの島々を非常に気に入り、バハマのグリーンタートルケイで医師として働くことになりました。妻もそれに賛同し、今までの生活とは一変した離島診療に携わることになりました。

　Mendelson は 1960 年に『妊娠と心臓疾患』を出版し、同じ年に妻も『栄養と健康』を出版しました。面白いことに、同時期に出版された妻の本のほうの売れ行きがよく、Mendelson の本は初版で終わった一方で、妻の本は少なくとも 9 版まで出版されています。これは文才の差なのでしょうか。

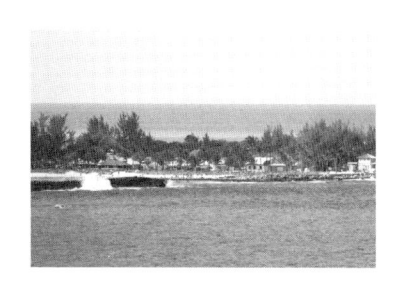

　1961 年にニューヨーク病院の産婦人科教授のポストを Mendelson は辞退し、彼は 1990 年までの間、島で診療を続けました。晩年はフロリダ州ウェストパームビーチに引っ越したそうです。没年は 2002 年と言われていますが、晩年の詳しい記録は残っていません。

J

高齢者・終末期

56 誤嚥リスクのある患者さんの食事の可否をどう判断するか?

多くの医療従事者が必ずと言っていいほど目の当たりにする臨床現場のジレンマの代表的なものが,「誤嚥と食事」です。

誤嚥性肺炎で入院してきた意思疎通のとりにくい高齢の患者さんに対して,「誤嚥のリスクが高いです」と評価が下されると,この患者さんの食の楽しみの大半が失われてしまうのが今の日本の現状です。もちろん,とろみをつけた食事や嚥下リハビリテーションなどで工夫することは可能ですが,私たちが出合う究極の疑問は「最大限努力しても確実に誤嚥する患者さんに食事を食べさせてよいかどうか?」というものです。咽頭気管分離術という最終的な手段もあるのですが,高齢者にこういった手術は現実的ではありませんし,何より声が出せなくなってしまいます。そのため,「まったく食べない」か「誤嚥しながら食べる」という二択しか残されていないことは臨床現場でたくさん経験します。このとき患者さんのご家族には,できるだけ口から食べてもらえるならそれでよいという気持ちと,誤嚥性肺炎で衰弱する様子をみるのも忍びないという気持ちとのジレンマも発生します。この誤嚥と食事の問題は,医療サイド,患者サイド双方に大きなジレンマをもたらします。

誤嚥のリスクを重視した場合,誤嚥することが確実ならばいかなる理由があろうと絶飲食にすべきだという意見になります。そして,中心静脈栄養や胃瘻をすすめるべきだという意見も出るでしょう。私個人としては,胃瘻による弊害も報告されていることもあってか,胃瘻に絶対的な信頼をもっているわけではありません。たとえば,認知症のある施設入所者を前向きに検討した研究では,経管栄養導入の有無で生存率に差はみられなかったと報告されています。

Mitchell SL, et al. The risk factors and impact on survival of feeding tube placement in nursing home residents with severe cognitive impairment. Arch Intern Med. 1997 Feb ; 157(3) : 327-32.

胃瘻造設で血清アルブミンや体重の軽度増加といった栄養指標の改善と死亡率の低下がみられたという報告もあるのですが,日常生活機能や苦痛といった点の改善はどの試験でも証明されていません。

Rudberg MA, et al. Effectiveness of feeding tubes in nursing home residents with swallowing disorders. JPEN J Parenter Enteral Nutr. 2000 Mar-Apr ; 24(2) : 97-102.

FOOD試験では,胃瘻造設がわずかですが予後を悪化させているという結果

すら報告されています。

Dennis MS, et al. Effect of timing and method of enteral tube feeding for dysphagic stroke patients (FOOD): a multicentre randomised controlled trial. Lancet. 2005 Feb-Mar ; 365(9461): 764-72.

　しかし、すべてをエビデンスで語ることはできず、水分補給とリハビリテーションが必要な患者さんで、嚥下機能も回復できる見込みのある場合には胃瘻もかなり有効な武器になるのは間違いありません。ただ、一部の例外を除けば、医療従事者側の強いポリシーをもって胃瘻造設がなされている患者さんはあまり多くありません。リスクを重視する「食べさせない」選択肢では、誤嚥性肺炎のリスクを軽減させることができるので、ひいては患者さんの生命の危険も減ります。それは医療としては正しいことです。しかしながら、食事を摂りたい・摂らせてあげたいという患者さん側の希望は残念ながら潰えます。もちろん、胃瘻を造設したからといって経口摂取の道がまったく閉ざされるわけではありません。選択肢を増やすという点で患者さんの利益になるという意見もあるだろうと思いますし、そういった実例があるのは知っています。それでも多くのケースでは、食の楽しみを奪う結果になってしまうのが事実です。

　一方、患者さんの希望を重視した場合は、将来の誤嚥が確実な状態で食事を食べてもらうことになります。今の日本の病院ではこの2つ目の選択肢が選ばれることはほとんどありません。なかには「退院したら好きに食べていいので、入院中だけは絶対に食べないでください」と明言している病院もあると思います。この理由は、病院は患者さんを救う場所であって、患者さんの生命に危険が及ぶような状態を作り出しては本末転倒だからです。あるいは誤嚥性肺炎を発症して、周りに肺炎の起因菌を散布されては困るという意見があるからです（本当にそのようなことがあるのか不明ですが）。

　私は個人的な意見として、中心静脈栄養や胃瘻が患者さんの寿命を延長する可能性がわずかながらでもあることを説明したうえで、それでも食べるという楽しみを優先させるのであれば、リスクを承知のうえで食べてもらってよいのではないかと考えています。入院時にそれを行うことで周りに迷惑がかかるというのであれば、この意見は在宅医療の場で現実的なものになると思います。

話し合いと苦悩の共有

　実はこの高齢者の誤嚥と食事に関する議論には、参考になるガイドラインはいくつかありますが、正しい答えはありません。患者さんの意向を汲んで食べさせてあげたいという医療従事者のやさしさには感服しますし、リスクを重視して食

べさせないというプロフェッショナルな英断も正しいものです。ただ、こういった議論が起こったとき、医療現場ではもっと意見を戦わせてほしいと常々思っています。どちらかが間違っていると考えながら、互いに口に出さず心の中で批判し合うことこそが、スタッフ間の摩擦を生みます。答えがない問題ですから、人によって意見もさまざまです。新人看護師、研修医、患者さんやご家族もみんな巻き込んで話し合うような文化が現場にあってほしいと思います。上級医やベテラン看護師だからその意見が正しいというわけではありません。よい意味で医療現場に慣れていない研修医や新人看護師の死生観は、きわめて貴重な意見となります。主治医一人が決定を下して十字架を背負う必要はありません。医療従事者も患者さんも人間ですから、皆で苦悩を共有してほしいと思っています。

　また、医療サイドがこれは医療として正しいと考えても、患者さんやご家族がそれを認めないことは往々にしてあることです。この問題はもはや医療や科学の領域を超えた生の本質を問うものです。現代の胃瘻を造設された患者さんをみれば、その後家族と共に幸せに暮らせている人は少数派で、病院で寝たきりになっている人が大半ではないでしょうか。そのような状態で横たわっている患者さんを目の前にして、これこそが人間の尊厳だと、胸を張って言える場面は多くないように思います。

POINT

- 誤嚥リスクの高い患者さんに対する食事の可否に答えはなく、医療従事者や患者サイドと議論を重ねて答えを出すべきである。

57 終末期の患者さんの人工呼吸器は取り外せるか?

　患者さんの死亡との因果関係が不明なために不起訴となったものの、患者さんの人工呼吸器を外して死亡させたとして、北海道立羽幌病院、和歌山県立医科大学附属病院紀北分院、射水市民病院などの医師が書類送検されたことは、ニュースでも大きく報道されたため医療従事者であればご存知と思います。

　人工呼吸器を取り外す行為により、ほとんどの患者さんが 24 時間以内に死亡します。そのエビデンスとして、2003 年 8 月～ 2008 年 2 月の間に集中治療室で死亡あるいは退院後 30 時間以内に死亡した 1505 人を対象に、人工呼吸器を取り外したあとの死亡時間を検証した臨床試験があります。年齢中央値は 71 歳（58 ～ 81 歳）で、基礎疾患では慢性呼吸器疾患が 31％、糖尿病が 30％、うっ血性心不全が 20％という内訳でした。このコホートにおいて、人工呼吸器取り外しから死亡までの時間の中央値（四分位数範囲）は 0.93（0.25 ～ 5.5）時間でした。終末期患者さんの 50％が人工呼吸器の取り外しから 1 時間以内に死亡し、90％を超える患者さんが 24 時間以内に死亡していました（図 J-1）。

　Cooke CR, et al. Predictors of time to death after terminal withdrawal of mechanical ventilation in the ICU. Chest. 2010 Aug ; 138(2) : 289-97.

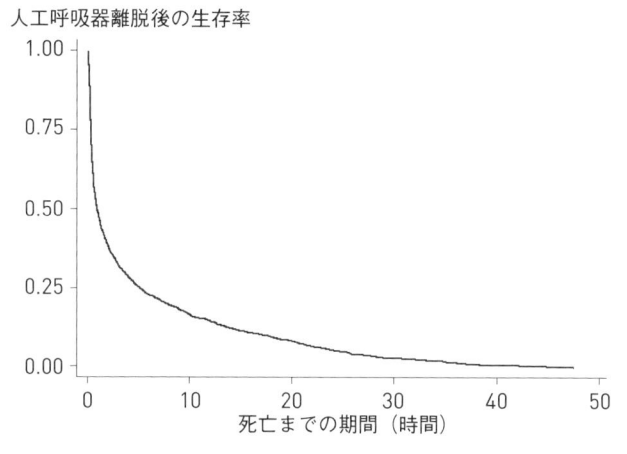

図 J-1　人工呼吸器取り外し後の死亡までの期間（時間）
Cooke CR, et al. Predictors of time to death after terminal withdrawal of mechanical ventilation in the ICU. Chest. 2010 Aug ; 138(2) : 289-97. より引用

私個人としては、終末期の癌患者さんなどで「延命不開始」とすること（胃瘻をつくらない、人工呼吸器をつけないなど）はありますが、一度装着された人工呼吸器を延命中止のために取り外したことは一度もありません。現在の医療現場では、「心停止を待たなければ外せない」という究極の壁が立ちはだかります。医師としての倫理に苛まれて、つらい思いをした呼吸器科医は少なくないのではないでしょうか。

日本における終末期医療の指針や法案
　回復する見込みがない患者さんに人工呼吸器を装着しなければならない事態は、医師としてできるだけ避けたいものです。しかし、いくつかの偶発的な事象（突然発症、家族と連絡がとれないなど）が重なると、リビングウィルがわからない患者さんの場合には、回復する見込みがなくても、心肺蘇生を施行したり人工呼吸器を装着したりして延命措置を行うことになります。その後、人工呼吸器を外してほしいという要望がご家族側からあったとしても、人工呼吸器を外すと、現在の法・規範のもとでは医師が刑事責任を問われる場合もあります。そのため、患者さんやご家族に対する倫理的な配慮のために妥当な指針を作成することが望まれており、また医師自身を守るためにも法整備が急務とされています。
　たとえば、客観的にきわめて倫理的に妥当と考えられる状況であれば、現在の日本では人工呼吸器を取り外す行為は許されるのでしょうか。
　日本には終末期医療における指針がいくつかあります。

1. 救急医療における終末期医療に関する提言（日本救急医学会）
　日本救急医学会が策定した「救急医療における終末期医療に関する提言」では、「延命処置を中止する方法についての選択肢」のなかで「すでに装着した生命維持装置や投与中の薬剤などを中止する方法（withdrawal）」として人工呼吸器の取り外しについて言及されています。この提言に基づいて、回復の見込みがなく死期が迫った救急患者の延命治療を中止したり差し控えたりしたケースが、2010年から2012年までの間に日本救急医学会に17件報告されました。このなかには、脳死状態での人工呼吸器の取り外しが1件含まれていました。しかしながら提言はあくまで学会の意見であり、訴訟を回避する免罪符にはなりません。
　2012年に同学会が実施したアンケートでは、学会員が求めるこの提言を実際に使用するにあたり、紛争または訴訟において学会が医学的な意見を述べるべきであるという要望が最も多くありました。すなわち、いくらこの提言に基づいて

いるといっても医師の法的責任が保障されるとは限らないのです。

2. 終末期医療の決定プロセスに関するガイドライン（厚生労働省）

この厚生労働省のガイドラインには具体的に治療を中止すること、特に生命維持装置を取り外すような行為について具体的な言及はなされていません。

延命治療の開始や中止は患者本人の意思を基本とし、患者や家族と話し合いで合意した内容を同意書に残すべきとしており、主治医の独断ではなく複数の医療従事者で判断し、場合によっては複数の専門職で構成された倫理委員会などに助言を求めることが推奨されています。

3. 終末期の医療における患者の意思の尊重に関する法律案

いわゆる尊厳死法案で、超党派の国会議員が提出を目指している法案です。2012年6月6日、「終末期の医療における患者の意思の尊重に関する法律案（仮称）」の第2案が提出されました。第2案では延命措置の差し控えに加えて、すでに行われている延命措置の中止も実施可能とされています（ただし、延命措置の差し控えや中止が行えるのは、患者がその意思を事前に書面で表明し、2人以上の医師の判断で終末期と判定された場合に限るとされています）。

いくつかの学会はこういったwithdrawalを容認する立場をとっていますが、現時点では法整備が進んでいないため、刑事責任を訴追される怖れが残ります。家族から人工呼吸器などの生命維持装置の中止の申し出があり家族の1人が延命措置の中止を了解しても、別の家族や遠方の親戚などが異を唱える可能性がある以上、病院や医師が告訴されるリスクは残ります。そのため、どれだけ倫理的に妥当だという客観性が得られたとしても、少なくとも今の日本で人工呼吸器を外す行為は客観的にみて推奨されるものではありません。

医療従事者を守る環境を

患者さん本人による同意文書やご家族の要望があったにもかかわらず、延命治療中止はできないと判断された岐阜県立多治見病院の事例をご存知の方も多いと思います。この事例では、患者さんは食事をのどに詰まらせたあと、救急搬送され蘇生後に人工呼吸器が装着されたものの回復が見込めない状態に陥りました。本人の「再起不能なら延命治療をしないでほしい」という文書と家族の要望があり、病院の倫理委員会が人工呼吸器を含む延命治療の中止を決定しました。しかしながら、岐阜県側の「国のガイドライン・指針もない状況であり、時期尚早」

との意見により治療は中止されないまま患者さんは死亡しました。あまりに慎重すぎる対応に、国民から批判の声が上がりました。

終末期医療における延命中止の判断が罪に問われる理由は、「生命維持を中止することは生命を意図的に終わりにすることであるから違法だ」というものではなく、「延命中止が妥当となる要件を満たしていない」というものです。そのため、どれだけ客観性のある倫理的判断であろうと、法整備が進まないと刑事責任を訴追されても仕方がない現状です。

法整備の動きに対する懸念もあります。命の自己決定という権利を前面に出した言葉の裏で、社会的立場の弱い患者さんが切り捨てられるのではないかという意見や、家族の介護負担を心配して「人工呼吸器をつけたい」と言えずに亡くなっていく患者さんが増える可能性が指摘されています。

その一方で、途中で外せない処置だと耳にして人工呼吸器をつけるかどうかを悩む患者さんはたくさんいます。また、生きていれば年金が手に入る、と家族にとって都合のいい延命を患者さんに強いている家族も現実にいます。

このような状況にあるため、回復の見込みがない患者さんに延命措置を行うべきかどうかという議論には一般論としてどちらが正しいといった答えはありません。患者さんやご家族と何度も話し合わなければいけない、デリケートな内容だろうと思います。終末期にどのような決定を行ったとしても、100人の人間が100人全員「倫理的に妥当な判断だ」と答えることはありません。医師の倫理観に基づいた常識と患者さんの倫理観に基づいた常識の間には医学というサイエンスが介在しており、必ずしも両者はイコールの関係にならないからです。

個人的な意見ですが、終末期医療のガイドラインに患者さんを当てはめるのではなく、患者さんごとに本人を取り巻く背景を理解したうえで最良の選択肢を考える熱意こそが医師に必要なもので、その熱意をもてることが医師という職業の素晴らしさだろうと思います。ただその実践には、やはり医療従事者を守る環境が不可欠なのだという思いもあります。

POINT

✓ 2013年1月時点では、終末期医療の現場で死亡前に人工呼吸器を取り外す行為は、倫理的に妥当であったとしても法的問題が未解決である以上推奨できないが、今後法整備が進むことで選択肢が増える可能性がある。

58 癌以外の呼吸困難感にモルヒネを使用してよいか?

　腫瘍内科領域では癌患者さんの半数が呼吸困難感を有すると言われているほど、癌を診療している医師にとって呼吸困難感はよく経験する症状です。

　Dudgeon DJ, et al. Dyspnea in cancer patients : prevalence and associated factors. J Pain Symptom Manage. 2001 Feb ; 21(2) : 95-102.

　また、肺癌ともなれば実に60%の患者さんに呼吸困難感の症状が起こります。

　Muers MF, et al. Palliation of symptoms in non-small cell lung cancer : a study by the Yorkshire Regional Cancer Organisation Thoracic Group. Thorax. 1993 Apr ; 48(4) : 339-43.

　肺癌だけでなくあらゆる疾患において呼吸困難感はみられます。呼吸困難感という主訴は、すべての呼吸器内科医にとって重要な課題であり悩み続ける問題です。呼吸困難感への対処法は呼吸リハビリテーションや抗不安薬などさまざまありますが、モルヒネを安全かつ効果的に使用できることが呼吸器内科医にとって重要なスキルであると私は思っています。

呼吸困難感に対してモルヒネを安全かつ効果的に使用するために

　オピオイドが呼吸困難感を解除する機序については、実は完全には明らかになっていません。考えられている機序として、中枢神経系における呼吸困難感の知覚抑制、呼吸数低下による呼吸仕事量の軽減、不安の軽減、肺血管抵抗低下による心負荷の軽減などがよく教科書などには記載されています。

　では、はたして非癌疾患の呼吸困難感にオピオイドを使用してよいのでしょうか? 実はこれについては明確な答えはまだありません。間質性肺疾患などのびまん性肺疾患、慢性閉塞性肺疾患（COPD）、塵肺などの疾患に対してオピオイドを使用することは議論の余地があるところなのです。癌患者さんに対するオピオイドには寛容であっても、非癌患者さんにはすべきでないと強く主張する医師も多いです。理由の多くは、古典的なオピオイドによる副作用を懸念してのことです。

　ただ、癌以外の患者さんにとってもオピオイドの使用が呼吸困難感を軽減させることがメタアナリシスで報告されています（図J-2）。

　Jennings AL, et al. A systematic review of the use of opioids in the management of dyspnoea. Thorax. 2002 Nov ; 57(11) : 939-44.

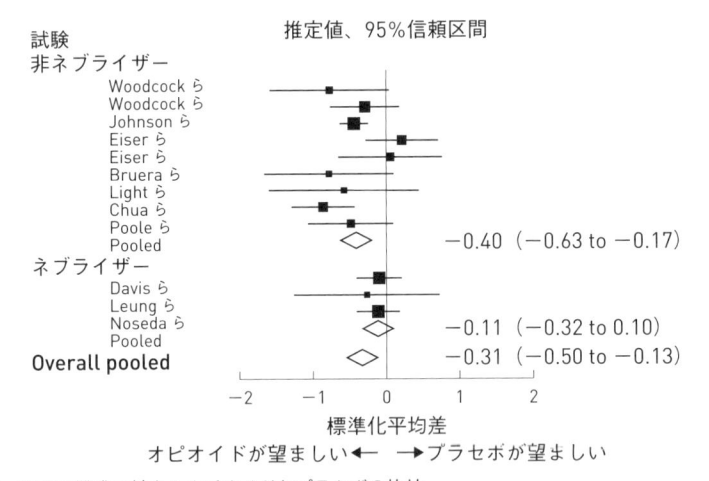

```
試験                   推定値、95％信頼区間
非ネブライザー
    Woodcock ら
    Woodcock ら
    Johnson ら
    Eiser ら
    Eiser ら
    Bruera ら
    Light ら
    Chua ら
    Poole ら
    Pooled              −0.40 (−0.63 to −0.17)
ネブライザー
    Davis ら
    Leung ら
    Noseda ら
    Pooled              −0.11 (−0.32 to 0.10)
Overall pooled          −0.31 (−0.50 to −0.13)

     −2    −1    0    1    2
          標準化平均差
    オピオイドが望ましい ←  → プラセボが望ましい
```

図 J-2 呼吸困難感に対するオピオイドとプラセボの比較
Jennings AL, et al. A systematic review of the use of opioids in the management of dyspnoea. Thorax. 2002 Nov；57(11)：939-44. より引用

　小さなスタディですが、特発性肺線維症患者においてダイアモルフィン 2.5 mg のワンショットの皮下注射が呼吸困難感を軽減させた（Visual Analogue Scale ［VAS］で改善）という報告もあります。

　Allen S, et al. Low dose diamorphine reduces breathlessness without causing a fall in oxygen saturation in elderly patients with end-stage idiopathic pulmonary fibrosis. Palliat Med. 2005 Mar；19(2)：128-30.

　心不全、COPD、神経筋疾患、拘束性換気障害によって慢性呼吸困難感をきたした過去の試験データを集めた報告では、75歳未満の年齢（p＝0.025）やベースラインの呼吸困難感が強い場合（p＜0.001）にはオピオイドの使用は効果的である（VASで10 mmあるいは10％以上の改善）と報告されています。

　Johnson MJ, et al. Opioids for chronic refractory breathlessness: patient predictors of beneficial response. Eur Respir J. 2013 Sep；42(3)：758-66.

　しかし、通常の内服治療を受けている心不全患者さんの呼吸困難感に対するオピオイド（経口モルヒネ、経口オキシコドン）の効果を検証したプラセボ対照比較試験では、オピオイドでもプラセボでもNRS（Numerical Rating Scale）の改善には差がみられませんでした（NRS変化：プラセボ群 −1.37 vs モルヒネ群 −0.41 ［p＝0.13］、オキシコドン群 −1.29 ［p＝0.90］）。

　Oxberry SG, et al. Short-term opioids for breathlessness in stablechronic heart failure：a randomized controlled trial. Eur J Heart Fail. 2011 Sep；13(9)：1006-12.

呼吸困難感に対して通常用いるオピオイドの量では呼吸抑制やEtCO$_2$の増加はきたしませんが、せん妄リスクは高まるので注意しなければなりません。ただ実臨床において、副作用で困るという事態にはさほど陥らないと思います。

個人的には、癌に限らず良性疾患における呼吸困難感の改善にオピオイドを使用しても大きな問題はないと考えています。むしろ患者さんにとってはきわめて有益かもしれません。もちろん、呼吸困難感を改善する方法としてオピオイドがすべてで最優先とは考えてはおりませんし、何よりも呼吸困難感が原疾患のみで起こっているのかどうかアセスメントありきだと私は考えています。CO$_2$ナルコーシスが起こりやすい状況でオピオイドを安易に使用すべきではないし、呼吸困難感の重症度によっても使い分けを考える必要もあるでしょう。

私は緩和ケアチームと合同で、良性疾患の患者さんに対してもオピオイドを使用することがあります。その多くは呼吸困難感で生活活動レベルが下がった重症患者さんです。私の所属が呼吸器内科であるため、原疾患は特発性肺線維症、重度の塵肺、慢性過敏性肺炎などが主です。

オピオイドの投与法と管理

アメリカ臨床腫瘍学会（ASCO）はオピオイド未使用例では、塩酸モルヒネ2〜5mg/回を1日4〜5回内服する方法を推奨していますが、特発性肺線維症や塵肺がひどい状態だと、内服すらできない患者さんも多いです。そういったときは、たとえば塩酸モルヒネ1％と生理食塩水を1:1に混合したものを0.05mL/時間で持続皮下注することがあります（24時間で6mg）。これくらいの量であっても結構、呼吸困難感の緩和効果を実感することが多いのです。持続皮下注と持続静注の大きな違いは、前者のほうが安全かつQOLを損ないにくいだけでなく夜間のルートキープは必要なくなるという大きな利点があります。そのため当院では癌性疼痛、呼吸困難感へのモルヒネの持続投与は、ほとんど皮下注で行っています（もちろん内服できる患者さんは内服を主体としています）（図J-3）。看護師にとって、ベースアップやレスキューが行いやすいように、独自の指示票を用いて管理しています。

持続皮下注射以外にも、前述のJenningsらのシ

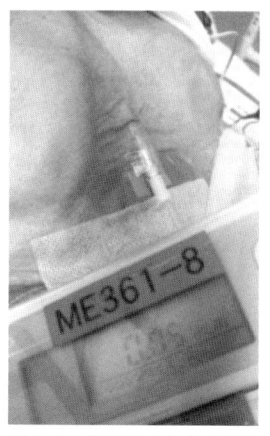

図J-3 塩酸モルヒネの持続皮下注（特発性肺線維症72歳男性）

ステマティックレビューにも記載されていますが、モルヒネの吸入が呼吸困難感に効果的であるという報告がいくつかあります。

Quelch PC, et al. Nebulized opioids in the treatment of dyspnea. J Palliat Care. 1997 Autumn ; 13(3) : 48-52.
Kallet RH, et al. The role of inhaled opioids and furosemide for the treatment of dyspnea. Respir Care. 2007 Jul ; 52(7) : 900-10.
Hayes D Jr, et al. Inhaled morphine for palliation of dyspnea in end-stage cystic fibrosis. Am J Health Syst Pharm. 2010 May ; 67(9) : 737-40.

日本のオピオイド使用の閾値はまだまだ極端に高いのが現状です。日本人は「モルヒネ＝依存、中毒」という情報に曝露され、医療従事者でさえもオピオイドは怖いと思っている人が多いです。疼痛や呼吸困難感に対するオピオイドの安全かつ効果的な使用がより広く浸透することを願ってやみません。そのための臨床試験の集積を待ち望んでいます。

POINT

- ✔ COPDや心不全などの疾患の呼吸困難感に対してもオピオイドは有効である。
- ✔ 特発性肺線維症などのびまん性肺疾患の呼吸困難感に対してもオピオイドは有効であると考えられるが、現時点ではエビデンスが少ない。

59 死前期の患者さんに大量の酸素投与は必要か?

　緩和ケアチームの設立やオピオイドの理解が進み、多くの病院では癌の終末期の呼吸困難感に対して少量のオピオイドが使用されていると思います。システマティックレビューでもその有効性は確立しています。

　Jennings AL, et al. A systematic review of the use of opioids in the management of dyspnoea. Thorax. 2002 Nov ; 57(11) : 939-44.

　ただ、特に肺癌を診療している医師の皆さんは、患者さんが亡くなられる最後の瞬間にリザーバーマスクをつけ全開で酸素投与されている状況をよく目にすると思います。死前期にはSpO_2は極端に下がります。その低下に対して酸素投与がなされていることが多いと思います。
　はたしてもう余命幾ばくもない患者さんに大量の酸素投与を行うことに意味はあるのでしょうか。

酸素投与のエビデンスと意義

　33人の軽度の労作時呼吸困難感を呈する進行癌患者さんの酸素投与の有無を比較した試験があります。その結果、酸素投与が呼吸困難感や歩行距離の改善をもたらすことはなかったと報告されています。ただ、この試験は「死前期」の酸素投与とは意味合いが異なります。

　Bruera E, et al. A randomized controlled trial of supplemental oxygen versus air in cancer patients with dyspnea. Palliat Med. 2003 Dec ; 17(8) : 659-63.

　同様に、38人のホスピスの安静時呼吸困難感を呈する癌患者さんの酸素投与の有無を比較した試験があります。これについても酸素投与と室内気投与ではアウトカムに差はみられませんでした。ただし、両群ともに統計学的に有意なプラセボ効果がみられています。

　Booth S, et al. Does oxygen help dyspnea in patients with cancer? Am J Respir Crit Care Med. 1996 May ; 153(5) : 1515-8.

　手持ちの扇風機を顔に当てるか足に当てるかで呼吸困難感に変化があるかを調べた面白い試験もあります。5分間とかなり短い時間での検証ではありますが、顔に当てるほうが呼吸困難感の軽減が大きかったという効果がみられました。

　Galbraith S, et al. Does the use of a handheld fan improve chronic dyspnea? A randomized, controlled, crossover trial. J Pain Symptom Manage. 2010 May ; 39(5) : 831-8.

　すなわち、鼻カニューラなり、扇風機なり何かしら患者さん自身に風を送ることには呼吸困難感を軽減させるプラセボ効果があることが示唆されます。

　このプラセボ効果を実証するため、大きな試験が2010年にLancetから報告されました。これはオーストラリア、アメリカ、イギリスの9施設における成人の二重盲検ランダム化試験で、余命幾ばくもない死前期呼吸困難感がありPaO$_2$が7.3 kPa（54 mmHg程度）以上の患者さん239人を登録したものです。1：1で酸素療法群、室内空気群に割り付けました。プライマリエンドポイントはNumerical Rating Scale（NRS）としました。開始から6日目まで、酸素療法群で朝の呼吸困難感が-0.9ポイント（95%信頼区間 -1.3 ～ -0.5）、室内気群では朝の呼吸困難感は-0.7ポイント（95%信頼区間 -1.2 ～ -0.2）変化しましたが有意差はみられませんでした（p=0.504）。夜のNRSについても有意差はみられませんでした（p=0.554）（表J-1）。

Abernethy AP, et al. Effect of palliative oxygen versus room air in relief of breathlessness in patients with refractory dyspnoea : a double-blind, randomised controlled trial. Lancet. 2010 Sep ; 376(9743) : 784-93.

　この結果は終末期呼吸困難感に対して酸素を投与しても意味がないと解釈する

表J-1　呼吸困難感とQOLに対する酸素投与と室内気投与の効果

	酸素投与群	室内気投与群	全体	p値
開始から6日目までの朝の呼吸困難感の改善				
絶対変化 （95%信頼区間）	-0.9 (-1.3 ～ -0.5)	-0.7 (-1.2 ～ -0.2)	-0.8 (-1.1 ～ -0.5)	0.504
相対変化（%）	-20%	-15%	-18%	
開始から6日目までの夜の呼吸困難感の改善				
絶対変化 （95%信頼区間）	-0.3 (-0.7 ～ 0.1)	-0.5 (-0.9 ～ -0.1)	-0.4 (-0.7 ～ -0.1)	0.554
相対変化（%）	-7%	-11%	-9%	
開始から6日目までのQOL				
絶対変化 （95%信頼区間）	0.7 (0.4 ～ 1.0)	0.7 (0.4 ～ 1.0)	0.7 (0.5 ～ 0.9)	0.966
相対変化（%）	11%	12%	12%	

Abernethy AP, et al. Effect of palliative oxygen versus room air in relief of breathlessness in patients with refractory dyspnoea : a double-blind, randomised controlled trial. Lancet. 2010 Sep ; 376(9743) : 784-93. より引用

こともできますが、室内気のカニューラ投与にプラセボ効果があると解釈することもできます。また登録した患者さんのPaO_2が高い点も、結果に影響を与えている印象があります。

　終末期の患者さんが対象になるので臨床試験そのものが組みにくい現状ではありますが、室内気であろうと酸素投与であろうとプラセボ効果がみられるのは確実のようです。ただ、SpO_2がもはや測定できないような死前期の患者さんへリザーバーマスクでの酸素投与を全開にしたところで、予後が大きく変わるわけではありません。プラセボ効果を期待しているのであれば、それほどの流量は必要ないはずです。患者さん本人やご家族に「重症感」を強く与えてしまう可能性はありますが、それが患者さんやご家族にとってよいことか悪いことかはわかりません。死とはこうあるべきだという価値観は医療従事者や患者サイドで異なりますし、酸素をつけていなければ不信感をもつご家族もなかにはいるかもしれません。

　それでもなお、死亡直前に酸素流量を全開にした音が部屋全体に鳴り響くことは、おごそかな死を迎えるにあたって本当に必要なのかどうか悩まずにはいられません。

POINT

- ✔ 経鼻カニューラによる酸素療法は、癌患者さんの呼吸困難感を改善させることができるがプラセボ効果と考えられる。
- ✔ 死前期に大量の酸素投与を行う意義は乏しいと考えられる。

Tips　Wegener 肉芽腫症の提唱者
Friedrich Wegener（1907-1990）

　Friedrich Wegener は 1907 年にドイツ北西部のファーレルで生まれました。父親はドイツ人外科医で、母親がスウェーデン人であったことから、幼い頃からバイリンガルだったと言われています。1927 年にミュンヘンで医学を学び始めました。体力には自信があったようで 1931 年にシュロイダーバル（Schleuderball）投げのドイツチャンピオンになっています。1932 年にイギリスのキール大学を卒業しました。彼は当初病理学に興味があり、胃癌の分類で有名な Borrmann のもとで病理の研鑽を積んだとされています。1933 年にキール大学の病理学講座の助手となり、血管病理学の研究に勤しみました。

　1934 年に腎不全の 38 歳男性の剖検を行いました。この症例は、よく知られている Wegener 肉芽腫症そのものであり、肉芽腫性壊死性炎症による鞍鼻や壊死性糸球体腎炎がみられました。1931 年に Wegener の医学生時代の友人であった Heinz Klinger が酷似した症例を報告しており、これらの症例は全身の血管炎による臓器不全である可能性が示唆されました。

　1936 年に Wegener はポーランドのヴロツワフで開かれたドイツ病理学会で当該疾患の詳しい報告を行いました。1939 年に症例報告として正式に発表しています。

　　Wegener F. About a perculiar rhinogenic granulomatosis withmarked involvement of the arterial system and kidneys. Beitr Pathol Anat. 1939 ; 102 : 30-68.

　1939 年 9 月 1 日にドイツ軍とその同盟軍であるスロバキア軍がポーランドへ侵攻したことで、彼の人生設計は大きく揺るぎました。ヴロツワフで病理医として働くさなか、彼は 2 例目の Wegener 肉芽腫症に出合いました。患者さんは慢性鼻炎と腎不全がみられた 36 歳の主婦であり、病理学的所見は 1 例目の男性と酷似していました。

　戦火のもとで、Wegener は軍医として働かざるをえませんでした。1944 年に彼はジフテリアに倒れ、病理医としてはおよそ 1 年の休業を余儀なくされました。戦後に病理医として再び長く働き始めることができたのはドイツのリューベックの地でした。

　Wegener が報告した肉芽腫症の特徴を有した症例が複数集まり、1954 年に Godman、Churg によって「Wegener 肉芽腫症」と命名されました。

　　Godman GC, Churg J. Wegener's granulomatosis : pathology andreview of the literature. AMA Arch

Pathol. 1954 Dec ; 58(6) : 533-53.

　1967 年に Wegener 肉芽腫症のレビューを彼自身が発表しましたが、自身の名がついた病名を彼はあまり好みませんでした。成功者である一方、Wegener は非常に熱心な教育者としても知られ、剖検レクチャーはいつも好評だったと言われています。1970 年、彼は病理学のきらびやかな世界から引退しました。その後、彼は細々と病理医として働きましたが、学会・会議などにはよく顔を出していました。1989 年に 83 歳となった Wegener は、その偉業を讃えられアメリカ胸部疾患学会議の master clinician に任命されました。1990 年に彼は最後の論文を発表し、同年脳卒中により逝去しました。

名称変更へ
　Wegener 自身がナチスの強制収容所における人体実験にかかわった可能性が示唆されておりますが、詳しいことはよくわかっていません。いずれにしても、2000 年には上記の master clinician の件はアメリカ胸部疾患学会議が破棄しています。これに起因して、2011 年の Chapel Hill 会議で Wegener 肉芽腫症の名称が granulomatosis with polyangiitis に変更されたことは記憶に新しいと思います。元来、彼は自身の名が付いた病名をそこまで好んでおりませんでしたので、奇しくも彼の意思は死後 20 年以上経って汲み取られたことになります。

　Woywodt A, et al. Wegener's granulomatosis. Lancet. 2006 Apr ; 367(9519) : 1362-6.
　Jennette JC, et al. 2012 revised International Chapel Hill Consensus Conference Nomenclature of Vasculitides. Arthritis Rheum. 2013 Jan ; 65(1) : 1-11.

K
その他

60 鎮咳薬で最も効果的なものは?

咳嗽に対する治療は、原疾患を治療することが最も重要であることは言うまでもありません。そのため、感冒による咳嗽において鎮咳薬の使用は推奨されていません。

> Irwin RS, et al. American College of Chest Physicians. Diagnosis and management of cough executive summary : ACCP evidence-based clinical practice guidelines. Chest. 2006 Jan ; 129(1 Suppl) : 1S-23S.

ただ呼吸器科医をしていると、咳嗽症状で困っている患者さんは多いです。末梢性鎮咳薬を処方しても「効かない」という経験をする医師も多いと思います。鎮咳薬では、いったい何が効果的なのか疑問に思った医師も多いでしょう。

急性期の場合、たとえば感冒の場合は表K-1のように報告されています。これは2004年のシステマティックレビューに基づいた結果で、2007年にSimasekらによってレビューされました。

抗ヒスタミン薬

抗ヒスタミン薬は、代表的なOTC（over the counterの略で町の薬局で買え

表K-1 成人における感冒による咳嗽治療

抗ヒスタミン薬・鼻炎薬併用	2試験が報告：1つは副作用あるも効果的、1つは効果なしとの結果
抗ヒスタミン薬	3試験が報告：効果なし
コデイン	2試験が報告：効果なし
デキストロメトルファン（メジコン®）	3試験が報告：2試験で効果あり、1試験では効果なし
デキストロメトルファン＋サルブタモール	1試験が報告：副作用があり、効果も限定的
グアイフェネシン（フストジル®）	2試験が報告：1試験で効果あり、1試験では効果なし
モグイステイン	1試験が報告：きわめて限定的な効果
ブロムヘキシン（ビソルボン®）	1試験が報告：効果あり

Simasek M, et al. Treatment of the common cold. Am Fam Physician. 2007 Feb ; 75(4) : 515-20. より引用
Schroeder K, et al. Over-the-counter medications for acute cough in children and adults in ambulatory settings. Cochrane Database Syst Rev. 2004 ; (4) : CD00183. を参照

るといった意味）です。ロラタジン 5 mg＋プソイドエフェドリン 120 mg またはプラセボを 1 日 2 回内服して感冒に対する効果を比較した試験があります。鼻汁などには効果がみられたのですが、咳嗽スコアを改善させることはできませんでした。

　Berkowitz RB, et al. The effectiveness of the nonsedating antihistamine loratadine plus pseudoephedrine in the symptomatic management of the common cold. Ann Allergy. 1989 Oct ; 63（4）: 336-9.

　似たような試験で、デキスブロムフェニルアミン 6 mg＋プソイドエフェドリン 120 mg とプラセボを比較したものもありますが、これも咳嗽に対する有意な効果はみられませんでした。

　Curley FJ, et al. Cough and the common cold. Am Rev Respir Dis. 1988 Aug ; 138（2）: 305-11.

　後述しますが、抗ヒスタミン薬よりもハチミツのほうがむしろ効果があるかもしれないとされています。

デキストロメトルファン（メジコン®）

　おそらく日本の末梢性鎮咳薬で最も使用されているデキストロメトルファン（メジコン®）ですが、15 mg 1 日 3 回といった使用法ではあまり効果が出ないことを時に経験します。デキストロメトルファンとプラセボを比較したメタアナリシスでは、1 回量が 30 mg のデキストロメトルファンの鎮咳効果が確認されました。このメタアナリシスでは、咳嗽の評価が、cough counts（咳回数）（cough bouts［咳発作数］、cough components［咳発作中の各音成分］）、cough latency（咳の間の休止時間）、cough effort（咳嗽努力：咳嗽音響スペクトラムの AUC［図 K-1］）、cough intensity（咳嗽努力/総咳嗽数）といった多くの咳嗽パラメータを用いて解析されています（表 K-2）。

　Pavesi L, et al. Application and validation of a computerized cough acquisition system for objective monitoring of acute cough : a meta-analysis. Chest. 2001 Oct ; 120（4）: 1121-8.

　すなわち、日常診療でもデキストロメトルファン 30 mg を 1 日 3 回ないし 4 回にすると効果的かもしれません。3 錠 分 3 ではなく、6 錠 分 3 ～ 8 錠 分 4 といった使用法を試してみるのも手かもしれません。

弱オピオイド（コデイン、ジヒドロコデインなど）/オピオイド（塩酸モルヒネなど）

　オピオイドは、オピオイド受容体に作用して鎮咳効果を発揮します。ジヒド

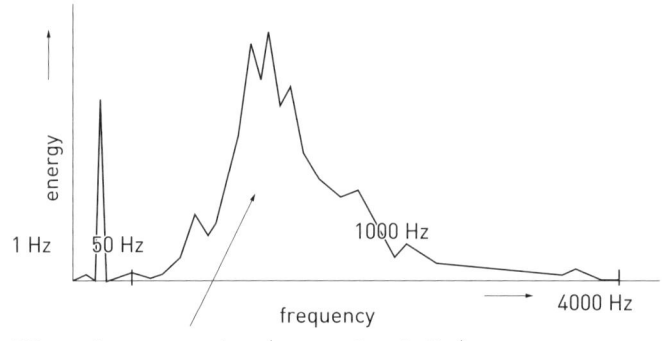

AUC＝cough power spectral area (measure of cough effort)
図K-1　咳嗽音響スペクトラムの AUC（area under the curve）

表K-2　咳嗽パラメータごとのデキストロメトルファンの効果

パラメータ	log 最小平均二乗値（標準誤差） プラセボ	log 最小平均二乗値（標準誤差） デキストロメトルファン	p 値	％差
cough bouts	3.47（0.03）	3.34（0.03）	0.0035	−12.7
cough components	3.90（0.04）	3.75（0.03）	0.0032	−13.4
cough effort	5.15（0.04）	4.96（0.04）	0.0013	−17.3
cough latency	6.68（0.04）	6.84（0.04）	0.0024	＋17.3
cough intensity	2.77（0.03）	2.71（0.03）	0.1510	−5.8

Pavesi L, et al. Application and validation of a computerized cough acquisition system for objective monitoring of acute cough：a meta-analysis. Chest. 2001 Oct；120(4)：1121-8. より引用

ロコデインと末梢性鎮咳薬であるレボドロプロピジンを 140 人の肺癌患者さんで比較したランダム化試験がありますが、後者のほうが眠気の副作用が少なかったという違いはあったものの、ジヒドロコデインとレボドロプロピジンでは同等の鎮咳効果が得られました（図K-2 は 1 時間ごとに 5 時間連続で咳嗽を記録した患者の咳嗽スコア）。

　Luporini G, et al. Efficacy and safety of levodropropizine and dihydrocodeine on nonproductive cough in primary and metastatic lung cancer. Eur Respir J. 1998 Jul；12(1)：97-101.

コデインは日本でも「強力な鎮咳薬」として使用されていますが、その効果についてはさほど強いものではなく、汎用されている割にはその効果についての根拠が不透明でもあります。効果はないと結論付けている論文も多くあります。

　Eccles R, et al. Lack of effect of codeine in the treatment of cough associated with acute upper respiratory tract infection. J Clin Pharm Ther. 1992 Jun；17(3)：175-80.

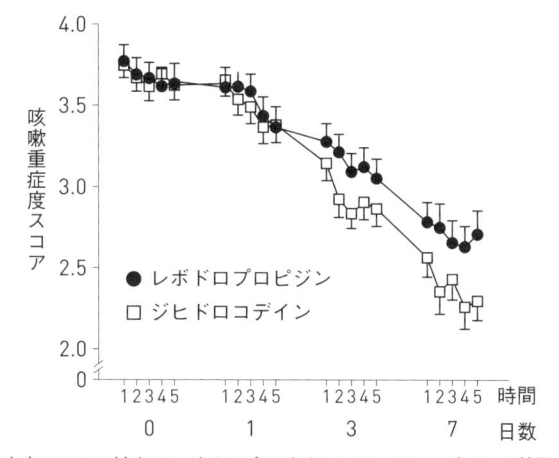

図 K-2 咳嗽重症度スコアに対するレボドロプロピジンとジヒドロコデインの効果の比較
Luporini G, et al. Efficacy and safety of levodropropizine and dihydrocodeine on nonproductive cough in primary and metastatic lung cancer. Eur Respir J. 1998 Jul;12(1):97-101. より引用

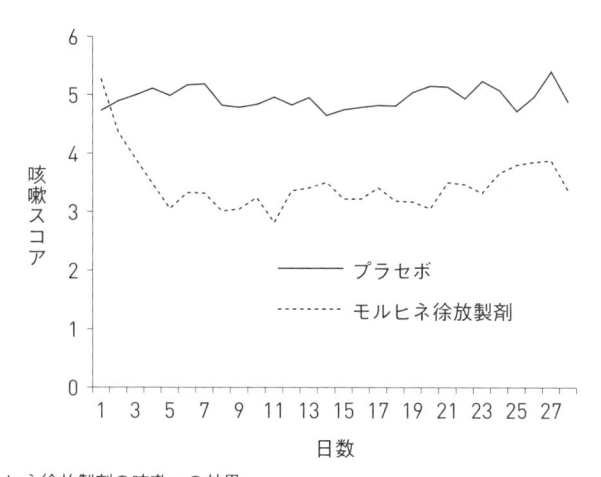

図 K-3 モルヒネ徐放製剤の咳嗽への効果
Morice AH, et al. Opiate therapy in chronic cough. Am J Respir Crit Care Med. 2007 Feb 15;175(4):312-5. より引用

Freestone C, et al. Assessment of the antitussive efficacy of codeine in cough associated with common cold. J Pharm Pharmacol. 1997 Oct;49(10):1045-9.

　ではもっと強力な鎮咳作用をもつと思われている塩酸モルヒネはどうなのかというと、これも咳嗽に限って言えば臨床試験が少ないのです。通常の治療に反応しない3か月以上続く難治性咳嗽患者さんに対して行われたモルヒネ徐放製剤

5 mg 1日2回とプラセボのランダム化比較試験において、前者のほうが咳嗽スコアが有意に低かったという報告があります（p＜0.01）（図K-3）。

> Morice AH, et al. Opiate therapy in chronic cough. Am J Respir Crit Care Med. 2007 Feb；175(4)：312-5.

　鎮咳薬としてある程度のエビデンスのあるデキストロメトルファンなどの薬剤との比較試験がないので、オピオイドがいったいどの程度咳嗽を減少させることができるのかはわかりませんが、コデインよりもモルヒネのほうが効果は高いかもしれません。ただ、弱オピオイド以外は麻薬処方箋が必要になりますし、その副作用を考慮すると安易にオピオイドを処方できない現状もあると思います。

ナプロキセン（ナイキサン®）

　ライノウイルスによる感冒と思われる79人を非ステロイド性解熱鎮痛薬のナプロキセンとプラセボにランダムに割り付けた試験があります。咳嗽症状も有意に軽減したという結果でした。

> Sperber SJ, et al. Effects of naproxen on experimental rhinovirus colds. A randomized, double-blind, controlled trial. Ann Intern Med. 1992 Jul；117(1)：37-41.

　しかしながらその後のシステマティックレビューでは、疼痛や発熱についての効果はあるものの、咳嗽については特に有益とはされていません。

> Kim SY, et al. Non-steroidal anti-inflammatory drugs for the common cold. Cochrane Database Syst Rev. 2009 Jul；(3)：CD006362.

ガバペンチン（ガバペン®）

　慢性咳嗽になるとカプサイシンなどの咳嗽刺激物質に対する過敏性が生じる一方で、咳嗽刺激物質ではないものによる咳もみられます。かねてから、中枢性感作（中枢神経の咳嗽反射に対する反応性亢進）が形成されているのではないかと言われてきました。

　咳嗽治療を受けても慢性咳嗽化した患者さんに対して、ガバペンチンあるいはプラセボのいずれかにランダムに割り付けた試験があります。これによれば、ガバペンチンは、慢性咳嗽患者さんにおいてプラセボと比較して治療開始8週時点の咳嗽特異的QOLを有意に向上させたと報告されています。臨床的に意義がある1.3ポイントを超える改善があった患者さんは、ガバペンチン群の74.1％、プラセボ群の46.2％（p＝0.038）で、ベースラインからの咳嗽スコアの変化差は1.80（95％信頼区間0.56〜3.04、p＝0.004）でした（図K-4）。

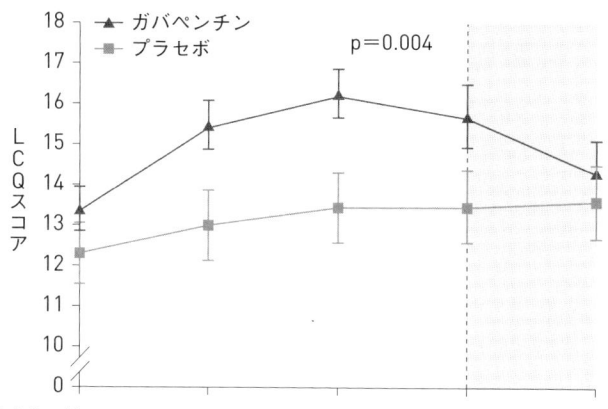

図 K-4　慢性咳嗽に対するガバペンチンの効果
LCQ：Leicester Cough Questionnaire
Ryan NM, et al. Gabapentin for refractory chronic cough : a randomised, double-blind, placebo-controlled trial. Lancet. 2012 Nov ; 380(9853) : 1583-9. より引用

Ryan NM, et al. Gabapentin for refractory chronic cough : a randomised, double-blind, placebo-controlled trial. Lancet. 2012 Nov ; 380(9853) : 1583-9.

ハチミツ

ハチミツが禁忌にならない2歳以上の小児には有効とされています。意外にもハチミツによる鎮咳作用の報告は多いです。たとえば、上気道感染による咳嗽がみられる小児に就寝前に2.5 mLのハチミツを飲ませることで、ジフェンヒドラミンやデキストロメトルファンよりも高い鎮咳効果があったという報告があります。

Shadkam MN, et al. A comparison of the effect of honey, dextromethorphan, and diphenhydramine on nightly cough and sleep quality in children and their parents. J Altern Complement Med. 2010 Jul ; 16(7) : 787-93.

2012年のシステマティックレビューでは、ハチミツはジフェンヒドラミンや無治療と比べると鎮咳効果がみられるが、デキストロメトルファンに優れているわけではないという結果でした。これはそれなりに効果があるということでしょうか。小児の臨床試験ばかりですが、試してみる価値はありそうです。

Oduwole O, et al. Honey for acute cough in children. Cochrane Database Syst Rev. 2012 Mar ; (3) : CD007094.

加湿

乾性咳嗽には有効であるようなイメージがあります。ただ、6試験のシステマティックレビューでは感冒に対する効果はみられていません（3試験では効果があったとしていますが）。

Singh M, et al. Heated, humidified air for the common cold. Cochrane Database Syst Rev. 2011 May；(5)：CD001728.

加湿だけでなく、リドカインをネブライザー吸入して鎮咳効果があったという報告もいくつかあります。特に救急外来などでは通常治療で鎮咳が得られない強い咳嗽に対して用いられることもあります。

Truesdale K, et al. Nebulized lidocaine in the treatment of intractable cough. Am J Hosp Palliat Care. 2013 Sep；30(6)：587−9.

中央期間で5年間の難治性の咳嗽に苦しんでいる患者さんに対してリドカインのネブライザー吸入を行ったところ、49％で咳嗽症状の軽快がみられたという報告もありますので、奥の手として使用を考慮してもよいかもしれません。

Lim KG, et al. Long-Term Safety of Nebulized Lidocaine for Adults with Difficult-to-Control Chronic Cough：A Case Series. Chest. 2013 Apr；143(4)：1060−5.

漢方薬

鎮咳効果のある漢方薬としては麦門冬湯、半夏厚朴湯、滋陰降火湯などが有名だと思います。咽喉が乾燥し痰が張り付いたような咳の場合に麦門冬湯、咽喉に粘稠な痰がからむ場合に半夏厚朴湯、より乾性咳嗽がひどいときは滋陰降火湯が有効とされています。

感染後咳嗽に対して麦門冬湯を使用した9人と使用しなかった11人での症状を比較した報告がありますが、麦門冬湯を使用した群で咳嗽スコアの有意な改善がみられました。ただ、この試験は盲検下でないことと人数が少ないのが難点です。

Irifune K, et al. Antitussive effect of bakumondoto a fixed kampo medicine (six herbal components) for treatment of post-infectious prolonged cough：controlled clinical pilot study with 19 patients. Phytomedicine. 2011 Jun；18(8−9)：630−3.

感染後に限らず、慢性閉塞性肺疾患（COPD）における咳嗽症状の緩和にも麦門冬湯が有効であったというクロスオーバー試験もあります。

Mukaida K, et al. A pilot study of the multiherb Kampo medicine bakumondoto for cough in patients with chronic obstructive pulmonary disease. Phytomedicine. 2011 Jun；18(8−9)：625−9.

その他

　咳嗽に対して抗菌薬が使用されることがありますが、肺炎のない急性気道感染症の場合では抗菌薬を使用してもあまり利益はなく、60歳以上の場合はむしろ副作用の観点から有害であると考えられています。

　Little P, et al. Amoxicillin for acute lower-respiratory-tract infection in primary care when pneumonia is not suspected : a 12-country, randomised, placebo-controlled trial. Lancet Infect Dis. 2013 Feb ; 13(2) : 123-9.

　明らかな肺炎があれば抗菌薬は有効でしょうが、気道感染症として安易に抗菌薬を投与すべきではないと考えられます。咳嗽の症状は、患者さんが予想しているよりも実際は長く続くことが多く、医療従事者と患者さんの間の認識の解離が不適切な抗菌薬の処方につながっている可能性が指摘されています。

　Ebell MH, et al. How long does a cough last? Comparing patients' expectations with data from a systematic review of the literature. Ann Fam Med. 2013 Jan ; 11(1) : 5-13.

　呼気一酸化窒素が一定の数値を超える場合には吸入ステロイド薬が咳嗽に有効であるとの報告もあり、難治性の咳嗽では呼気一酸化窒素を測定してもよいかもしれません。

　Hsu JY, et al. Optimal value of fractional exhaled nitric oxide in inhaled corticosteroid treatment for patients with chronic cough of unknown cause. J Chin Med Assoc. 2013 Jan ; 76(1) : 15-9.

　現時点で揃っているデータでは、ある程度の量のデキストロメトルファン（メジコン®）6錠分3～8錠分4、就寝前のハチミツ（特に小児）、コデインやモルヒネなどのオピオイドは鎮咳効果が高いだろうと考えられます。慢性咳嗽に対してはガバペンチンも考慮してよいと思われます。もちろん、咳嗽の原因治療が優先されるべきであって、この項はあくまで症状緩和のための使用として何がよいかという議論をしたものですのでご注意ください。

POINT

- 咳嗽に対するデキストロメトルファン（メジコン®）は日常的に使用されている3錠分3ではなく、6錠分3～8錠分4程度使用することで効果が出るかもしれない。
- 非薬剤ではハチミツが最も鎮咳効果にエビデンスがある。
- 鎮咳薬としてのオピオイドは臨床試験が多くないが、一定の効果があるため副作用に注意して使用してもよい。
- 慢性咳嗽にガバペンチン（ガバペン®）が有効である。

61 去痰薬の使い分けは?

　去痰薬とは、気道粘膜からの分泌を促進したり喀痰を溶解したりすることによってその喀出を容易にする薬物のことです。「気道分泌促進薬」や「気道粘液溶解薬」などの似たような分類名が多く、「ムコ」から始まる薬品名も多いため、呼吸器科医ですら混乱してしまう状況です（表K-3）。

表K-3　去痰薬の分類と代表的薬剤

分類	作用	薬剤
①気道分泌促進薬	気道分泌液を増大することで喀出しやすくする。	・ブロムヘキシン（ビソルボン®） ・鎮咳去痰薬：チペピジン（アスベリン®）、エプラジノン（レスプレン®）
②気道粘液溶解薬	痰中の化学結合などを分解し、痰の分子を小さくし粘稠度を低下させる。	・ムコタンパクのS-S結合を分解：システイン系薬：アセチルシステイン（ムコフィリン®）、エチルシステイン（チスタニン®）、メチルシステイン（ペクタイト®） ・タンパクを分解：プロナーゼ（エンピナース®） ・多糖類を分解：ブロムヘキシン（ビソルボン®）、リゾチーム（アクディーム®、ノイチーム®）
③気道粘液修復薬	フコースとシアル酸のバランスを正常化する。	カルボシステイン（ムコダイン®）、フドステイン（スペリア®、クリアナール®）
④分泌細胞正常化薬	杯細胞の過形成を抑制、粘液が過剰産生されるのを抑える。	カルボシステイン（ムコダイン®）、フドステイン（スペリア®、クリアナール®）
⑤気道粘膜潤滑薬	肺胞II型細胞よりサーファクタント分泌を促進し去痰作用をもたらす。	アンブロキソール（ムコソルバン®、ムコサール®）
⑥界面活性剤	痰の表面張力を低下させて排出を促す。	チロキサポール（アレベール®）
⑦植物由来	多くが薬理作用は不明。	セネガ、車前草エキス末、桜皮エキス（ブロチン®）

気道分泌促進薬

　気道分泌促進薬は、複数の去痰作用があるので注意が必要です。

　ブロムヘキシン（ビソルボン®）は気道分泌促進薬だけでなく、気道粘液溶解薬としての作用もあります。粘液溶解作用は気道以外の外分泌腺でも働くことが知られており、膵液の粘稠度を下げると言われています。

　ブロムヘキシンには錠剤と吸入液があります。吸入液の場合「気管支喘息に使ってはいけない」という格言のようなものを呼吸器科医ならば耳にしたことがあると思いますが、ビソルボン®吸入液にはパラベンが含まれていますのでアスピリン喘息を疑うときには使用してはいけません。アスピリン喘息を疑っていなければ問題ないと思います。

　チペピリン（アスベリン®）は、咳中枢を抑制し咳の感受性を低下させることによる鎮咳作用と、気管支腺分泌亢進、気道粘膜線毛上皮運動亢進によって去痰作用をもたらします。エプラジノン（レスプレン®）は、コデインに匹敵するくらいの鎮咳作用と、喀痰粘稠度低下作用、気道内分泌液増加作用があるとされています。

　気道分泌促進薬は、粘稠度が高い固い喀痰、いわゆる「キレが悪い痰」に対して有効と考えられます。気道粘液溶解薬と併せて使用することもあります。

気道粘液溶解薬

　システイン系去痰薬は、ムコタンパクのS-S結合を分解し喀痰粘度を低下させる働きがあります。システイン系去痰薬のうち、アセチルシステイン（ムコフィリン®）が最も臨床で使用されていると思われます。その理由としては、特発性肺線維症（IPF）や慢性閉塞性肺疾患（COPD）において有効性が示唆されているからです。プラセボと比較して肺活量および肺拡散能（DLCO）の減少を有意に抑制したという報告があります（図K-5）。

　Demedts M, et al. High-dose acetylcysteine in idiopathic pulmonary fibrosis. N Engl J Med. 2005 Nov；353(21)：2229-42.

　ただしプレドニゾン、アザチオプリンと併用して治療することで死亡率を上昇させたという報告（PANTHER-IPF試験）もありますので、アセチルシステインが有効かどうかは結論が出ていません。ただこのPANTHER-IPF試験は死亡リスク上昇のために早期に中断されており、専門家の間でもその解釈に関して意見が分かれています。呼吸器科医は併用が有害であるかどうかは慎重な姿勢をとっています。ちなみに海外ではアセチルシステインは内服で使用されます。

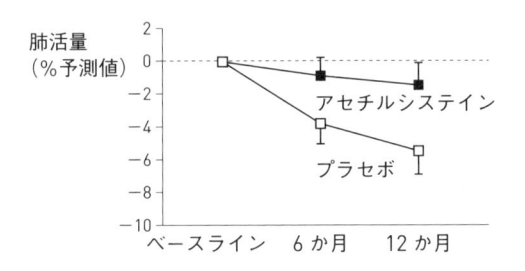

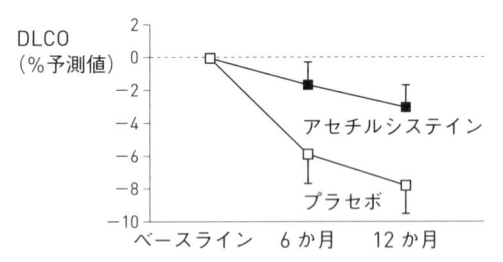

図 K-5 特発性肺線維症における肺活量と DLCO に対するアセチルシステインの効果
Demedts M, et al. High-dose acetylcysteine in idiopathic pulmonary fibrosis. N Engl J Med. 2005 Nov ; 353 (21) : 2229-42. より引用

Idiopathic Pulmonary Fibrosis Clinical Research Network. Prednisone, azathioprine, and N-acetylcysteine for pulmonary fibrosis. N Engl J Med. 2012 May ; 366(21) : 1968-77.

2000年のシステマティックレビューでは、COPDにおいてアセチルシステインが急性増悪の頻度を減少させるという報告もあります（図K-6）。

Stey C, et al. The effect of oral N-acetylcysteine in chronic bronchitis : a quantitative systematic review. Eur Respir J. 2000 Aug ; 16(2) : 253-62.

タンパクを分解するセミアルカリプロティナーゼ（ゼオエース®）が自主回収に至った経緯があり、プロナーゼ（エンピナース®）および多糖類を分解するリゾチーム（アクディーム®）は製造販売後臨床試験によって有効性を証明せざるをえなくなりました。

気道粘液溶解薬は、粘稠度が高い固い喀痰、いわゆる「キレが悪い痰」に対して有効と考えられます。

気道粘液修復薬、分泌細胞正常化薬

カルボシステイン（ムコダイン®、ムコトロン®）およびフドステイン（スペリア®、クリアナール®）は、フコースとシアル酸のバランスを正常化するだけでなく杯細胞過形成抑制作用もあります。カルボシステインについては、2008

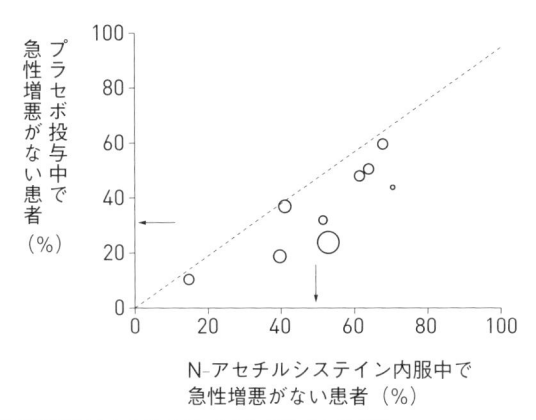

図 K-6　COPD 急性増悪に対する N-アセチルシステインの効果
Stey C, et al. The effect of oral N-acetylcysteine in chronic bronchitis : a quantitative systematic review. Eur Respir J. 2000 Aug ; 16(2) : 253-62. より引用

年 PEACE 試験によって COPD 急性増悪の頻度を減少させたという報告が有名です（リスク比 0.75、95％信頼区間 0.62〜0.92、p＝0.004）。そのため、呼吸器科医としても使用頻度の高い去痰薬だと思います。カルボシステインは、去痰作用のみにより COPD の急性増悪抑制に有用であったのではなく、抗炎症作用や抗オキシダント作用などによって有用であったとも考えられています。

　Zheng JP, et al. Effect of carbocisteine on acute exacerbation of chronic obstructive pulmonary disease (PEACE Study) : a randomised placebo-controlled study. Lancet. 2008 Jun ; 371(9629) : 2013-8.

　気道粘液修復薬は、粘稠度の低いサラサラの喀痰に対して有効とされています。

気道粘膜潤滑薬

　アンブロキソール（ムコソルバン®、ムコサール®）は、肺胞 II 型細胞よりサーファクタントの分泌を促進し去痰作用をもたらすことがラット、ウサギ、マウス、珪肺患者さんなどで証明されています。また、アンブロキソールは重症の症状を有する COPD 患者さんにおいて、プラセボと比較して急性増悪の頻度を減少させたという報告もあります。

　Malerba M, et al. Effect of twelve-months therapy with oral ambroxol in preventing exacerbations in patients with COPD. Double-blind, randomized, multicenter, placebo-controlled study (the AMETHIST Trial). Pulm Pharmacol Ther. 2004 ; 17(1) : 27-34.

　アンブロキソールには徐放製剤があり、夕食後に投与することで早朝覚醒時の

排痰に有効とされています。

界面活性剤

チロキサポール（アレベール®）は非イオン性の界面活性剤であり、喀痰の粘性を減少させることがわかっています。

<small>Ghio AJ, et al. Tyloxapol inhibits NF-kappa B and cytokine release, scavenges HOCl, and reduces viscosity of cystic fibrosis sputum. Am J Respir Crit Care Med. 1996 Sep ; 154(3 Pt 1) : 783-8.</small>

植物由来

セネガは、カナダやアメリカ原産の生薬です。北アメリカの先住民であったセネガ族が毒ヘビに咬まれた際にこの根を応急的に使用していたのが薬用の始まりと言われています。しかしながら、部族によって薬用の効能が異なり、セネガを心臓疾患に使用していた部族もあれば、咳や風邪に用いていた部族もあります。そのため、薬理作用についてはあまり信頼性がありません。日本薬局方においては本種または変種のヒロハセネガ（*P. senega var. latifolia*）の根を生薬としています。セネガの去痰作用機序は、サポニンの粘膜刺激作用が軽度悪心をもたらすことによって、気道分泌が促進するためと考えられています。

車前草エキス末は気道分泌促進だけでなく下痢にも効果があるとされていますが、これも薬理作用についてはあまりわかっていません。車前草はオオバコのことですが、こちらのほうが世間にはよく知られた名前ですね。

桜皮エキス（ブロチン®）は桜の樹皮から抽出したエキスで、古くから日本の鎮咳去痰薬として用いられていますが、その本質はフラボノイド配糖体と考えられています。これもはっきりと薬理作用が解明されているわけではありません。

POINT
- ✔ 固い痰（キレの悪い痰）には、気道分泌促進薬や気道粘液溶解薬が有効である。
- ✔ 柔らかい痰（サラサラの痰）には、気道粘液修復薬が有効である。
- ✔ ブロムヘキシン（ビソルボン®）吸入液は、アスピリン喘息に禁忌である。
- ✔ アンブロキソール（ムコソルバン®、ムコサール®）には徐放製剤がある。
- ✔ 植物由来の去痰薬の薬理作用や臨床的有効性は不透明である。

62 喀痰の色は重要か?

喀痰の色は、感染症の存在診断に有用であるとされています。しかしながらそのエビデンスは少なく、教科書に記載されている内容も多くがエキスパートオピニオンです。

現時点で、喀痰の色についてどのようなことがわかっているでしょうか。

喀痰の色

よく患者さんが「黄色の痰が出ました」「痰は緑色でした」と報告してくれることがありますが、これにはあまり信頼性がないとされています。216人の慢性閉塞性肺疾患（COPD）患者さんにおいて、患者さんが報告した喀痰の色と客観的に解析した喀痰の色で、その喀痰中の細菌の存在を比較検討した試験があります。これによれば、患者さんの報告はオッズ比1.7（95％信頼区間1.0～3.0、p＝0.041）・感度73％・特異度39％、客観的な解析の場合ではオッズ比9.8（95％信頼区間4.7～20.4、p＜0.001）・感度90％・特異度52％、という結果でした。

Daniels JM, et al. Sputum colour reported by patients is not a reliable marker of the presence of bacteria in acute exacerbations of chronic obstructive pulmonary disease. Clin Microbiol Infect. 2010 Jun ; 16(6) : 583-8.

急性咳嗽をきたした患者さんを集めた報告では、黄色～緑色の喀痰は細菌感染の診断に対して感度79％・特異度46％という報告もあります。

Altiner A, et al. Sputum colour for diagnosis of a bacterial infection in patients with acute cough. Scand J Prim Health Care. 2009 ; 27(2) : 70-73.

同様のスタディがほかにもあり、緑色や黄色、鉄さび色の喀痰は、白色、無色透明の喀痰に比べると有意に細菌培養が陽性であったという報告があります。

Johnson AL, et al. Sputum color : potential implications for clinical practice. Respir Care. 2008 Apr ; 53(4) : 450-4.

最も大規模な試験では、COPDの急性増悪の患者さんで、色について記載のあった喀痰検体4003を用いた試験があります。細菌培養が陽性であった検体のうち、多くは黄色（56.7％）あるいは緑色（29.8％）でした。*Haemophilus influenzae*がすべての色において、最も多い培養微生物でした。*Klebsiella pneumoniae*は、教科書どおりやや黄色がかった喀痰が多いように思います（表K-4、図K-7）。

表 K-4 細菌と喀痰の色の関係

微生物	検体数	喀痰培養陽性となった喀痰の色			
		黄色	緑色	白色	鉄さび色
	4003	2319	1218	353	113
Haemophilus influenzae	605	14.1%	20.0%	10.6%	5.9%
Streptococcus pneumoniae	313	7.4%	9.5%	12.4%	2.5%
Moraxella catarrhalis	319	7.3%	11.2%	2.3%	4.4%
Haemophilus parainfluenzae	262	5.8%	9.2%	2.5%	5.3%
Staphylococcus aureus	158	3.4%	5.4%	1.7%	5.3%
Klebsiella pneumoniae	133	3.9%	3.1%	0.8%	1.8%
Pseudomonas aeruginosa	105	2.4%	3.1%	2.5%	1.8%
Haemophilus spp.（上記以外）	64	1.4%	2.4%	0.3%	0.0%
培養陰性	2191	54.5%	41.1%	81.6%	61.1%

Miravitlles M, et al. Sputum colour and bacteria in chronic bronchitis exacerbations : a pooled analysis. Eur Respir J. 2012 Jun ; 39(6) : 1354-60. より引用

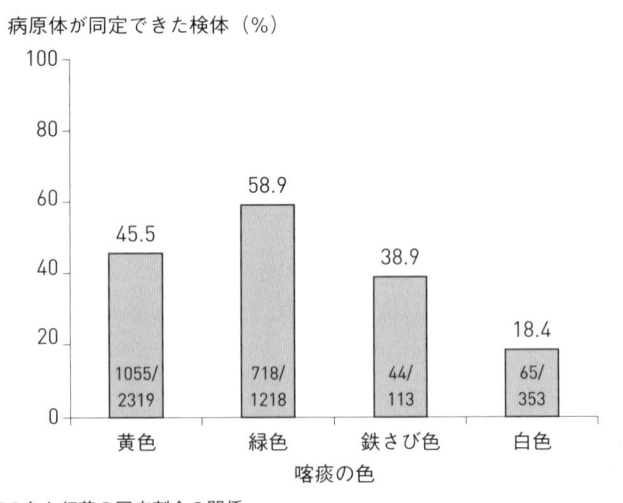

病原体が同定できた検体（%）

喀痰の色	割合	検体数
黄色	45.5	1055/2319
緑色	58.9	718/1218
鉄さび色	38.9	44/113
白色	18.4	65/353

図 K-7 喀痰の色と細菌の同定割合の関係
Miravitlles M, et al. Sputum colour and bacteria in chronic bronchitis exacerbations : a pooled analysis. Eur Respir J. 2012 Jun ; 39(6) : 1354-60. より引用

　　Miravitlles M, et al. Sputum colour and bacteria in chronic bronchitis exacerbations : a pooled analysis. Eur Respir J. 2012 Jun ; 39(6) : 1354-60.

　ちなみに口からの喀痰だと常在菌の混入があるため信頼性が乏しいという意見もあります。その信頼性を補う手技として注目されている気管支鏡による保護的

表K-5 喀痰の色と原因疾患

黄色	ウイルス性感冒の治癒過程、気管支喘息など。黄色ブドウ球菌でも黄色になることがあると言われています。
黄色〜緑色の膿性	細菌性下気道感染症を示唆します。前述のように緑膿菌に特異的ではなさそうです。
鉄さび色[1]	肺炎球菌性肺炎を示唆します（古い肺胞内出血に由来する）。
オレンジ色[2,3]	クレブシエラ肺炎（ピンク色〜オレンジ色でゼリー様に粘性がある）、ニューモシスティス肺炎、レジオネラ肺炎などでみられることがあります。
茶色	軽快しつつある血痰、喫煙後、粘液栓（気管支喘息、アレルギー性気管支肺アスペルギルス症など）。
鮮赤色[4,5]	血痰（気管支拡張症、結核後遺症、肺結核、肺胞出血、肺癌など）。
黒赤色	肺癌などの悪性疾患を示唆します。古い血痰であることもあります。
ピンク色[6]	泡沫状の場合、肺水腫や心不全の存在を示唆します。

1) Heffron R. Symptoms of lobar pneumonia in Pneumonia with special reference to pneumococcus lobar pneumonia. Harvard University Press, Cambridge, Massachusetts, 1939. p. 501.
2) Wen-Chien Ko, et al. Community-acquired *Klebsiella pneumoniae* bacteremia : global differences in clinical patterns. Emerg Infect Dis. 2002 Feb ; 8(2) : 160-6.
3) Fujita J, et al. Mechanism of formation of the orange-colored sputum in pneumonia caused by *Legionella pneumophila*. Intern Med. 2007 Dec ; 46(23) : 1931-4.
4) Conlan AA Massive hemoptysis. Review of 123 cases. J Thorac Cardiovasc Surg. 1983 Jan ; 85(1) : 120-4.
5) Johnston H, et al. Changing spectrum of hemoptysis. Underlying causes in 148 patients undergoing diagnostic flexible fiberoptic bronchoscopy. Arch Intern Med. 1989 Jul ; 149(7) : 1666-8.
6) Luisada AA, et al. Acute pulmonary edema ; pathology, physiology and clinical management. Circulation. 1956 Jan ; 13(1) : 113-35.

標本擦過（PSB : protected specimen brush）を使用したスタディでは、分泌物の膿性色は感度89.5%・特異度76.2%で細菌培養陽性が予測可能でした。

Soler N, et al. Bronchoscopic validation of the significance of sputum purulence in severe exacerbations of chronic obstructive pulmonary disease. Thorax. 2007 Jan ; 62(1) : 29-35.

教科書的によく記載されている喀痰の色は表K-5のとおりです。

喀痰の膿性度と炎症の関係

喀痰の色に膿性が増すと、その中にある炎症細胞が増加します。

たとえば、黄色〜緑色の膿性度合いと含有好中球の数に比例的な関係があることが知られています。喀痰の黄色〜緑色は感度94.4%・特異度77.0%で喀痰細菌培養の予測が可能であるとされています。また、治療によって喀痰色が改善することがわかっています（図K-8）。

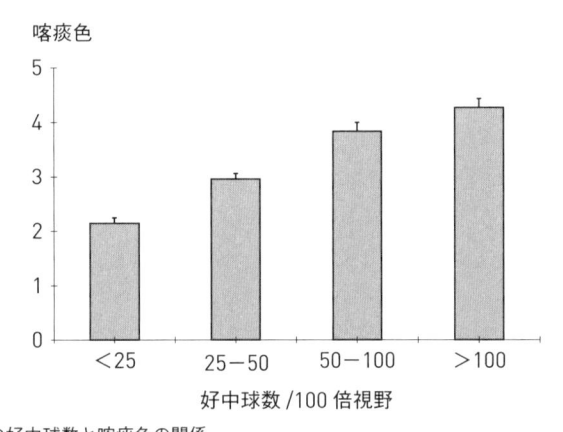

図 K-8　喀痰の好中球数と喀痰色の関係
喀痰色スコアが高いほど黄色〜緑色が増します。
Stockley RA, et al. Relationship of sputum color to nature and outpatient management of acute exacerbations of COPD. Chest. 2000 Jun ; 117(6) : 1638-45. より引用

　痰の中に含まれる好中球ミエロペルオキシダーゼ、IL-8、白血球エラスターゼの量や活性が高いと喀痰の緑色が濃いという報告もあります（図K-9）。
　まとめると、喀痰の色が黄色〜緑色の膿性に変わることで細菌の培養陽性率が増加することがわかります。その変化と好中球数、好中球ミエロペルオキシダーゼ、IL-8、白血球エラスターゼに相関性があります。
　COPD急性増悪の患者さんに喀痰の膿性度に応じて抗菌薬を投与する戦略も有効と考えられています。

　　Nestor Soler, et al. Sputum purulence-guided antibiotic use in hospitalised patients with exacerbations of COPD. Eur Respir J. 2012 Dec ; 40(6) : 1344-1353.

ミエロペルオキシダーゼ (U/mL)

白血球エラスターゼ活性 (μM)

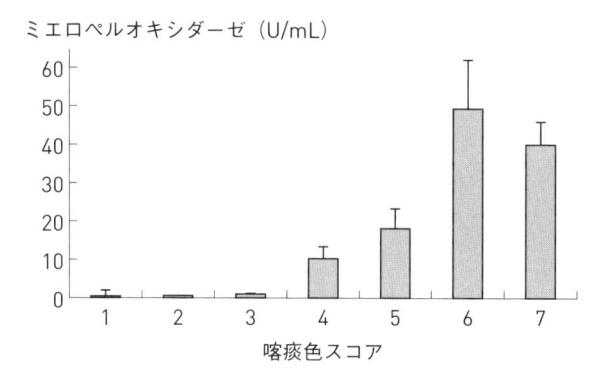

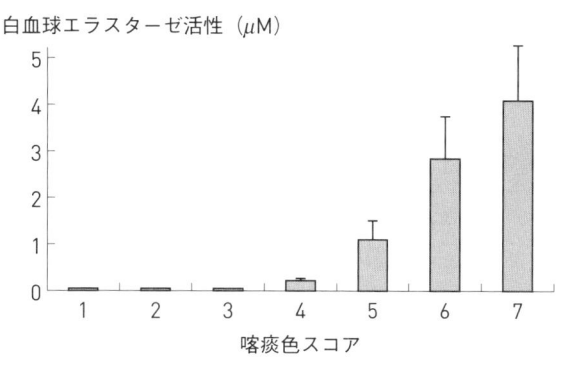

図K-9 喀痰中のミエロペルオキシダーゼ、白血球エラスターゼ活性と喀痰色の関係
喀痰色スコアが高いほど緑色が増します。
Stockley RA, et al. Assessment of airway neutrophils by sputum colour : correlation with airways inflammation. Thorax. 2001 May ; 56(5) : 366-72. より引用

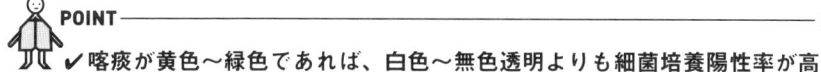

POINT
✔喀痰が黄色～緑色であれば、白色～無色透明よりも細菌培養陽性率が高い。
✔喀痰の膿性度と好中球数、好中球ミエロペルオキシダーゼ、IL-8、白血球エラスターゼに相関性がある。

63 | 喀痰検査をしたくても喀痰が採取できないときは？

　細菌性肺炎や結核、肺癌などを疑っている患者さんから喀痰を採取したくても、できない患者さんはたくさんいます。もともとあまり喀痰症状がない患者さんや、喀出できない高齢者など、要因はさまざまです。鼻や口からカテーテルを入れて痰を採取する方法や、結核などの抗酸菌感染症であれば胃液採取という方法もあります。

　一般的な方法としては、表K-6のとおりです。施設によっては色々な方法があると思いますが、喀痰の方法についてエビデンスはありません。

　まれですが、水道水に非結核性抗酸菌（*Mycobacterium chelonae* や *Mycobacterium gordonae* など）がコンタミネーションしていることもありますので、注意してください。これらは喀痰から2回検出されても確実に感染しているとは限らない菌種ですので、呼吸器科医は知っておく必要があります。

Stine TM, et al. A pseudoepidemic due to atypical Mycobacteria in a hospital water supply. JAMA. 1987 Aug ; 258(6) : 809-11.
Chroneou A, et al. Molecular typing of *Mycobacterium chelonae* isolates from a pseudo-outbreak involving an automated bronchoscope washer. Infect Control Hosp Epidemiol. 2008 Nov ; 29(11) : 1088-90.

表K-6　喀痰の採取方法

1	食物残渣などの混入を避けるため、起床時に採取します。風通しのよい開放空間がよいのですが、結核病棟などではそういうわけにもいきません。
2	歯磨きをします。歯磨き粉が残らないようにしてください。
3	うがい、あるいは少量の水を飲みます。
4	リラックスをします。肩を動かしたり首を動かしたり、軽く体を動かしてください。少し歩き回るのも効果的です。この時、無意識に痰を飲み込んでしまわないように気を付けてください。
5	おなかで大きく深呼吸をします。2つ数えながら吸って（いち、に）、4つ数えながら吐きます（さん、し、ご、ろく）。これを数回繰り返してください。
6	水を少量飲みます。
7	大きく息を吸ったあと、採取容器に向かって「エホン！」と大きく咳をして痰を出します。おなかから胸にかけて、一気に出すようにしてください（気胸の既往や囊胞性肺疾患のある患者さんにはあまり強くさせないように注意することが必要です）。
8	検体がすぐ提出できない場合には、4～8℃で保存します。

これらを実施しても喀痰が採取できないときは裏技を用いることになります。呼吸器科医として知っておきたいのは「誘発喀痰の方法」でしょう。

高張食塩水の吸入

　高張食塩水を吸入すると、その浸透圧の格差から気道粘膜に水分が移動し、気管支粘膜を被覆する分泌物が増加します。刺激によって線毛運動や咳反射も促進されるため、増加した気道分泌物が気道粘膜管腔面の細胞や菌を捉えこみながら、喀痰として喀出されやすくなります。

　一般的によく用いられているのが、3〜10％の滅菌食塩水をネブライザーで吸入してもらう方法です。食塩水による誘発喀痰は、気道過敏性の検出に優れているとされています。ただ、食塩水濃度によっては喘息発作を惹起することがありますので注意が必要です。個人的には3％濃度の食塩水を吸入してもらっています。

　Obase Y, et al. Correlation between airway hyperresponsiveness and airway inflammation in a young adult population : eosinophil, ECP, and cytokine levels in induced sputum. Ann Allergy Asthma Immunol. 2001 Mar ; 86(3) : 304-10.

　また、ニューモシスティス肺炎の診断時に誘発喀痰が有用であるという教育を呼吸器科医であれば一度は受けたことがあると思いますが、気管支肺胞洗浄（BAL）ほど感度が高くないので、実臨床ではさほど強調するようなメリットはありません。

　Fishman JA, et al. Use of induced sputum specimens for microbiologic diagnosis of infections due to organisms other than *Pneumocystis carinii*. J Clin Microbiol. 1994 Jan ; 32(1) : 131-4.
　Oliveira GM, et al. Induced sputum in HIV-infected patients : diagnosis of acute pulmonary diseases. Rev Assoc Med Bras. 2009 Sep-Oct ; 55(5) : 617-20.
　Fujisawa T, et al. Real-time PCR is more specific than conventional PCR for induced sputum diagnosis of Pneumocystis pneumonia in immunocompromised patients without HIV infection. Respirology. 2009 Mar ; 14(2) : 203-9.

ラングフルート®（Lung Flute®）

　ラングフルート®は2002年に喀痰誘発の方法としてアメリカのメディカルアコースティックス社（http://www.lungflute.com/）で開発された製品です（図K-10）。見た目はフルートではなくリコーダーか尺八のようですが、ラングフルート®の中に息を吹き込むと、リード膜が16〜22 Hzで振動します。これが気管・気管支に伝わって線毛を振動させ、喀痰の誘発が可能になります。

　34人の喀痰が採取できない患者さんにラングフルート®を用いて、実に88％

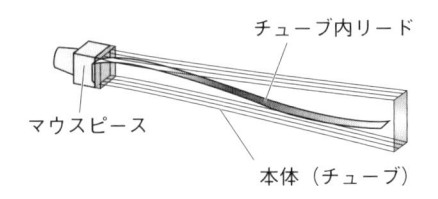

図 K-10 ラングフルート®
http://acoustic-innov.com/service.htm より作図

表 K-7 ラングフルート® の使用法

1	座った状態でラングフルート® を 45 度程度下向きに持ちます。
2	深く息を吸い込んでからマウスピースをくわえ、息を大きく吹き込みます。うまくできるとリードがパタパタと音を発します。
3	いったん口を外してから、同様に吹き込みを 2 回反復します。
4	2 呼吸分ほど時間を空けてリラックスします。もっと長くてもよいです。
5	上記を 1 セットとし通常 20 セット行います。途中でせき込むことがあります。
6	途中あるいは終了後 5 分ほど待つと痰がのどの奥に集まってくるので、痰を採取用の容器の中にはきだします。

藤田明. ラングフルート®―新しい喀痰誘発法―. 複十字. 2012；345：10-1. より引用

の患者さんが成功したという報告があります。咽頭痛や過換気によるめまい、頭痛が少数の患者さんにみられたものの、喀痰の採取にはきわめて有用なツールだろうと思います。

 Fujita A, et al. Novel method for sputum induction using the Lung Flute in patients with suspected pulmonary tuberculosis. Respirology. 2009 Aug；14(6)：899-902.

　喀痰誘発研究会（http://sirg-j.org/kenkyu.htm）による、ラングフルート® の使用法を紹介します（表 K-7）。
　ラングフルート® の日本国内の販売価格は 1 個 2000 円です（2013 年 2 月現在）。日本ではアコースティックイノベーションズ社（http://acoustic-innov.com/index.htm）が販売しています。マウスピースとリードは再使用ができませんので注意してください。フルート本体は 70 〜 77℃ で 30 分間低温消毒処理後に再利用が可能です。

POINT

✔ 有効な喀痰法を覚えておく。
✔ 喀痰を喀出しにくい患者さんに高張食塩水の吸入が有効であるが、気管支喘息患者さんでは注意が必要である。
✔ 喀痰を喀出しにくい患者さんにラングフルート®は有効な器具である。

64 喀血時に冷罨法は効くのか?

　肺胞や気管支から出血した際、冷罨法(れいあんぽう)という患部を冷やす対症療法が行われることがあります。具体的には、出血源と思われる部分の直上の胸の上に、氷枕などを置きます。左上葉からの出血なら、左胸の上に置きます。冷罨法が効果的である理由は、冷却することにより出血源の血管を収縮させるためとされています。
　はたして、これは本当に効果的なのでしょうか?

冷罨法の歴史
　実は、ヒポクラテスの時代から冷却が止血を促進させるとされており、これは多くの教科書にも記載されている内容です。冷却によって組織温度が低下し、ヒスタミンやプロスタグランジンなどの血管拡張メディエーターの生成や遊離を減少させるとされています。脊髄レベルでの自律神経反射だという意見もあります。議論の余地はありますが、こういった複雑な因子が血管拡張や血管透過性の抑制につながるのではないかと考えられています。血管が収縮すれば出血が止まりやすいというのは、医学的にも納得できる内容です。
　また、疼痛の緩和や心身の安静を図る目的でも冷罨法が用いられることがあります。

冷罨法の効果
　呼吸器領域の出血への対処として、気管支鏡挿入下で気管支に冷却生理食塩水を注入するというものがあります。たとえば123人の大量喀血の患者さん(結核47人、気管支拡張症37人、慢性壊死性肺炎11人、肺化膿症6人、肺癌6人など)のレビューでは、23人に気管支鏡下で冷却生理食塩水を注入しています。この注入は出血が止まるまで繰り返されました(平均500 mL程度)。そのあとの外科的処置につなぐ意味合いもあるのでしょうが、非常に効果的と報告されています。

　　Conlan AA, et al. Massive hemoptysis. Review of 123 cases. J Thorac Cardiovasc Surg. 1983 Jan;85(1):120-4.
　　Cahill BC, et al. Massive hemoptysis. Assessment and management. Clin Chest Med. 1994 Mar;15(1):147-67.

しかしながら、冷却することが止血カスケードのすべてを亢進させるというのは誤りで、たとえば33℃以下のような低い体温へ冷却することは、血小板や凝固系の働きを弱めてしまうことがわかっています。

Valeri CR, et al. Hypothermia-induced reversible platelet dysfunction. Ann Surg. 1987 Feb；205(2)：175-81.

Sutor AH, et al. Effect of temperature on hemostasis：a cold-tolerance test. Blut. 1971 Jan；22(1)：27-34.

鼻出血が止まらないときに、頸部を冷却して血管を収縮させる方法が家庭で行われることがありますが、ある報告では頸部の冷却によってもキーセルバッハ部位の血流に差はみられず、現時点ではこれには効果がないと考えられています。

Teymoortash A, et al. Efficacy of ice packs in the management of epistaxis. Clin Otolaryngol Allied Sci. 2003 Dec；28(6)：545-7.

外傷領域では、冷却した場合に逆に再出血が多くなるという報告すらあります。

Heinius G, et al. Hypothermia increases rebleeding during uncontrolled hemorrhage in the rat. Shock. 2011 Jul；36(1)：60-6.

扁桃腺を摘出する場合に、止血作用を期待して4℃の冷却を行う群と行わない群に割り付けた報告がありますが、これも出血量や術後疼痛に関して統計学的に有意な差はみられませんでした。

Horii A, et al. Effects of cooling the pharyngeal mucosa after bipolar scissors tonsillectomy on postoperative pain. Acta Otolaryngol. 2011 Jul；131(7)：764-8.

血友病患者においても、関節内血腫に対する冷却の効果は止血という点では否定的だというレビューがあります。

Forsyth AL, et al. The effect of cooling on coagulation and haemostasis：Should "Ice" be part of treatment of acute haemarthrosis in haemophilia? Haemophilia. 2012 Nov；18(6)：843-50

以上のことから、一概に冷却は止血に有利とはされていないことがわかります。

私たち呼吸器科医が出合う気道出血に対して、冷却生理食塩水の気管支への注入は喀血時には有効かもしれません。そのため、外部からの冷却ももしかすると有効かもしれません。しかしながら、これらはまだ十分に検討されていない治療であり、喀血時＝冷罨法という図式はまだコントラバーシャルであることを私たちは知っておく必要があるでしょう。

POINT

✔ 現時点では血痰・喀血時の冷罨法にエビデンスはない。
✔ 喀血時に気管支鏡下で気管支に冷やした生理食塩水を注入すると有効かもしれない。

65 肺超音波検査の正常所見は?

　胸水ドレナージを行うときは、慣習的に超音波を当てて穿刺部位を決める呼吸器科医が多いと思いますが、みるべきポイントを肺と胸膜に絞った超音波検査を実臨床で行っている医師はどのくらいいるでしょうか。この項目では肺超音波検査について記載したいと思います。

　肺に超音波を当てることで、肺炎、心不全、気胸などの診断が可能とされており、近年有用性の報告が相次いでいます。胸郭〜肺周辺の構造物から推定するもので、原理的には心臓超音波用や腹部超音波用のプローブ（3.5〜10.0 MHz）のいずれでも診断可能です。ドプラーモードは不要です。プローブは図K-11のように当てますが、いずれの断面であってもしっかり所見が得られますのでこだわる必要はないと思います（領域を1〜3に分けるのがLichtensteinらのスタンダードのようです）。

　肺超音波検査の正常の所見としては、図K-12のような所見が得られます。この正常所見のことを bat sign と言います。確かにコウモリにみえなくもないです。肺内が複数のA-lineで構成されている場合、これをA-line signといいます。このA-line signも正常所見です。

　これから登場する肺超音波検査の専門用語については、Lichtensteinらの報告

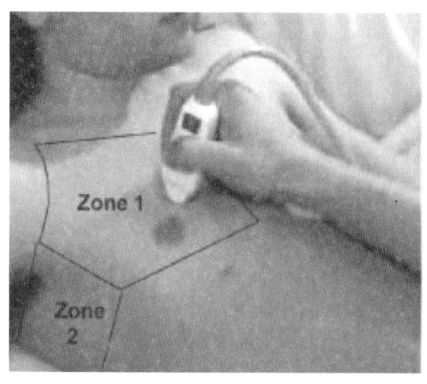

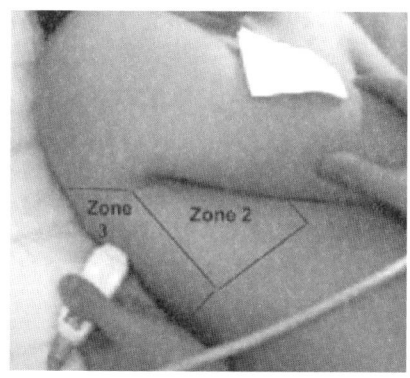

図K-11　肺超音波検査の走査ポイント

Lichtenstein DA, et al. Relevance of lung ultrasound in the diagnosis of acute respiratory failure : the BLUE protocol. Chest. 2008 Jul ; 134(1) : 117-25. より引用

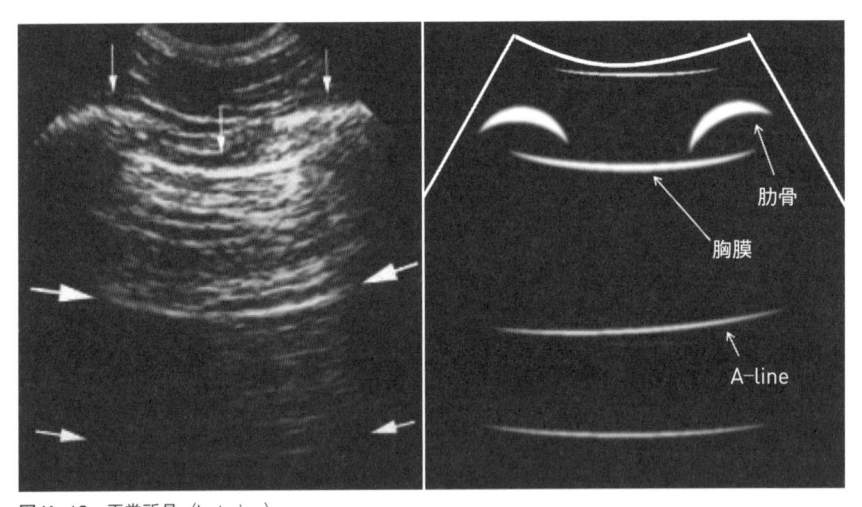

図K-12 正常所見(bat sign)
Lichtenstein DA, et al. Relevance of lung ultrasound in the diagnosis of acute respiratory failure : the BLUE protocol. Chest. 2008 Jul ; 134(1) : 117-25. より一部引用

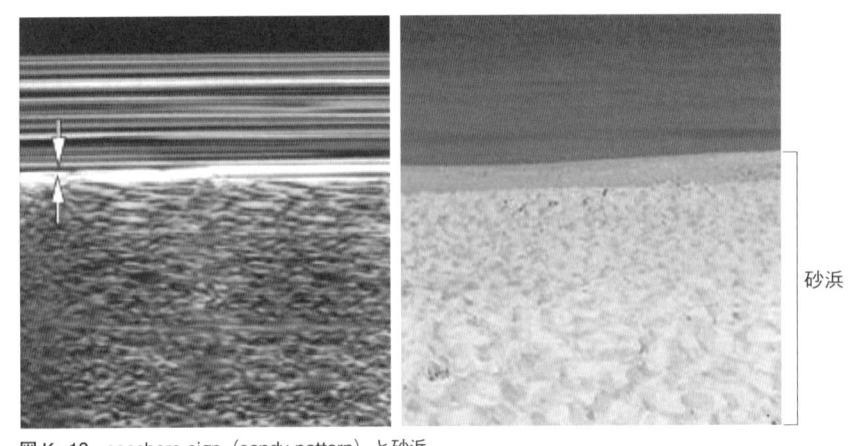

図K-13 seashore sign(sandy pattern)と砂浜
Lichtenstein DA, et al. Relevance of lung ultrasound in the diagnosis of acute respiratory failure : the BLUE protocol. Chest. 2008 Jul ; 134(1) : 117-25. より一部引用

に基づいたものに統一します。ただし、国際的にコンセンサスがあるわけではなく、あくまでそういった名称が仮に使用されているものと考えてください。
　まず正常所見にA-lineという言葉が出てきました。肺超音波の領域では、とにかく専門用語が多くて大変なので混同しないように気を付けてください。A-

line は肺内にできる肺内の横に伸びるエコーシャドウのことです。正常で観察されますが、lung sliding という所見があってなおかつ A-line が非常に増強しているときは気管支喘息や慢性閉塞性肺疾患（COPD）などを疑います。lung sliding は正常所見の1つです。呼吸運動に伴う胸膜の動きをみているもので、正常であれば横にスライドしている像が確認できます。

A-line を M モードで観察した場合、正常ではあたかも海岸の砂浜をみているような所見が得られます。これを seashore sign や sandy pattern と呼びます。波打ち際の矢印の所が胸膜になります（図 K-13）。

また、心拍に一致する臓側胸膜の動き（lung sliding）がみえますが、これを lung pulse と言います。たとえば気胸で肺が胸壁に接していないとき、心臓の拍動は胸腔内の空気を介して壁側胸膜に伝わらないため、lung pulse は消失します。逆に、何かの理由で lung sliding が確認できないとき、lung pulse があることを確認できれば、肺が胸壁に接していることを知ることができます。

Lichtenstein DA, et al. The "lung pulse": an early ultrasound sign of complete atelectasis. Intensive Care Med. 2003 Dec；29(12)：2187-92.

まとめますと、肺超音波検査での正常所見としては、bat sign、A-line、seashore sign（sandy pattern）、lung sliding、lung pulse が得られるということです。

POINT
- ✔ 肺超音波検査での正常所見としては A-line、seashore sign（sandy pattern）、lung sliding、lung pulse が得られる。
- ✔ bat sign、A-line sign は正常所見を表す言葉である。

66 肺超音波検査で使用する専門用語は何を押さえておくべきか?

肺超音波検査では専門用語がかなり多く複雑なので、その意味を整理します。

肺超音波検査の正常所見/異常所見 (表K-8)

表K-8 肺超音波検査の正常所見/異常所見

所見	内容	疾患
lung sliding	正常所見。呼吸運動に伴う胸膜の動きをみているもので、正常であれば横にスライドしています。	正常
lung pulse	正常所見。心拍に一致する臓側胸膜の動きがみえます。	正常
seashore sign (sandy pattern)	正常所見。Mモードで観察される砂浜のようにみえる所見のことです。	正常
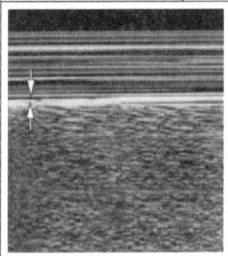	seashore sign (sandy pattern)	
stratosphere sign	異常所見。気胸のときに観察されるseashore signの消失で、バーコードを横にしたような多数の横のラインが確認できます。	気胸
lung point	異常所見。気胸のときに観察されるseashore signの消失部分と正常肺部分の境界線のことです。	気胸
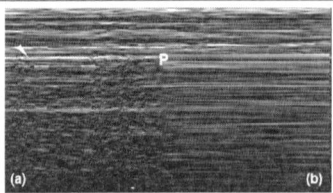	lung point (P)、気胸部分:stratosphere sign (b)、正常肺:seashore sign (a)、矢頭は胸膜	
PLAPS (posterior lateral alveolar/ pleural syndrome)	異常所見。背側に観察される、胸水とコンソリデーションを混じた所見です。	肺炎など

Lichtenstein DA, et al. Relevance of lung ultrasound in the diagnosis of acute respiratory failure : the BLUE protocol. Chest. 2008 Jul ; 134(1) : 117-25 ; Bouhemad B, et al. Clinical review : bedside lung ultrasound in critical care practice. Crit Care. 2007 ; 11(1) : 205. より一部引用

ライン (表K-9)

表K-9 ライン

ライン	内容	疾患
A-line	肺内で横に伸びるエコーシャドウ	正常、増強時は慢性閉塞性肺疾患（COPD）や気管支喘息
comet tail artifact　（縦に伸びるエコーシャドウ）		
B-line	肺内で縦に伸びるエコーシャドウ（1視野に3本以上）	
B3-line	B-lineの間隔が3±1 mmである所見	肺炎、コンソリデーション・スリガラス陰影
B7-line	B-lineの間隔が7±1 mmである所見	肺水腫、間質性肺疾患
E-line	皮下まで伸びる縦のエコーシャドウ	皮下気腫、皮下被弾など
Z-line	正常のA-lineが透見できる短い縦のエコーシャドウ	アーティファクト（正常）

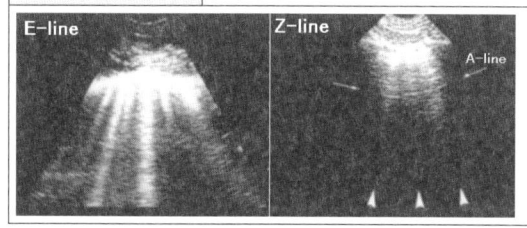

Lichtenstein DA. Ultrasound in the management of thoracic disease. Crit Care Med. 2007 May ; 35 (5 Suppl) : S250-61 ; Lichtenstein DA, et al. Relevance of lung ultrasound in the diagnosis of acute respiratory failure : the BLUE protocol. Chest. 2008 Jul ; 134(1) : 117-25. より一部引用

プロファイル（表K-10）

表K-10 プロファイル

プロファイル	内容	疾患
正常	PLAPS のないプロファイルA	正常
プロファイルA	lung sliding を伴う両側性A-line（局所的B-line があってもよい）	正常、COPD、肺塞栓、肺炎
プロファイルA'	lung sliding を伴わない両側性A-line で、lung point が同定されないもの	COPD、肺塞栓、肺炎
プロファイルB	lung sliding を伴う両側性B-line（局所的にA-line があってもよい）	肺水腫、間質性肺疾患
プロファイルB'	lung sliding を伴わない両側性のB-line	肺炎
プロファイルA/B	A-line、B-line が片肺ずつにみられるもの	肺炎
プロファイルC	前胸部の肺胞性コンソリデーション	肺炎

Lichtenstein DA, et al. Relevance of lung ultrasound in the diagnosis of acute respiratory failure : the BLUE protocol. Chest. 2008 Jul ; 134(1) : 117-25. より一部引用

BLUE Protocol（図K-14）

　Lichtenstein らからブループロトコルという方法が提唱されています。正診率90.5％という驚異的なプロトコルですが、肺超音波検査を行う頻度が高いであろう気胸を迅速に診断するうえで、lung point や seashore sign の消失を同定することは時間を要するので、B-line がないことをすぐに確認するほうが早いと思います。

　Lichtenstein DA, et al. Relevance of lung ultrasound in the diagnosis of acute respiratory failure : the BLUE protocol. Chest. 2008 Jul ; 134(1) : 117-25.

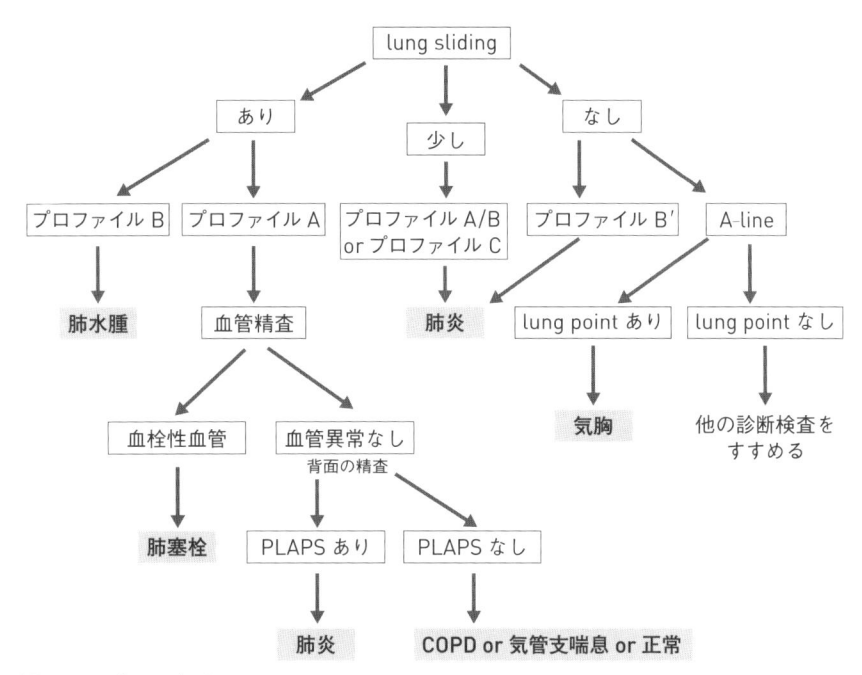

```
                          lung sliding
              ┌──────────────┼──────────────┐
            あり            少し            なし
         ┌────┴────┐         │         ┌────┴────┐
      プロファイルB プロファイルA  プロファイルA/B  プロファイルB'  A-line
                              orプロファイルC
         │         │            │         │         │
       肺水腫    血管精査       肺炎    lung point あり  lung point なし
              ┌────┴────┐                  │              │
           血栓性血管  血管異常なし        気胸        他の診断検査を
                     背面の精査                         すすめる
              │    ┌────┴────┐
            肺塞栓 PLAPS あり PLAPS なし
                    │           │
                   肺炎      COPD or 気管支喘息 or 正常
```

図K-14 ブループロトコル

Lichtenstein DA, et al. Relevance of lung ultrasound in the diagnosis of acute respiratory failure : the BLUE protocol. Chest. 2008 Jul ; 134(1) : 117-25. より引用

> **POINT**
> ✓ 肺超音波検査での専門用語は、Lichtensteinらによるものが世界的に使用されているが、複雑であるため、気胸の迅速診断が行えるだけの最低限の用語を覚えておけばよい。

67 気胸の肺超音波所見は?

　救急外来で呼吸困難の患者さんが来たとき、肺超音波検査ができれば気胸を簡単に診断することができます。多くの救急部で広がりつつある肺超音波検査ですが、具体的にどのように気胸を診断するのかを紹介します。

① lung sliding の消失
　lung sliding は、前述したように呼吸運動に伴う胸膜の動きをみているもので、正常であれば横にスライドしている像が確認できます。気胸があると lung sliding が消失します。これは動画でみたほうがわかりやすいと思いますが、M モードでも胸膜の sliding の消失が観察できます。lung sliding の消失は比較的わかりやすい所見だと思いますが、Lichtenstein はこの所見は気胸に特異的なものではないと述べています。

② comet tail artifact（B-line）の消失
　正常では胸膜から下に向かって伸びるエコー上のアーティファクトが確認できることがありますが、気胸ではこれが消失します。コンソリデーションなどがある場合は増強すると言われており、病的肺の診断にも用いられます。B-line、E-line、Z-line の区別がつかないことが多いと思います。これらの縦に伸びる線のことを comet tail artifact と総称します。comet tail artifact の消失は、通常 B-line が消失することを指します。
　lung sliding と組み合わせないと診断能は上がりませんが、B-line があれば気胸は否定的です。そのため急性発症の呼吸不全患者さんに対して肺超音波検査を行ったときなど、即座に気胸かどうかを判断するには B-line の有無を確認する方法が最もよいと思います。

③ M モードにおける seashore sign（sandy pattern）の消失
　気胸の場合、M モードで seashore sign の特徴である sandy pattern が消失します。図 K-15 に正常肺（a）と気胸のある部分（b）の境界を提示します。右側で sandy pattern が消失していることがわかるでしょう。M モードできわめて明瞭なバーコードのような直線が横向きにみえることがあり、stratosphere sign

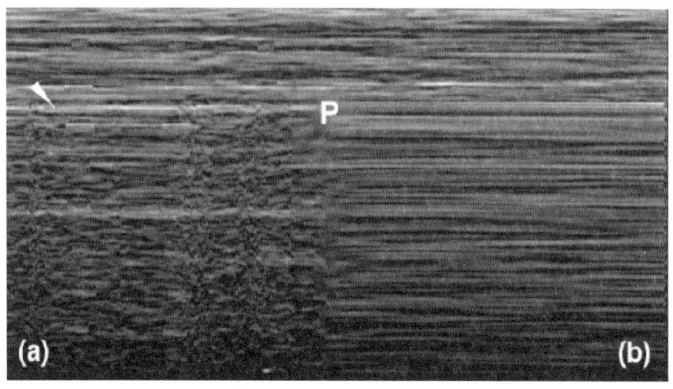

図K-15　seashore sign の消失
lung point (P)、気胸部分：stratosphere sign (b)、正常肺：seashore sign (a)、矢頭は胸膜
Bouhemad B, et al. Clinical review : Bedside lung ultrasound in critical care practice. Crit Care. 2007 ; 11(1) : 205. より引用

と呼ぶこともあります。

④ lung point の同定

③と同じ意味ですが、正常肺 (a) と気胸のある部分 (b) の境界線上を lung point と呼びます (P)。つまり、seashore sign が消失するポイントです。lung point は、気胸に非常に特異的な所見です。仰臥位であれば側胸部から前胸部で同定されます。

「気胸の超音波診断に①～④の所見は有用であることはわかるが、すぐに胸部X線を撮影すれば済むではないか」という意見が出ると思います。肺超音波検査の有用性を評価するため、これにより気胸をどのくらいの精度で診断できるのか過去に検討されています。

集中治療室の197人の患者さん、345の肺超音波検査を解析したレトロスペクティブ試験では、43例に気胸が同定されました。このときの所見は表K-11のとおりでした。前述しましたがA-line signというのは、B-lineがみられない、A-lineで構成された正常超音波所見のことを指します。lung slidingの消失は非常に感度が高く、複数の所見が加わることで特異度が上昇することがわかります。

同様に2008年の試験では、表K-12の数値が報告されています。

2011年のCHESTに、超音波と胸部X線を比較した20試験を集めたメタアナリシスがあります。このメタアナリシスでは、超音波による気胸の診断は感度

表 K-11 気胸診断における lung sliding の消失の有用性（その1）

超音波所見	感度	特異度
lung sliding 消失	100%	78%
lung sliding 消失＋A-line sign（B-line がない）	95%	94%
lung sliding 消失＋A-line sign（B-line がない）＋lung point 同定	79%	100%

Lichtenstein DA, et al. Ultrasound diagnosis of occult pneumothorax. Crit Care Med. 2005 Jun；33(6)：1231-8. より引用

表 K-12 気胸診断における lung sliding の消失の有用性（その2）

	超音波所見	感度	特異度	陽性的中率	陰性的中率
気胸	lung sliding 消失、B-line 消失、lung point 同定	88%	100%	100%	99%

Lichtenstein DA, et al. Relevance of lung ultrasound in the diagnosis of acute respiratory failure：the BLUE protocol. Chest. 2008 Jul；134(1)：117-25. より引用

88%・特異度99%、胸部X線による診断は感度52%・特異度100%と超音波が除外診断に有用であることが示されました。

 Ding W, et al. Diagnosis of pneumothorax by radiography and ultrasonography：a meta-analysis. Chest. 2011 Oct；140(4)：859-66.

Alrajhi らから同様のメタアナリシスも報告されています。

 Alrajhi K, et al. Test Characteristics of Ultrasonography for the Detection of Pneumothorax A Systematic Review and Meta-analysis. Chest. 2012 Mar；141(3)：703-8.

Lichtenstein は自身の論文のなかでこう述べています。「トレーニングさえ積めば、超音波があれば気胸は数秒で除外できるし、1分もあれば気胸があるかわかる。」

POINT ─────────────────────────────!
- ✓気胸では、lung sliding の消失、comet tail artifact（B-line）の消失、seashore sign（sandy pattern）の消失（stratosphere sign）、lung point が肺超音波検査で観察される。
- ✓気胸では、肺超音波検査の複数の所見を組み合わせることで**特異度が上昇する**。

68 間質性肺疾患、慢性閉塞性肺疾患(COPD)、気管支喘息の肺超音波所見は?

まず B7-line と B3-line を紹介します。これらの所見があればびまん性肺疾患の可能性が高くなると覚えておいてください。

B7-line（図K-16）

B-line の間隔が 7±1 mm の所見のことです。胸膜下の小葉間隔壁の肥厚を意味します。これは Kerley B line と一致するものです。間質性病変を同定するのにきわめて有効な所見です。胸部 CT における小葉間隔壁の肥厚そのものが B7-line に相当します。

B3-line（図K-17）

B-line の間隔が 3±1 mm の所見のことです。胸膜下のスリガラス影を意味します。コンソリデーションであってもこういった B3-line が出現することがあると思います。B-line が密だと思ったときは、肺炎を疑ってよいと思います。

救急受診をした間質性病変のある患者さんにおいて、肺超音波検査の AIS (alveolar-interstitial syndrome) 所見（両側性の B-line）の感度・特異度はそれぞれ 85.3%、96.8% と高いものでした。ただこの AIS は、特発性間質性肺炎から肺水腫まで幅広くみた概念ですので、そもそもの概念の特異性が高くないことに

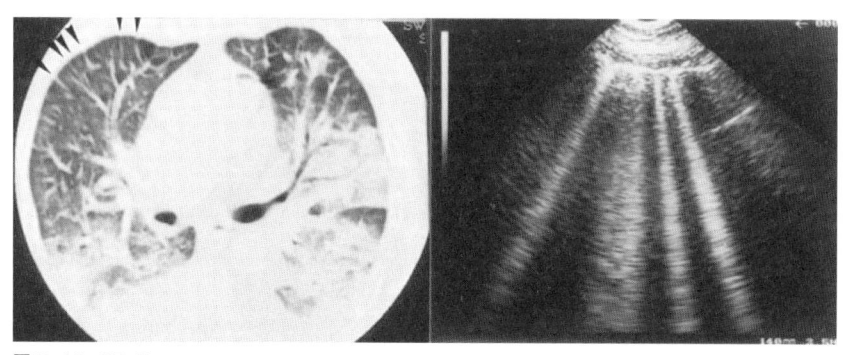

図K-16　B7-line

Lichtenstein DA. Ultrasound in the management of thoracic disease. Crit Care Med. 2007 May ; 35(5 Suppl) : S250-61. より引用

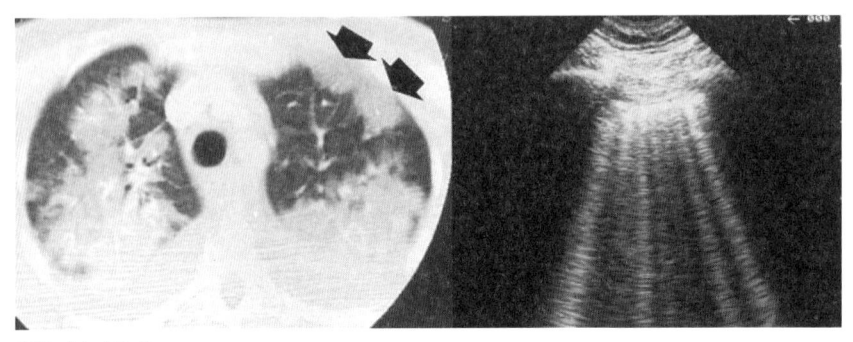

図 K-17　B3-line
Lichtenstein DA. Ultrasound in the management of thoracic disease. Crit Care Med. 2007 May ; 35(5 Suppl) : S250-61. より引用

表 K-13　心原性肺水腫と閉塞性肺疾患の肺超音波所見

	超音波所見	感度	特異度	陽性的中率	陰性的中率
心原性肺水腫	lung sliding を伴うびまん性の前胸部 B-line	97%	95%	87%	99%
COPD 気管支喘息	PLAPS のない前胸部 A-line 増強で lung sliding を伴うもの、あるいは lung point がない lung sliding の消失	89%	97%	93%	95%

Lichtenstein DA, et al. Relevance of lung ultrasound in the diagnosis of acute respiratory failure : the BLUE protocol. Chest. 2008 Jul ; 134(1) : 117-25. より引用

注意が必要です。
　Volpicelli G, et al. Bedside lung ultrasound in the assessment of alveolar-interstitial syndrome. Am J Emerg Med. 2006 Oct ; 24(6) : 689-96.

　救急部だけでなく、胸部 X 線撮影を行いにくい妊婦に対しても、肺うっ血所見を同定するうえで肺超音波での B-line は非常に有用であると考えられています。
　Baldi G, et al. Lung water assessment by lung ultrasonography in intensive care : a pilot study. Intensive Care Med. 2013 Jan ; 39(1) : 74-84.
　Zieleskiewicz L, et al. Lung ultrasound-guided management of acute breathlessness during pregnancy. Anaesthesia. 2013 Jan ; 68(1) : 97-101.

　慢性閉塞性肺疾患（COPD）や気管支喘息では間質性陰影などは出現しません。ただ A-line が非常に増強します。これぞといった特異的な所見がないため超音波のみで診断することは難しいのが現状です。

心原性肺水腫や閉塞性肺疾患について表K-13のような所見が有効とされています。

　すなわち、間質性肺疾患の場合はB-lineがたくさんみえるので、それがB3-lineなのかB7-lineなのか判断できればよいと思います（いずれ胸部X線やCTを撮影するのでしょうが）。

POINT
- 肺水腫では、前胸部に多数のB-lineが出現する。特にB7-lineは小葉間隔壁肥厚やKerley B lineに合致する所見である。
- COPDや気管支喘息では前胸部のA-lineが増強する。

69 呼吸器感染症の肺超音波所見は?

PLAPS（posterior lateral alveolar/pleural syndrome）ポイントの観察

　図K-18左の超音波写真におけるEが胸水であることは一目瞭然ですが、LLが肺胞コンソリデーションです。Sは脾臓です。黒い矢印が異常コンソリデーションの境界で、正常肺との間にできたアーティファクトになります。アーティファクトは破片のようにみえるので、shred lineとも呼びます。これらの複合的所見は、典型的には肺炎随伴性胸水の際に観察される所見で、PLAPSと言います。その該当ポイントをPLAPSポイントと言います。また、Mモードでは特異度の高いsinusoidal signがみられます（図K-18右）。sinusoidalは正弦曲線のことです。
　このPLAPSは肺塞栓でもみられることがあるため、臨床症状と併せて考える必要があるかと思います。

プロファイルA/BあるいはプロファイルC

　左右差のあるプロファイルA/Bは、肺炎を示唆する所見ですので左右の超音波所見を比較する必要があると思います。前胸部の肺胞性コンソリデーションが著明な場合、プロファイルCと呼びます。しばしば　プロファイルBでも肺炎である症例（プロファイルB'）がありますので注意が必要です（表K-14）。

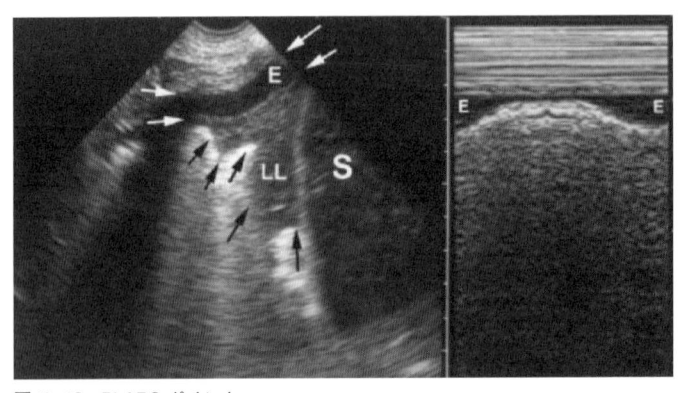

図K-18　PLAPSポイント
Lichtenstein DA, et al. Relevance of lung ultrasound in the diagnosis of acute respiratory failure : the BLUE protocol. Chest. 2008 Jul ; 134(1) : 117-25. より引用

表K-14 肺炎の超音波所見

	超音波所見	感度	特異度	陽性的中率	陰性的中率
肺炎	lung sliding 消失を伴うびまん性両側性前胸部 B-line（プロファイル B'）	11%	100%	100%	70%
	前胸部 B-line が片肺に目立つが、逆肺は A-line が目立つ（プロファイル A/B）	14.5%	100%	100%	71.5%
	前胸部の肺胞性コンソリデーション（プロファイル C）	21.5%	99%	90%	73%
	プロファイル A＋PLAPS	42%	96%	83%	78%
	プロファイル A＋PLAPS、プロファイル B'、プロファイル A/B、あるいはプロファイル C	89%	94%	88%	95%

Lichtenstein DA, et al. Relevance of lung ultrasound in the diagnosis of acute respiratory failure : the BLUE protocol. Chest. 2008 Jul ; 134(1) : 117-25. より引用

プロファイル

Lichtenstein らは、肺超音波検査で得られる典型的な所見を複数のタイプに分類しました（図K-19）。

プロファイル A は、lung sliding を伴う A-line が主体のもので、慢性閉塞性肺疾患（COPD）や肺塞栓などでみられるタイプです。lung point はないものの lung sliding が消失しているプロファイル A のことをプロファイル A' と言います。プロファイル A の場合、基本的に肺水腫は否定的です。プロファイル B は、たくさんの B-line が両側性に出ているタイプです。肺水腫などでみられる所見で、逆に COPD や肺塞栓は否定的です。同様に lung sliding が消失したプロファイル B のことをプロファイル B' と言います。プロファイル A/B は片側に A-line、B-line がバラバラにみられるものです。基本的には片側の肺炎を示唆することが多いです。プロファイル C は肺胞性コンソリデーションのことです。

表K-15 にプロファイルの表を再掲します。

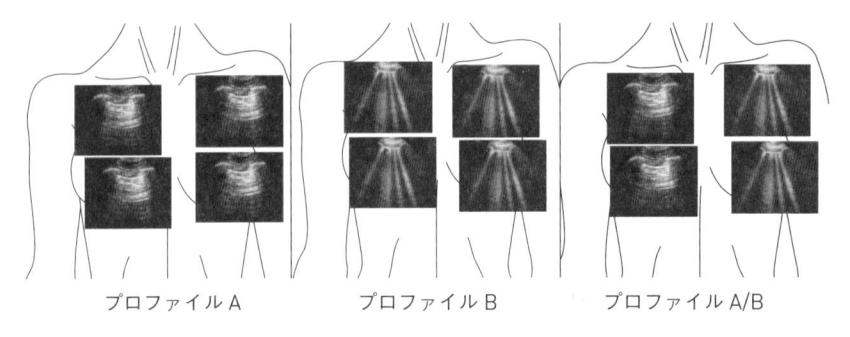

図 K-19　プロファイル
Lichtenstein DA, et al. Relevance of lung ultrasound in the diagnosis of acute respiratory failure : the BLUE protocol. Chest. 2008 Jul ; 134(1) : 117-25. より引用

表 K-15　プロファイル

プロファイル	内容	疾患
正常	PLAPS のないプロファイル A	正常
プロファイル A	lung sliding を伴う両側性 A-line（局所的 B-line があってもよい）	正常、COPD、肺塞栓、肺炎
プロファイル A'	lung sliding を伴わない両側性 A-line で、lung point が同定されないもの	COPD、肺塞栓、肺炎
プロファイル B	lung sliding を伴う両側性 B-line（局所的に A-line があってもよい）	肺水腫、間質性肺疾患
プロファイル B'	lung sliding を伴わない両側性の B-line	肺炎
プロファイル A/B	A-line、B-line が片肺ずつにみられるもの	肺炎
プロファイル C	前胸部の肺胞性コンソリデーション	肺炎

POINT ─────────────────────────────────────!
✓ 肺炎では、PLAPS やプロファイル A/B、プロファイル C の所見が得られることが多い。
✓ これら複数の所見があれば肺炎の診断における感度が高くなる。

70 急性呼吸促迫症候群(ARDS)の肺超音波所見は?

リクルートメント効果の確認

急性呼吸促迫症候群(ARDS：acute respiratory distress syndrome)の患者さんではすでに診断がついていることが多いですが、PEEP(positive end-expiratory pressure)をかけることは特に背側に含気が多くなるメリットがあります。臨床現場では、それを超音波で観察することがあると思います。

ARDSの患者さん10人(平均年齢64±7歳、APACHEIIスコア21±4)に対してPEEPを5 cmH$_2$O、10 cmH$_2$O、15 cmH$_2$Oとかけ、超音波を右後腋窩中線上の肋間に当てて含気を観察した試験があります。含気がみられない領域は、それぞれ27±31 cm^2、20±24 cm^2、11±12 cm^2($p<0.01$)と減少しました。それに伴って、PaO$_2$も74±15 mmHg、90±19 mmHg、102±26 mmHgと改善しました($p<0.001$)(図K-20)。

Stefanidis K, et al. Lung sonography and recruitment in patients with early acute respiratory distress syndrome : a pilot study. Crit Care. 2011 Aug ; 15(4) : R185.

ARDS/ALI(acute respiratory distress syndrome/acute lung injury)と診断された10人の患者さんで、PEEPなしと15 cmH$_2$Oの超音波におけるリクルートメント効果の差をみた試験があります。この試験では、PEEPの効果によって超音波の再含気改善スコア(B-lineが正常化することなどを盛り込んだスコア)が上昇することがより大きいリクルートメント効果をもたらし、有意にPaO$_2$も改善しました(図K-21)。

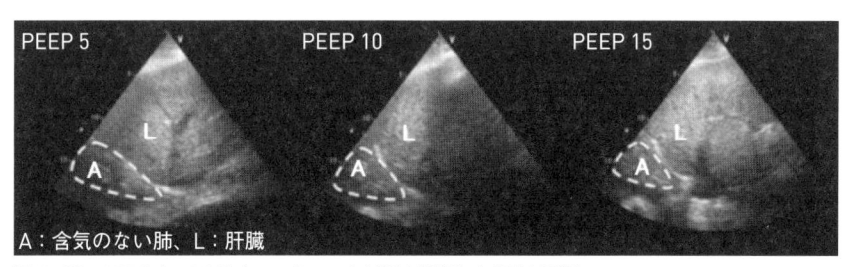

図K-20 ARDS/ALIのリクルートメント効果を観察した超音波所見

Stefanidis K, et al. Lung sonography and recruitment in patients with early acute respiratory distress syndrome : a pilot study. Crit Care. 2011 Aug ; 15(4) : R185. より引用

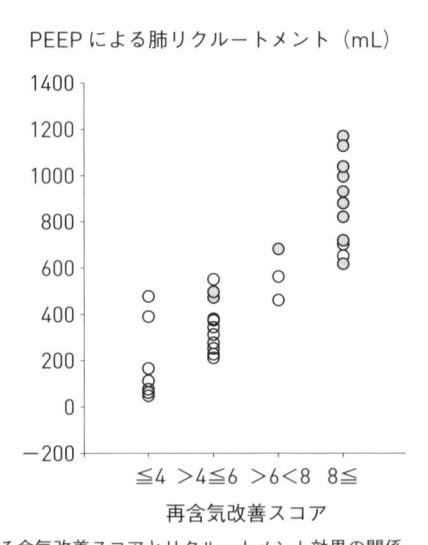

図 K-21 超音波における含気改善スコアとリクルートメント効果の関係
Bouhemad B, et al. Bedside ultrasound assessment of positive end-expiratory pressure-induced lung recruitment. Am J Respir Crit Care Med. 2011 Feb ; 183(3) : 341-7. より引用

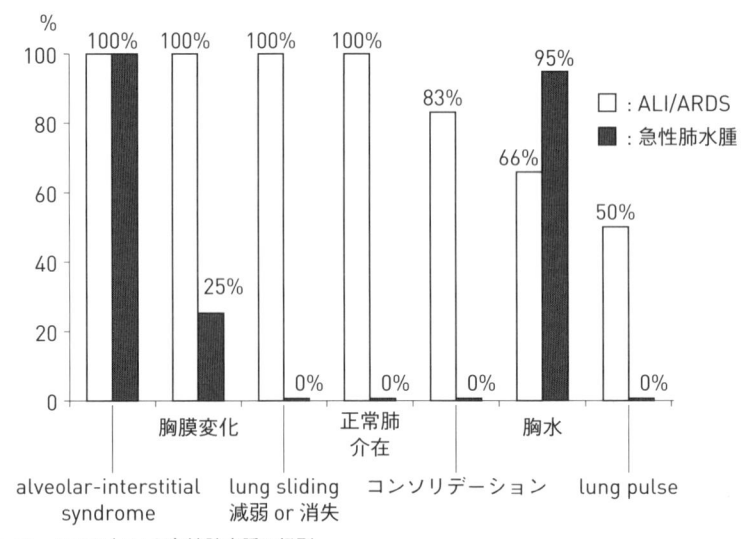

図 K-22 ARDS/ALI と急性肺水腫の鑑別
Copetti R, et al. Chest sonography : a useful tool to differentiate acute cardiogenic pulmonary edema from acute respiratory distress syndrome. Cardiovasc Ultrasound. 2008 Apr ; 6:16. より引用

Bouhemad B, et al. Bedside ultrasound assessment of positive end-expiratory pressure-induced lung recruitment. Am J Respir Crit Care Med. 2011 Feb ; 183(3) : 341-7.

急性肺水腫との鑑別

ARDS や ALI と、急性肺水腫との鑑別が重要になりますが、超音波検査である程度の鑑別が有用であるという報告があります。連続した 58 人の患者を検討したものでは、急性肺水腫の場合では lung sliding や lung pulse が消失し、局所の正常肺領域（spared areas）やコンソリデーションがみられないことがわかっています（図 K-22）。

Copetti R, et al. Chest sonography : a useful tool to differentiate acute cardiogenic pulmonary edema from acute respiratory distress syndrome. Cardiovasc Ultrasound. 2008 Apr ; 6:16.

POINT

- ✔ ARDS/ALI では PEEP に応じたリクルートメント効果を超音波で確認することができる。
- ✔ ARDS/ALI と急性肺水腫を鑑別するポイントは、lung sliding の有無、lung pulse の有無、正常肺の介在の有無、コンソリデーションの有無などである。

71 打診に本当に意味はあるのか？

　身体所見を重要視している医師から怒られそうですが、画像診断技術が発達してきたため呼吸器科医をしていても打診を行うことはあまり多くなくなりました。気胸や無気肺を疑った場合で、胸部X線では間に合わず、手元に超音波装置がない場合に打診を行うことはもちろんありますが、日常的に打診を頻繁に行っている呼吸器科医はそうそう多くはいないと思います。

　打診には直接法と間接法の2種類があるのですが、患者さんの皮膚にそのまま指を打診する直接法は聴診器を発明したLaennecらが好んだ手法です。現在では間接法が主流であることは言うまでもありません。間接法は、検者の指に打診をして響く音で判断するものです。

　個人的な経験上、ピアノを弾く医師は打診が上手だと思っています。鼓音か濁音かさえ判断できれば打診はだれでも簡単にできます。鼓音は40 msecより長い高調性の音で、濁音は3 msec未満の低調性の音です。そのいずれにも当てはまらない音をresonance（反響・共鳴）と呼びます。McGeeの教科書には3種類の打診が掲載されています（表K-16）。

表K-16　打診の診断能

	感度（%）	特異度（%）	陽性尤度比	陰性尤度比
comparative percussion				
濁音				
発熱と咳のある患者さんでの肺炎	4-26	82-99	3.0	NS
胸部X線での異常指摘	8-15	94-98	3.0	NS
hyperresonance				
慢性気道閉塞の検出	33	94	5.1	NS
topographic percussion				
横隔膜変動2 cm未満での慢性気道閉塞検出	13	98	NS	NS
auscultatory percussion				
異常な濁音				
胸部X線で何らかの異常あり	16-69	74-88	NS	NS
胸水検出	96	95	18.6	0.04

NS : not significant
McGee S. Evidence-Based Physical Diagnosis, 2nd edition. Saunders. p 322, Box 26-1. より引用

comparative percussion：左右の差などを比較することで相対的に評価するもの。

topographic percussion：臓器別に部位を意識した打診。吸呼気での濁音と清音境界を後胸部で測る際に用いるときなど。たとえば横隔膜の呼吸性変動（diaphragm excursion）は正常では 3 〜 6 cm。

auscultatory percussion：聴診しながら打診をするもの。背部鎖骨中線上の肋骨脊柱角近傍（第 12 肋骨の 3 cm 下方）に聴診器を当て、鎖骨中線上の背部を上から打診しながら聴診する。原著では鎖骨中線上を前から打診している（図 K-23）。

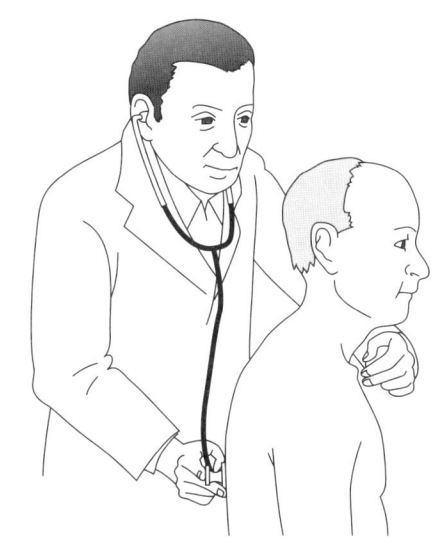

図 K-23　auscultatory percussion
Gurarino JR. Auscultatory percussion of the chest. Lancet. 1980 Jun ; 1(8182) : 1332-4. より作図

　auscultatory percussion は、特に胸水の診断において感度・特異度が高いため有用です。大量胸水で救急搬送された患者さんに対して、胸部 X 線や超音波検査を待たずして診断できるのは、身体所見ならではの強みかもしれません。どれだけ診断技術が発達しても、災害医療や僻地、発展途上国では便利な器具が使えないことがあります。そのためこういった診察法を勉強することで、腕一本、聴診器一本で病気の診断ができることは医師冥利に尽きるものです。

　横隔膜の呼吸性変動は気胸や閉塞性肺疾患で減少しますが、topographic percussion で特異度 98％とはいえ、この手技はよほど慣れた人でないと判定できないように思います。ちなみに、この横隔膜の変動は対象が男性か女性かで最大 1 cm 程度、振幅に差があるので注意が必要です。

　Boussuges A, et al. Diaphragmatic motion studied by m-mode ultrasonography : methods, reproducibility, and normal values. Chest. 2009 Feb ; 135(2) : 391-400.

POINT

- ✔ 打診には comparative percussion、topographic percussion、auscultatory percusion がある。
- ✔ topographic percussion による横隔膜診察は閉塞性肺疾患の診断に有用である。
- ✔ auscultatory percusion による濁音所見は胸水の診断に感度・特異度が高い。

72 聴診所見の国際的分類や定義はあるのか？

　聴診器は René-Théophile-Hyacinthe Laennec（1781〜1826）が1816年に発明しました。子供たちが木の板を叩いて音を聞いて遊んでいるのをみて、心臓疾患の女児に木筒をつけてみると、心音や呼吸音が聞こえたことがその始まりと言われています。Laennec は当初、断続性の rale と連続性の rhonchus の2種類を命名しましたが、1970〜1980年代にはこれらをもとにいくつか呼吸音が分類されることになりました。Laennec を Laënnec と誤表記している本もありますので注意してください。

<small>Chast F. Laennec but not Laënnec founded anatomoclinical medicine. Lancet. 1998 May ; 351(9115) : 1592.</small>

呼吸音の分類

　「ラ音」という言葉がありますが、これはそもそもどういう意味かご存知でしょうか。肺胞呼吸音由来の副雑音のことを、ドイツ語で Rasselgeräusch と表記します。第二次世界大戦後の日本の昭和時代には、Rasselgeräusch の最初の部分をとって副雑音をラッセル音と呼ぶようになりました。その略語でラ音（囉音）という言葉が現在も残っているのです。

　ベルクロラ音は、ベルクロ（Velcro）社製のマジックテープをはがすときの音に類似したラッセル音、という意味ですので、正しくはベルクロ・ラッセル音ということになります。ベルクロはフランス語の velour（ビロード）＋ crochet（鉤）の合成語です。ベルクロ社は1952年にスイスで Velcro S.A. として設立されました。現在はベルクロ USA 社（Velcro USA Inc.）としてアメリカのニューハンプシャー州を根拠地としています。

　厳密には胸膜摩擦音などの副雑音は、肺胞由来ではないのでラッセル音ではありません。現在は、ラ音という言葉は慣習的に呼吸音の異常全体を表す広義の意味で使用されています。いずれこのラ音という言葉はなくなるかもしれませんね。

　呼吸音について精力的に活動している学会に国際肺音学会（ILSA：International Lung Sounds Association）がありますが、それでもいまだ呼吸音に関して一定の国際的コンセンサスはありません。ILSA が推奨している三上らの案が

事実上ゴールドスタンダードになっていますし、現在の呼吸音の臨床試験の参照文献には必ずと言っていいほどこの三上らの論文が登場します。

Mikami R, et al. International Symposium on Lung Sounds. Synopsis of proceedings. Chest. 1987 Aug ; 92(2) : 342-5.

聴診所見を記載する場合、多くの論文や成書ではアメリカ胸部疾患学会（ATS）の推奨に従って記載していますので、coarse crackles、fine crackles、wheezes、rhonchi の4種類が頻用されています。それぞれ複数形であり、wheeze、rhonchus のように単数形で用いることは臨床現場では多くありません。また、wheezing など誤った言葉もまだまだ現場で多く耳にします。ちなみイギリスでは crackles のことを rales と呼ぶこともあります。問題は、聴診所見の分類があまりにも古い論文をもとにしており、本当に今の臨床に沿ったものなのか妥当性があまり検証されていないことです。

Forgacs P. The functional basis of pulmonary sounds. Chest. 1978 Mar ; 73(3) : 399-405.
American Thoracic Society Committee on Pulmonary Nomenclature. Am Thorac Soc News. 1977 ; 3 : 6.

表K-17 に三上らの分類に一部改変を加え、現時点で有効と考えられる用語をまとめてみました。便宜上、副雑音のことを「ラ音」と記載した部分があります。

「スクウィーク（squeak）とスクウォーク（squawk）の違いは何ですか」と聞かれることがありますが、ほぼ同じ意味で使われています。多くの論文が"squeak or squawk"などと記載されています。これは、吸気時に聴取される短い wheezes で過敏性肺炎の際によくみられます。市中肺炎や特発性肺線維症の患者さんでも聴取されるという報告があります。

Paciej R,et al. Squawks in pneumonia. Thorax. 2004 Feb ; 59(2) : 177-8.

ほかにもラトリング（rattling）、ランブリング（rambling）など類似の用語はたくさんあるのですが、国際的にはコンセンサスがはっきりしていないものも多いので、ここでは割愛します。

聴診所見の伝達

聴診所見をだれかに伝える際、厳密に伝えたいのであれば、私が作成した図（図K-24）のように3つのパラメータを伝えるとよいと思います。たとえばwheezes の場合、呼気時/高調性/連続性ラ音という感じです。わかりにくい専門用語を使わずに相手に伝えるにはこの3つのパラメータを押さえておけばよい

表 K-17 呼吸音の分類

1. 呼吸音（breath sounds）
   A. 正常（normal）
      a. 肺胞呼吸音（vesicular sounds）
      b. 気管支肺胞呼吸音（bronchovesicular sounds）
      c. 気管支呼吸音（bronchial sounds）
      d. 気管呼吸音（tracheal sounds）
   B. 異常（abnormal）：減弱、消失、呼気延長、気管支呼吸音化、気管狭窄音など
2. 副雑音（adventitious sounds）
   A. ラ音（pulmonary adventitious sounds）
   ①連続性ラ音（continuous sounds）（250 msec 以上）
      a. 低調性連続性ラ音、類鼾音（rhonchi）（200 Hz 以下）
      b. 高調性連続性ラ音、笛声音（wheezes）（400 Hz 以上）
         polyphonic wheezes、monophonic wheezes
      c. スクウォーク（squawk）（100 msec 以下のことが多いため議論の余地あり）
      d. ストライダー（stridor）（肺胞由来の音ではないので議論の余地あり）
   ②断続性ラ音（discontinuous sounds＝crackles）
      a. 粗い断続性ラ音、水泡音（coarse crackles）
         （crackle は 10～25 msec のことが多い。多くが低調性・pan inspiratory crackles）
      b. 細かい断続性ラ音、捻髪音（fine crackles）
         （crackle は 5 msec のことが多い。多くが高調性・late inspiratory crackles）
   B. その他（miscellaneous）
      胸膜摩擦音（pleural friction rub）、Hamman's sign、肺血管性雑音

Mikami R, et al. International Symposium on Lung Sounds. Synopsis of proceedings. Chest. 1987 Aug；92(2)：342-5. より引用改変

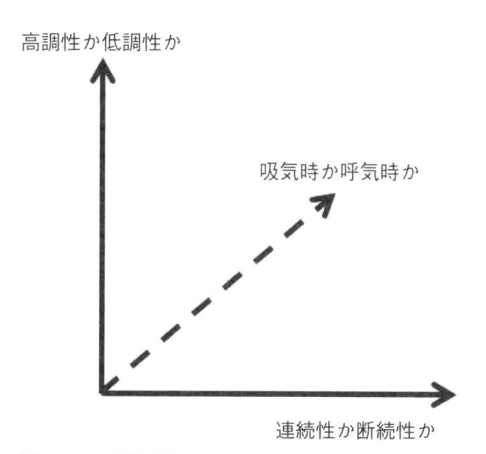

図 K-24　聴診所見の3つのパラメータ

と思います。

　しばしば看護師さんの間では「ギュー音」などという言葉が使用されているように、fine crackles などの言語は医師以外には定着していません。そのため、医療スタッフ間でもっと簡単にやりとりするために、「クラックル」や「ウィーズ」など簡単な用語に絞るべきだという意見もあります。

　服を着たまま聴診を行うと、5〜18 dB 程度音が小さく聴こえてしまうため、やはり肌に直接聴診器を当てて聴診を行うほうがよいとされています。

　　Kraman SS. Transmission of lung sounds through light clothing. Respiration. 2008 Jan；75(1)：85-8.

　余談ですが、聴診器を日本でもよく知られているリットマン型の聴診器に改良したのは、その名のとおり David Littmann です。Littmann は両耳で聴診できるカマン型、心臓・肺の両方の聴診が可能なスプラーグ型を携帯できるサイズに軽量化しました。これはそもそも、3M 社がハーバード大学の教授であった Littmann に聴診器開発の協力を仰いだのが始まりだそうです。最近はどの会社も電子聴診器を積極的にコマースしています。飛行機内では電子聴診器のほうが心音や呼吸音の聴診に適していたという報告もあり、環境音がある場面での聴診には電子聴診器のほうが適しているかもしれませんね。

　　Tourtier JP, et al. Auscultation in flight：comparison of conventional and electronic stethoscopes. Air Med J. 2011 May-Jun；30(3)：158-60.

POINT
- ラ音とはラッセル音の略である。
- 現在の聴診所見の分類は三上らの案に基づいている。
- 高調性/低調性、吸気時/呼気時、連続性/断続性の3パラメータを相手に伝えることで聴診所見の伝達が可能である。

73 過換気症候群にペーパーバッグ療法はだめなのか?

　過換気症候群の発作に対するペーパーバッグ療法（呼気二酸化炭素を吸い込むことによって呼吸性アルカローシスによるテタニー症状を予防すること）は、現在は推奨されないという流れが医学界にありますが、はたして本当によくないのでしょうか。

過換気症候群の原因は精神的なもの？

　過換気症候群は基本的に除外診断です。そのため、確定診断がつかない状態でペーパーバッグ法を施行してしまう可能性があり、気管支喘息発作、肺塞栓、心筋梗塞、Guillain-Barré症候群などの患者さんにこれを行うことで、診断の遅れだけでなく病態を悪化させる可能性があります。診断する努力を怠ることはよくありません。実際にGuillain-Barré症候群が過換気症候群と誤診され訴訟に至った事例もあります（ただ、病院側の過失は認められませんでした）。そのため、二次性の過換気症候群は見逃してはいけないと思います。過換気症候群のうち40％の患者さんがパニック障害を合併すると言われており（respiratory subtype）、器質的疾患を除外したあとは常にパニック障害の存在を疑う必要があります。真の過換気症候群の原因は、体内の酸素・二酸化炭素動態よりも不安などの精神的な原因が主体ではないかと見直されるようになりました。

　Folgering H. The pathophysiology of hyperventilation syndrome. Monaldi Arch Chest Dis. 1999 Aug ; 54(4) : 365-72.

　しかし精神的な原因のみで片付けられる問題ではなく、パニック障害の患者さんで二酸化炭素に対する感受性が上昇していることは多くの文献で論じられています。この感受性の上昇のことを「偽酸欠アラーム（false suffocation alarm）」と呼ぶことがあります。

　Cavallini MC, et al. A segregation study of panic disorder in families of panic patients responsive to the 35% CO_2 challenge. Biol Psychiatry. 1999 Sep ; 46(6) : 815-20.
　Perna G, et al. Respiration in children at risk for panic disorder. Arch Gen Psychiatry. 2002 Feb ; 59(2) : 185-6.

　パニック障害と診断することができれば、認知行動療法や薬物療法によって過換気症候群を予防することが可能です。

　Briggs AC, et al. Subtyping of panic disorder by symptom profile. Br J Psychiatry. 1993 Aug ; 163 : 201-9.

ペーパーバッグ療法は穴が開いていてもよい？

　14人の男性と6人の女性で検討した過換気症候群のスタディがあります。ペーパーバッグによる再呼吸開始30秒後、室内気からの動脈血酸素分圧の変化は平均−15.9 mmHgで、180秒後には平均−26.6 mmHgまで低下しました。動脈血二酸化炭素分圧はせいぜい3 mmHg程度の上昇しかみられませんでした。

　　Callaham M. Hypoxic hazards of traditional paper bag rebreathing in hyperventilating patients. Ann Emerg Med. 1989 Jun ; 18(6) : 622-8.

　すなわち、ペーパーバッグ療法は患者さんをかなり低酸素血症サイドに置く治療であることを私たちは認識しなければなりません。気管支喘息発作などの器質的疾患を有する患者さんのうち、酸素療法を必要とする低酸素血症の集団にはペーパーバッグ療法が禁忌であることを示唆します。しかし、低酸素血症を起こさないとわかっていればどうでしょうか。たとえば、ペーパーバッグに穴を開けても問題ないかもしれません。
　それを示唆するような報告もあり、再吸気できない装置を用いたプラセボであっても過換気症候群の症状の改善が確認されていますので、プラセボによって治療することが可能と考えられています。

　　Battaglia M, et al. The 35% CO_2 challenge in panic disorder : optimization by receiver operating characteristic (ROC) analysis. J Psychiatr Res. 1995 Mar-Apr ; 29(2) : 111-9.

　鍼の効果かプラセボ効果かはっきりしませんが、鍼治療が過換気症候群に対して有効であるという少数例での報告もあります。

　　Gibson D, et al. Effects of acupuncture as a treatment for hyperventilation syndrome : a pilot, randomized crossover trial. J Altern Complement Med. 2007 Jan-Feb ; 13(1) : 39-46.

　実は、ペーパーバッグ療法の作用機序の根幹がプラセボ効果である可能性があります。ペーパーバッグを持っていること自体が安心材料になる患者さんもいますので、一概にペーパーバッグ療法＝NGという図式は短絡的なのかもしれません。しかし、真の過換気症候群に対してペーパーバッグ療法が本当に有効なのかは証明されていません。二次性過換気症候群を除外して、真の過換気症候群に対してペーパーバッグ療法と非ペーパーバッグ療法のランダム化比較試験を組めばこの疑問は解決するのでしょうが、残念ながらそういった臨床試験は2013年1月の現時点ではありません。
　もしペーパーバッグ療法を行う場合、ビニール袋だと顔への密着性が高いため紙袋のような密着性が適度に低いものであれば比較的安全かと思います。過度な低酸素を予防するため、前述のように紙袋に穴を開けておくという手段もありま

す。ペーパーバッグ療法に抵抗がある場合、真の過換気症候群に対しては呼吸（特に呼気）を意識させる方法などがよく行われています。また個人的な方法ですが、呼吸数のモニタを装着して呼吸数20/分以下になるように患者さんにモニタ画面を見せながら呼吸数をコントロールさせる方法は有効だろうと考えています。何かに集中すれば、おのずと過換気は治まります。最も重要なのは、「過換気症候群の症状はペーパーバッグや薬剤がなくとも必ず改善する」ということを患者さんに認識させることではないか思います。また、受診患者さんから未診断のパニック障害を同定することも医師の職務であろうと考えます。

ペーパーバッグ療法が医学界で禁忌視されつつあるのは、真の過換気症候群ではなく二次性過換気症候群で受診した患者さんにこれを行うことです。ただ重要なのは禁忌と覚えてしまうことではなく、なぜ禁忌なのかという理由を押さえておくことだと思います。

余談になりますが、立位によって換気ドライブに変化をきたすとされており、基本的に過換気症候群患者さんは臥位にしておくほうが望ましいと考えられます。たとえば、2000年の*Thorax*に、立位で分時換気量が増大したという論文があります（図K-25）。そのため、座位にしてペーパーバッグ療法を行うと、逆に分時換気量が増えてしまう可能性がありますね。

Malmberg LP, et al. Orthostatic increase of respiratory gas exchange in hyperventilation syndrome. Thorax. 2000 Apr ; 55(4) : 295-301.

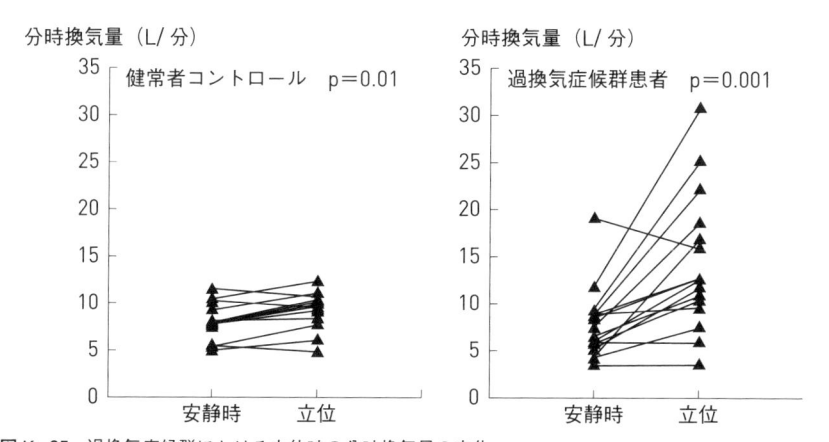

図K-25　過換気症候群における立位時の分時換気量の変化
Malmberg LP, et al. Orthostatic increase of respiratory gas exchange in hyperventilation syndrome. Thorax. 2000 Apr ; 55(4) : 295-301. より引用

POINT

- ✔ 過換気症候群に対してペーパーバッグ療法が推奨されない理由は、二次性過換気症候群を見逃す可能性があり、場合によっては病態を悪化させることがあるからである。
- ✔ ペーパーバッグ療法の主たる作用機序はプラセボ効果である可能性があるが、この証明にはランダム化比較試験を行う必要がある。

74 吃逆の治療のエビデンスは？

　吃逆（しゃっくり：hiccup）の原因については教科書によく記載されており数々の文献がありますが、治療についてまとめたものは少ないです。呼吸器科医は肺癌の治療後や他科からの相談で吃逆に出合うことが多いと思いますが、治療法は医師によってバラバラです。

　吃逆に対して、いったい何が有効なのでしょうか。もちろん、消化器系疾患などの器質的原因があって吃逆が起こっているものは、それに対する治療を優先すべきです。ここで記載するのは、吃逆を抑制する方法論についてです。

身体的治療

1. Valsalva 法

　正常な呼吸をさえぎることで吃逆が停止することがあります。日本で慣習的に行われてきた、「ワッ！」と驚かす行為はこの正常な呼吸パターンを抑制する行為なのではないかと思います。吃逆が出始めたあとすぐに Valsalva 法を行うと吃逆が停止しやすい印象がありますが、タイミングのエビデンスはありません。ただ、薬剤に頼らずとも即座に行える方法であるため、患者さんに事前に指導しておくのも一つの手かもしれません。膝を胸に押し付けるといった方法も Valsalva 法と類似の方法だと思います。

2. 鼻咽頭・口蓋垂の刺激

　冷水を飲む、砂糖をスプーンで口に入れるといった行為が効果的とされていますが、エビデンスはありません。吃逆をきたした 10 人に冷水 5 mL を飲ませると、9 人に即座に効果がみられたという報告もあります。ペパーミント水による吃逆抑制の報告もありますので、冷水にペパーミントを混ぜてもよさそうですね。

　　Bhargava RP, et al. A simple technique to stop hiccups. Indian J Physiol Pharmacol. 1985 Jan-Mar ; 29（1）: 57-8.

　綿棒で口蓋垂近傍を 1 分間こするという「綿棒法」があります。個人的には行ったことはありませんが、嘔気を誘発しそうな気がします（図 K-26）。

　　Brostoff JM, et al. The "cotton bud technique" as a cure for hiccups. Eur Arch Otorhinolaryngol. 2009 May ; 266(5) : 775-6.

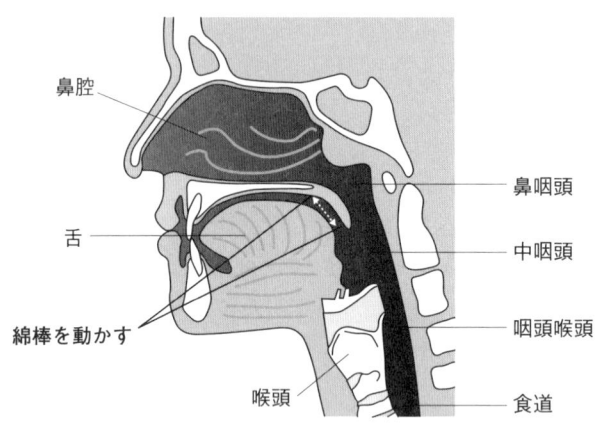

図 K-26 吃逆に対する「綿棒法」
Brostoff JM, et al. The "cotton bud technique" as a cure for hiccups. Eur Arch Otorhinolaryngol. 2009 May ; 266(5) : 775-6. より引用

3. Ashner 眼球圧迫試験、Czermak-Hering 頸動脈洞圧迫試験

　Ashner 眼球圧迫試験は、一方の眼球を眼瞼の上から指で中等度に 10 秒程度ずつ数回繰り返して圧迫します。Czermak-Hering 頸動脈洞圧迫試験は、一方の頸動脈洞を 10 秒程度ずつ数回繰り返して圧迫します。これらによる吃逆の抑制メカニズムは、迷走神経刺激作用によるものです。個人的に Valsalva 法と比較して試してみたことがありますが、この圧迫で吃逆が抑制される確率はあまり高くないように思います。当然ですが、圧迫は両側同時に行ってはいけません。

　　Maritano M, et al. Compression of the eyeball in the intraoperative therapy of hiccup. Minerva Anestesiol. 1962 Mar ; 28:136-8.

4. 直腸マッサージ

　本当に効くのかわかりませんが、いくつか報告があります。Fesmire は、72 時間続く吃逆に直腸マッサージを行いこれを止めました。

　　Fesmire FM. Termination of intractable hiccups with digital rectal massage. Ann Emerg Med. 1988 Aug ; 17(8) : 872.

　また、急性膵炎の治療中に経鼻胃管を挿入され難治性吃逆をきたした 60 歳男性に、直腸マッサージを行ったところ吃逆が消失したという報告があります。患者さんがびっくりして吃逆が止まったのかもしれませんが……。

　　Odeh M, et al. Termination of intractable hiccups with digital rectal massage. J Intern Med. 1990 Feb ;

227(2)：145-6.

この2つの研究に対して、2006年にイグノーベル医学賞が授与されています。

薬物治療
1．クロルプロマジン（コントミン®、ウインタミン®）
アメリカ食品医薬品局（FDA）で唯一認められている吃逆の治療薬です。その割にランダム化比較試験もなく、なぜこれが有効とされているのか疑問符が付く薬剤でもあります。経口で25 mg 1日3回を7～10日間投与することで効果があるとされています。50 mg 1日4回まで増量できます。

効果はあまり強くありません。QT延長のリスクがある患者さんでは使いにくいですし、眠気も出ますので、実臨床の吃逆治療では活躍していません。

Marinella MA. Diagnosis and management of hiccups in the patient with advanced cancer. J Support Oncol. 2009；7(4)：122-7.
Friedgood CE, et al. Chlorpromazine(thorazine) in the treatment of intractable hiccups. J Am Med Assoc. 1955 Jan；157(4)：309-10.

2．メトクロプラミド（プリンペラン®）
経口で10 mg 1日3～4回を7～10日間投与することで効果がありますが、ほとんど臨床試験はありませんので、クロルプロマジンほどのエビデンスはありません。副作用が少なく、実臨床でも一番使用されている薬剤です。効果は、効いているのか効いていないのか、よくわからない程度です。

Madanagopolan N. Metoclopramide in hiccup. Curr Med Res Opin. 1975；3(6)：371-4.

ラリンジアルマスクに起因する吃逆に対してメトクロプラミド10 mgを30秒で静注したところ、効果が得られたという報告もあります。

Pinczower GR. Stop those hiccups! Anesth Analg. 2007 Jan；104(1)：224.

211人の婦人科的処置のために麻酔を受けた女性を、ランダムにメトクロプラミド前投与群と非投与群に割り付けたところ、メトクロプラミドを前投与したほうがメトヘキシタール誘発性吃逆を有意に減少させました。

Stav A, et al. Premedication with metoclopramide decreases the frequency of methohexital induced hiccup. J Anesth. 1992 Jan；6(1)：17-20.

3. バクロフェン（リオレサール®、ギャバロン®）

経口で5 mg 1日2回〜20 mg 1日3回使用します。二重盲検ランダム化比較試験がありますが、症例数が4人と非常に少ないです。これによればバクロフェンは吃逆重症度や無吃逆期間の有意な改善をもたらしました。

Ramírez FC, et al. Treatment of intractable hiccup with baclofen : results of a double-blind randomized, controlled, cross-over study. Am J Gastroenterol. 1992 Dec ; 87(12) : 1789-91.

消化器系疾患による吃逆の患者さんも含まれた試験ですが、37人中28人で効果がみられたという報告があります。

Guelaud C, et al. Baclofen therapy for chronic hiccup. Eur Respir J. 1995 Feb ; 8(2) : 235-7.

癌患者さん3人に対するバクロフェンの使用報告があり、これも有効であったとのことでした。

Seker MM, et al. Successful treatment of chronic hiccup with baclofen in cancer patients. Med Oncol. 2012 Jun ; 29(2) : 1369-70.

高齢者には副作用であるせん妄や精神症状の観点から使いにくい薬剤だと思います。

4. ガバペンチン（ガバペン®）

ガバペンチン300 mgを1日3回投与した吃逆の臨床試験があります。74.4%の患者さんが1日900 mgのガバペンチンで、20.9%の患者さんが1日1200 mgのガバペンチンで吃逆をコントロールできました。しかし、27.9%の患者さんに眠気をもたらしました。

Porzio G, et al. Gabapentin in the treatment of hiccups in patients with advanced cancer : a 5-year experience. Clin Neuropharmacol. 2010 Jul ; 33(4) : 179-80.

70歳の進行非小細胞肺癌の患者さんに発症した難治性吃逆に対して、経口ガバペンチンが有効だったという症例報告もあります。

Menon M, et al. Gabapentin in the Treatment of Persistent Hiccups in Advanced Malignancy. Indian J Palliat Care. 2012 May-Aug ; 18(2) : 138-140.

ガバペンチンと類似したγ-アミノ酪酸（GABA）の構造類縁体であるプレガバリン（リリカ®）が、ガバペンチンに対しても抵抗性であった難治性吃逆に効果があったという2例の報告があります。

森川美羽ら．がん化学療法に伴う持続性吃逆にプレガバリンが奏効した2例．日本緩和医療学会誌．2012；7(2)：541-4.

5. ニフェジピン（アダラート®）

神経筋カルシウム受容体に対する作用を期待したものです。ニフェジピンを1日あたり30〜60 mgを使用した5例の報告がありますが、血圧低下などの副作用があり、あまりすすめられません。

Lipps DC, et al. Nifedipine for intractable hiccups. Neurology. 1990 Mar；40(3 Pt 1)：531-2.

6. メチルフェニデート（リタリン®）

ドパミンやノルアドレナリンを抑制することで吃逆を止める作用があるとされています。オピオイド誘発性の鎮静状態であるような患者さんで吃逆があればよい選択肢になるかもしれませんが、データが少なく推奨されません。

Maréchal R, et al. Successful treatment of intractable hiccup with methylphenidate in a lung cancer patient. Support Care Cancer. 2003 Feb；11(2)：126-8.

7. ネフォパム

難治性吃逆に対して、中枢作用性非麻薬性鎮痛薬であるネフォパムの効果がいくつか報告がされています。*New England Journal of Medicine* からは、ほかの身体的治療・薬物的治療では効果のなかった2人の患者さんに対するネフォパムに効果があったという報告がありました。

Bilotta F, et al. Nefopam for severe hiccups. N Engl J Med. 2000 Dec；343(26)：1973-4.

また同じ著者による論文ですが、術後の7人の難治性吃逆に対してネフォパム（10 mg 静脈注射/10秒以上）を使用したケースシリーズがあります。

Bilotta F, et al. Nefopam for refractory postoperative hiccups. Anesth Analg. 2001 Nov；93(5)：1358-60.

8. ベンゾジアゼピン

特にミダゾラムは終末期の吃逆に対して有効であるとされています。鎮静との併用も効果的です。

Wilcock A, et al. Midazolam for intractable hiccup. J Pain Symptom Manage. 1996 Jul；12(1)：59-61.

9. オランザピン（ジプレキサ®）

非定型抗精神病薬です。セロトニン受容体に対する拮抗作用が吃逆に効果があ

ると考えられていますが、詳しくはよくわかっていません。頭部外傷後の難治性吃逆をきたした20歳の男性に効果的であったとの報告があります。

Alderfer BS, et al. Treatment of intractable hiccups with olanzapine following recent severe traumatic brain injury. J Neuropsychiatry Clin Neurosci. 2006 Fall；18(4)：551-2.

10. 柿のへた
たとえば、江戸時代の子育ての本である『撫育草(そだてぐさ)』(脇坂義堂1803)にその記載があるとされています。柿のへたは、吃逆に対して中国や日本で古くから使用されてきたもので、今でもいくつかの病院で使用されています。柿のへたはマウスの実験で抗痙攣作用が報告されていますが、吃逆に対する比較試験はありません。

Minami E, et al. Effect of shitei-to, a traditional Chinese medicine formulation, on pentylenetetrazol-induced kindling in mice. Phytomedicine. 2000 Mar；7(1)：69-72.

11. 漢方薬
芍薬甘草湯がよく吃逆に用いられます。熱証なら甘草瀉心湯、寒証なら呉茱萸湯がよく使用されています。ただし、いずれもエビデンスはありません。

12. リドカイン
点滴静注する方法もありますが循環動態の不安定を招くことがあるため、吃逆の治療としてはネブライザーか神経ブロックでしか使用されません。

リドカインを咽頭にネブライザーで吹きかける方法は、前述の鼻咽頭への刺激作用が大きいと思いますが、臨床試験がほとんどないためこれはエビデンスがありません。

Neeno TA, et al. Intractable hiccups. Consider nebulized lidocaine. Chest. 1996 Oct；110(4)：1129-30.

リドカインは、横隔神経ブロックが有効とされています。3〜10 mLの1%リドカイン注入がよく行われており、エコーガイド下に横隔神経を検索する方法が一般的です。胸鎖乳突筋と前斜角筋に針を挿入しブロックします (図K-27)。報告数は多いですが、侵襲性を考えると吃逆治療の選択肢の上位には入らないと思います。

Bertini P, et al. Ultrasound guided phrenic nerve block in the treatment of persistent hiccups (singultus) in the neurosurgical critical patient. Minerva Anestesiol. 2012 Jul；78(7)：856-7.

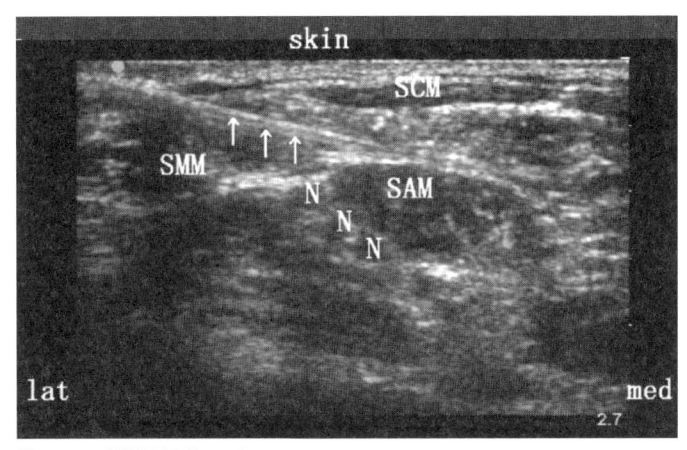

図 K-27　横隔神経ブロック
SMM：中斜角筋、SAM：前斜角筋、SCM：胸鎖乳突筋、N：腕神経叢、矢印は穿刺針
Okuda Y, et al. Combined use of ultrasound and nerve stimulation for phrenic nerve block. Can J Anaesth. 2008 Mar；55(3)：195-6. より引用

その他

1. 鍼治療

　鍼治療については5つのランダム化試験におけるメタアナリシスで有効性が示唆されていますが、ランダム化試験デザインの質が低いと判断されており、議論の余地があると思われます。

　Choi TY, et al. Acupuncture for cancer patients suffering from hiccups：A systematic review and meta-analysis. Complement Ther Med. 2012 Dec；20(6)：447-55.

2. 心理学的手法

　「浅く呼吸をして横隔膜をあまり動かさないよう意識して〜」といった暗示が有効であることを時に経験しますが、心理学的手法というよりも、やはり呼吸パターンの抑制が重要である気がします。具体的な手法は不明ですが、いずれにしてもエビデンスと言えるほどの効果はありません。

　Smedley WP, Barnes WT. Postoperative use of hypnosis on a cardiovascular service. Termination of persistent hiccups in a patient with an aortorenal graft. JAMA. 1966 Aug；197(5)：371-2.
　Bendersky G, Baren M. Hypnosis in the termination of hiccups unresponsive to conventional treatment. Arch Intern Med. 1959 Sep；104(3)：417-20.

3. 人工呼吸器

　10日間続く吃逆をきたした41歳の男性に対して、ガバペンチン、バクロフェン、横隔神経ブロックなどを行いましたが効果がみられず、最終的に陽圧換気呼吸（平均気道内圧25 cmH$_2$O）を治療選択肢として選び吃逆が改善したという報告が韓国からありました。ただ、この報告ではサクシニルコリンを投与したあとに吃逆が改善しており、筋弛緩薬による改善の可能性は否定できません。

　Byun SH, et al. Treatment of idiopathic persistent hiccups with positive pressure ventilation -a case report-. Korean J Pain. 2012 Apr；25(2)：105-7.

4. 手術

　さすがに吃逆で手術まで到達するケースに出合うことはまずないでしょうが、きわめて難治性の吃逆に対する報告があります。吃逆に悩まされた患者さんに対してbreathing pacemakerを神経刺激のために挿入するという手術が行われました。

　Dobelle WH. Use of breathing pacemakers to suppress intractable hiccups of up to thirteen years duration. ASAIO J. 1999 Nov-Dec；45(6)：524-5.

　吃逆に対する薬物治療として、薬物治療が試行された初期には多くの抗痙攣薬が使用されましたが、現在では副作用の有害性のほうが上回ると考えられており、積極的に抗痙攣薬を使用されることはありません。最近は安全性を重視した流れにあり、メトクロプラミドやFDAに認可されているクロルプロマジンが最もよく使われる抗吃逆薬です。ただ、あまりにもエビデンスが少ないため推奨する理由はありません。そのため、これらはそのほかの多数の薬剤と抗吃逆薬の位置付けとしてはほとんど同等であり、患者さんへの副作用との兼ね合いで選択するしかないのが現状です。

POINT
- 吃逆はValsalva法や迷走神経刺激、鼻咽頭刺激などの身体的治療で不応性の場合に、薬物治療の適応になると考えられる。
- 吃逆に対する薬物治療にエビデンスはないが、クロルプロマジンやメトクロプラミドが頻用されており、ガバペンチンも近年有効性が示唆されている。

75 医学論文を継続的に読む方法は?

「どうやったら医学論文を継続して読めるのですか」と、たまに研修医から相談を受けることがあります。

なぜ医学論文を読むのか

医学論文を読むことは「勉強」とは異なります。というのも、医学的知識を効率的に集積して患者さんに還元するには母国語の本から学ぶほうが圧倒的に早いからです。そのため、医学的知識を得るために医学論文を読む必要はないし、それは時間の無駄遣いだと私は思っています

個人的には、医学雑誌の記事を読むことは一般向けの週刊雑誌のそれを読むのと同様、娯楽の一つとしてとらえています。「勉強のために読む」というモチベーションで医学論文を継続的に読むことは至難の業と思うのであまりおすすめしません。そのため、医師同士で論文の抄読会を行うと、どうも頭に入りにくく継続しにくいのです。要は、医学論文を読むことが自分にとって「合う」か「合わない」か、それだけだと思いますので、読まない、読めないからといって格別悲観する必要もないと思います。

医学論文を効率的に読む方法

どうすれば医学論文を効率的に読むことができるかを紹介したいと思います。あくまで個人的な一案であるので、参考程度にしてください。

継続的に雑誌を読むということは連載を読むということなので、基本的に最新号を読むよう心がけたほうがよいです（過去文献をランダムに1日1本読もうとすると、次に何を読めばよいかの指標がなくなる）。ほとんどの雑誌はその月の第1週に出版されますが、*New England Journal of Medicine* や *American Journal of Respiratory and Critical Care Medicine* などのように刊行頻度が月に1回ではないものもあります。まだ正式には出版されていない in press の論文も楽しみに読めるようになれば、おそらく「論文マラソン」ができるようになります。この「論文マラソン」を継続的に続けることが、医学論文を効率的に読む方法です。

私が言う「論文マラソン」とは、定期的にウェブの「お気に入り」やスマート

フォンなどに登録してある医学雑誌のcurrent issues（±in press）を上から下まで閲覧する作業のことです。多いものでは1雑誌あたり20論文くらい掲載されていますが、一般向けの週刊雑誌などと同じようにタイトルだけで選り好みしてもよいと思います。そもそも論文のタイトルは興味を惹くように付けられているものです。

どこまで読み込むか

　まず、全文読めるか読めないかという大きな壁が立ちはだかります。病院が契約している雑誌としていない雑誌がありますので、すべての雑誌で全文を閲覧可能な医師は多くないと思います。そのため、時間の短縮のためにはabstractを読むだけでもよいです。1日1論文ペースでabstractだけなら、英語辞書を開きながらであっても5分か10分もあれば読めるはずです。論文の妥当性の吟味というのは時間がかかってしまううえ、論文嫌いを助長する可能性がありますので、時間がないときはabstractの結論だけ読んでもいい、と気楽に考えておきましょう。これならば、たった2～3行です。

　慣れてくれば、abstractに加えてdiscussionを読むようにします。私も、時間があるときはdiscussionが一番勉強になりますのでここを読むようにしています。著者がアクセプトされやすいように推敲を重ねた内容ですし、その論文で言いたいことと現在のEBMがわかるだけでも大きな収穫だと思います。methodsやresultsについては、discussionで論じられている該当部分をその都度参考にすればよいでしょう。abstract-discussionを軸にして読むように心がければ、その論文の言いたいことを知るには事足ります。

　論文の統計学的な検定については、特に研修医や医師はアレルギーをもっている人も多いと思います。何を隠そう私もそうです。実は、これが原因で論文離れが進んでいるのではないかと考えています。

　abstract-discussionを軸にして読む方法では、あまり検定がどうのこうのといったことで悩むことはありませんので、統計についてはいつかまた別の機会で勉強すればよいと思います。指導医が最初に統計のことを教えてしまうため、若手の論文離れが進んでしまうのです（もちろん統計はとてもとても大事なことなのですが）。

　そもそも英語が嫌いで、できるだけ効率よく情報を収集したいという人は、そういった論文を和訳しているブログなどもありますのでそちらを見てもよいかもしれませんね。この書籍が発刊されるに至ったのも、私自身のブログの存在が

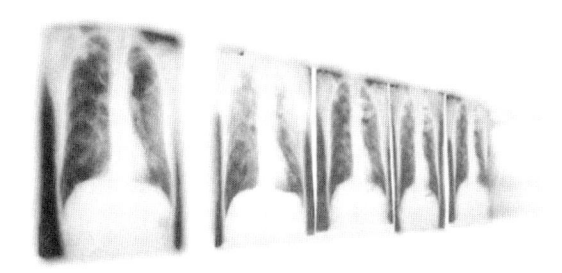

図 K-28　ブログ「呼吸器内科医」〔http://pulmonary.exblog.jp/〕

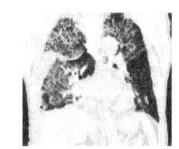

あったからでした（図 K-28）。

> **POINT**
> ✔ 医学雑誌を読み続けることは、勉強のためではなく趣味や娯楽と考えたほうがよい。
> ✔ 統計学については最初から学ばなくていいので、興味のある論文の abstract や discussion だけ読むようにすれば論文嫌いは治る。

76 呼吸器内科医が読むべき医学雑誌は?

参考となる指標

　当然ですが、だれも読んでいないような医学雑誌を読むよりは、多くの人に読まれている医学雑誌の論文を読むほうが効率的です。世界的に有名な臨床試験や日常臨床にインパクトを与える論文というのは、たいていメジャー雑誌に掲載されています。

　私が読む医学雑誌は、インパクトファクター、5年インパクトファクター、アイゲンファクターなどの数値を参考にしています。これらの数値は、たとえばThomson Reuter 社によって運営されている JCR（Journal Citation Reports）web というサイトなどで検索できます。

1. インパクトファクター（IF）

　インパクトファクター（IF）は、医学をはじめ、自然科学・社会科学分野の学術雑誌の影響度を測る指標のことです。医学論文の客観的指標がなかった頃、論文の被引用数でその雑誌の質を評価する案が考案されましたが、出版論文数の多い雑誌や歴史の長い雑誌のほうが有利になるという影響を除去する必要がありました。そのため、出版論文数で被引用数を割る IF の提案がなされたのです。

　IF は 1955 年に Eugene Garfield が考案し、現在 Thomson Reuter 社の引用文献 database の Web of Science に収録されるデータを元に算出されています。Web of Science の収録雑誌の 3 年分のデータを用いて計算されますが、短期的評価のデメリットをはらむため、5 年インパクトファクター（5yIF）という長期指標も用いられます。

2. アイゲンファクター（EF）

　アイゲンファクター（EF）は、Google の検索ページランキングのアルゴリズムに類似しており、引用元の雑誌に「重み」を付けることで、よく引用される重要な雑誌からの引用には大きな価値（数値）を与えるという客観的指標です。EF のアルゴリズムは、大規模な図書館を利用する医師が、その雑誌に費やす時間の割合を推定したようなものとされていますが、線形代数や統計の複雑な計算を要するため詳しいアルゴリズムの内容は割愛します。 雑誌間の引用に「重み」

が付いているため、EF の上位にランキングされる雑誌はいわゆる有名雑誌が多く、IF の上位にはあまり馴染みのない雑誌もランキングされることになります。EF の登場によって、IF の欠点であった以下の点が解消されました。
①論文数の少ない小規模の雑誌が高い数値になる。
② review が多い雑誌が高い数値になる。
③分野によって偏りが出てしまう。

　ゆえに EF の上位に *NATURE* や *SCIENCE* が入るのは当然の結果です。ちなみに、EF の総和は 100 になるように設定されています。Article Influence Score（AIS）という項目も EF と同時に追加されていますが、この数値は 1 を超えていれば平均的な医学雑誌よりも影響力が大きい、程度に覚えておけばよいと思います。

　医学論文について医師と語り合うときに IF だけでなく EF という言葉が出てくると、かなり論文を読むことが好きなんだということがわかります。

おすすめしたい医学雑誌

　呼吸器内科医が読むべき、読んだほうがよいと思われる医学雑誌は多岐にわたっており、その選定だけで匙を投げてしまう人も多いでしょう。そこで、私が**独断と偏見**で呼吸器内科医として日常臨床で必要だろうと思われる雑誌を挙げていきたいと思います（表 K-18）。そのため重要な雑誌であっても、基礎医学的な論文が多いものや分野が限定され過ぎているものは割愛しています。また、NEJM、BMJ、JAMA といった内科系の有名雑誌についても割愛しています。また、IF、EF などは著作権があるため、具体的な数値は記載していません。

表 K-18　おすすめしたい医学雑誌

呼吸器内科医が読むべき呼吸器系医学雑誌	
① American Journal of Respiratory and Critical Care Medicine（AJRCCM）	表紙が青いので、「ブルージャーナル（blue journal）」と呼ばれることもあります。呼吸器科医にとって必要な、急性疾患を主軸とした論文を数多く掲載しています。肺癌の論文は少ないです。最近はやや基礎医学的な論文が多くなっているように感じます。月2回刊行されます。
② Thorax	閉塞性肺疾患の論文が数多く掲載されており、イギリス胸部疾患学会関連の報告も Thorax からなされることが多いです。びまん性肺疾患や肺癌の論文は比較的少ないです。論文の1ページ目にその論文のポイントを記載してくれるので、ありがたいです。月1回の刊行です。
③ European Respiratory Journal（ERJ）	幅広い疾患の論文が掲載され、アメリカ胸部疾患学会の CHEST と双璧を成すヨーロッパ呼吸器学会の医学雑誌です。月1回の刊行です。
④ CHEST	小児・循環器領域も含め幅広く胸部疾患を扱う医学雑誌です。世界中の呼吸器科医が最も閲覧している雑誌の1つで、アメリカ胸部疾患学会の医学雑誌です。月1回の刊行です。
⑤ 日本呼吸器学会誌	日本の呼吸器科の現状がよくわかります。症例報告が多いものの内容はレベルの高い雑誌だと思います。英文雑誌も同学会から刊行されていますが、まだそちらは発展途上です。2か月に1回の刊行です。

呼吸器内科医が読んだほうがいい呼吸器系医学雑誌	
① Respirology	疾患そのものの疫学的、治療的な臨床試験というよりも、疾患付随データや検査に関する論文が多い印象をもっています。月1回の刊行です。
② The Lancet Respiratory Medicine	2013年に The Lancet シリーズの一つとして創刊された新しい雑誌です。しかしながら、その知名度から確実に IF と EF が上がってくるに違いありません。月1回の刊行です。
③ Journal of Clinical Oncology（JCO）	癌分野の臨床試験を掲載しているアメリカ臨床腫瘍学会の医学雑誌です。肺癌の臨床試験に関する論文が充実しており月に1～3本掲載されることもありますので、チェックしておいたほうがよいと思います。月3回の刊行です。
④ Journal of Thoracic Oncology（JTO）	胸部腫瘍に特化した医学雑誌です。どの記事も観点が面白く、わくわくしながら読める医学雑誌の1つだと思います。月1回の刊行です。
⑤ The Lancet Oncology	The Lancet シリーズの1つ。腫瘍に関する論文を扱う医学雑誌です。主要な第Ⅲ相試験が掲載されていることも多く、定期的にチェックしておきたい雑誌です。月1回の刊行です。

⑥ The Lancet Infectious Disease	The Lancet シリーズの1つ。感染症に関する論文を扱う医学雑誌。有名な試験が掲載されていることが多いです。これも定期的にチェックしておきたい雑誌です。月1回の刊行です。
⑦ Clinical Infectious Diseases（CID）	臨床感染症の医学雑誌としては、世界中の感染症医が最も閲覧している雑誌の1つです。common infection から熱帯医学まで幅広く掲載されています。月2回の刊行です。
⑧ Respiration	閉塞性肺疾患やインターベンション関連の論文が充実しています。月1回の刊行です。
⑨ Respiratory Medicine	バランスよく呼吸器科領域のスタディが掲載された雑誌です。月1回の刊行です。
⑩日本呼吸器内視鏡学会雑誌「気管支学」	気管支鏡手技から細かな考察までレベルの高い内容ですので、定期的に読みたい雑誌です。2か月に1回の刊行です。

呼吸器内科医が読んでもいい呼吸器系医学雑誌	
①The International Journal of Tuberculosis and Lung Disease	その名のとおり結核に関する医学雑誌です。結核ではほかに Tuberculosis という雑誌もあるのですが、臨床的な論文が多いのはこちらだと思います。月1回の刊行です。
② Lung Cancer	肺癌の医学雑誌です。基礎医学的な論文から放射線学的な論文まで広めに扱っています。月1回の刊行です。
③ Critical Care Medicine	集中治療分野で最も有名な医学雑誌の1つです。敗血症や人工呼吸器を扱う医師にとって興味深い臨床試験がたくさん掲載されているのでおすすめです。月1回の刊行です。
④ PLOS ONE	無料のオンラインメガジャーナルです。更新スピードが速いのですが、なかには興味深い呼吸器系の論文も数多くありますので、ぜひチェックしたい医学雑誌です。毎日更新されています。

POINT

✔ 医学雑誌の評価指標には、インパクトファクター（IF）やアイゲンファクター（EF）がある。

✔ 筆者の個人的見解では、呼吸器内科医が読むべき呼吸器系医学雑誌はAJRCCM、*Thorax*、ERJ、*CHEST*、日本呼吸器学会誌の5つである。

77 なぜ「寄り道」呼吸器診療なのか？

　この本のタイトルに「寄り道」という言葉を選んだ理由は、いくつかあります。この本は教科書やガイドラインではありません。若い医師がふと立ち止まって悩むような、答えが出にくい諸問題について言及したものです。私はそれを「寄り道」ととらえています。

　診療科を問わず、日常診療で私は「寄り道」が大事だと思っています。「寄り道」といっても、日常臨床をおろそかにするという意味ではありません。

　患者さんを診療しているときに派生した疑問からその枝葉末節まで学ぼうとすることで、意外に興味深い知識が得られたりするものです。「なぜこの患者さんは○○なんだろう？」という疑問から「なぜこの疾患は○○なんだろう？」「エビデンスはあるのだろうか？」と「寄り道」することは、臨床と机上の学問をつなげるうえでの医師としての重要な視点ではないかと私は考えています。特に、慣習的に当たり前だと思われていることのなかには根拠が明確でなかったり、実は間違いであったりすることもあります。最初からすべての知見を疑ってかかる臨床スタイルはよくないと思いますが、根拠を調べる意欲や姿勢というものは医学を学ぶサイエンティストにとって必要な資質です。

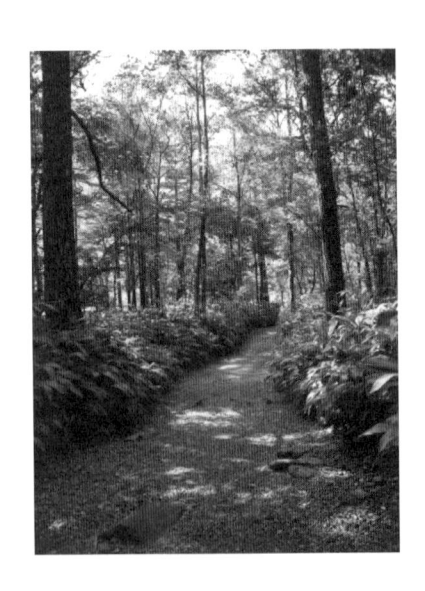

　患者さんの問診のときに、趣味、生活スタイル、人生観などの話を聞くことも一種の「寄り道」かもしれません。こうした情報は、実臨床における診断や治療に直接寄与するものではありませんが、呼吸器科医の皆さんは好酸球性肺炎や過敏性肺炎を診断するうえで、意外にも役立つことを経験されたことはないでしょうか。

　今から2年ほど前になりますが、家に帰るたびに慢性好酸球性肺炎が悪化するというエピソードを繰り返す27歳の女性がいました。何度も再発するので、自宅に訪問させてもらい自宅周辺も調べた

のですが、これといって慢性好酸球性肺炎の原因となる物質が見当たりませんでした。受診してから2か月後、ある程度打ち解けて世間話までできるようになると、アーユルヴェーダの薬草を使ったリンスを使っていることがわかりました。本人にとってはそれが特別なものとは思っていなかったようで、問診では知りえなかった情報でした。そのリンスをやめてから、慢性好酸球性肺炎は一度も再発しなくなりました。

　ガイドラインやエキスパートオピニオンのレールに患者さんへの診療をそのままあてがうのではなく、たまには「寄り道」をしてみるのもいいかもしれません。そうして少しずつ増えた枝葉が、患者さんに利益をもたらす大樹になるのだと私は心から信じています。

吸入薬一覧
吸入ステロイド薬（ICS）

一般名	商品名	用法用量	使用可能噴霧回数	剤形	吸入残量確認
シクレソニド	オルベスコ 50 μg インヘラー 112 吸入用	1回 100〜400 μg 1日1回	112	pMDI	ピヨスケ
	オルベスコ 100 μg インヘラー 56 吸入用		56		
	オルベスコ 100 μg インヘラー 112 吸入用		112		
	オルベスコ 200 μg インヘラー 56 吸入用		56		
ブデソニド	パルミコート 100 タービュヘイラー 112 吸入用	1回 100〜400 μg 1日2回	112	DPI	赤い小窓で確認
	パルミコート 200 タービュヘイラー 56 吸入用		56		
	パルミコート 200 タービュヘイラー 112 吸入用		112		
	パルミコート吸入液 0.25 mg パルミコート吸入液 0.5 mg	0.5 mg（1日2回）または 1 mg（1日1回）1日1〜2回	—	ネブライザー	—
フルチカゾンプロピオン酸エステル	フルタイド 50 ディスカス フルタイド 100 ディスカス フルタイド 200 ディスカス	1回 100 μg 1日2回	60	DPI	カウンター付き
	フルタイド 50 ロタディスク フルタイド 100 ロタディスク フルタイド 200 ロタディスク		1枚 4回		
	フルタイド 50 μg エアゾール 120 吸入用		120	pMDI	シール貼付
	フルタイド 100 μg エアゾール 60 吸入用		60		
ベクロメタゾンプロピオン酸エステル	キュバール 50 エアゾール キュバール 100 エアゾール	1回 100 μg 1日2回	100	pMDI	キュバール残量計
モメタゾンフランカルボン酸エステル	アズマネックスツイストヘラー 100 μg 60 吸入 アズマネックスツイストヘラー 200 μg 60 吸入	1回 100 μg 1日2回	60	DPI	カウンター付き

pMDI：加圧式定量噴霧式吸入器 (pressurized metered dose inhaler)、DPI：ドライパウダー吸入器 (dry powder inhaler)

短時間作用性 β_2 刺激薬（SABA）

一般名	商品名	1回量	1日最大量	使用可能噴霧回数	剤形
サルブタモール硫酸塩	サルタノールインヘラー 100 μg	1回2吸入	8吸入	200	pMDI
	アイロミールエアゾール 100 μg	1回2吸入	8吸入	200	pMDI
	ベネトリン吸入液 0.5%	1回 0.3〜0.5 mL	—	—	ネブライザー
プロカテロール塩酸塩水和物	メプチンエアー 10 μg	1回2吸入	8吸入	100	pMDI
	メプチンキッドエアー 5 μg	1回4吸入（成人）	16吸入（成人）	100	pMDI
	メプチン吸入液 0.01% メプチン吸入液ユニット 0.3 mL メプチン吸入液ユニット 0.5 mL	1回 0.3〜0.5 mL （30〜50 μg）	—	—	ネブライザー
	メプチンスイングヘラー	1回2吸入	8吸入	100	DPI
フェノテロール臭化水素酸塩	ベロテックエロゾル 100	1回1〜2吸入	8吸入	200	pMDI

すべて発作時治療に使用する。

長時間作用性 β_2 刺激薬（LABA）

一般名	商品名	用法用量	使用可能噴霧回数	剤形
サルメテロールキシナホ酸塩	セレベント 25 ロタディスク セレベント 50 ロタディスク	1回1吸入（50 μg）1日2回	1枚4回	DPI
	セレベント 50 ディスカス		60	DPI
インダカテロールマレイン酸塩	オンブレス吸入用カプセル 150 μg	1回1カプセル（150 μg） 1日1回	1シート 7カプセル	DPI
ホルモテロールフマル酸塩水和物	オーキシス 9 μg タービュヘイラー	1回1吸入（9 μg）1日2回	28	DPI

吸入ステロイド薬（ICS）/長時間作用性 β_2 刺激薬（LABA）配合剤

一般名	商品名	用法用量	使用可能噴霧回数	剤形	残量確認
フルチカゾンプロピオン酸エステル/サルメテロールキシナホ酸塩	アドエア 100 ディスカス（28、60） アドエア 250 ディスカス（28、60） アドエア 500 ディスカス（28、60）	1回1吸入 1日2回	28、60	DPI	カウンター付き
	アドエア 50 エアゾール アドエア 125 エアゾール アドエア 250 エアゾール	1回2吸入 1日2回	120	pMDI	
ブデソニド/ホルモテロールフマル酸塩	シムビコートタービュヘイラー 30 吸入 シムビコートタービュヘイラー 60 吸入	1吸入1日2回 あるいは発作時 （SMART 療法）	30、60	DPI	小窓に簡易カウンター付き
フルチカゾンプロピオン酸エステル/ホルモテロールフマル酸塩	フルティフォーム 50 エアゾール 56 吸入用、120 吸入用 フルティフォーム 125 エアゾール 56 吸入用、120 吸入用	1回2～4吸入 1日2回	56、120	pMDI	色カウンター付き
フルチカゾンフランカルボン酸エステル/ビランテロールトリフェニル酢酸塩	レルベア 100 エリプタ（14、30） レルベア 200 エリプタ（14、30）	1回1吸入 1日1回	14、30	DPI	カウンター付き

吸入抗コリン薬

一般名	商品名	1回量	用法	使用可能噴霧回数	剤形
短時間作用性抗コリン薬（SAMA）					
イプラトロピウム臭化物水和物	アトロベントエロゾル 20 μg	1回1～2吸入	1日3～4回	112	pMDI
オキシトロピウム臭化物	テルシガンエロゾル 100 μg	1回1～2吸入	1日3回	84	pMDI
長時間作用性抗コリン薬（LAMA）および LAMA＋長時間作用性 β_2 刺激薬（LABA）					
グリコピロニウム臭化物	シーブリ吸入用カプセル 50 μg	1回1カプセル	1日1回	—	DPI
チオトロピウム臭化物水和物	スピリーバ吸入用カプセル 18 μg	1回1カプセル	1日1回	—	DPI
	スピリーバ 2.5 μg レスピマット 60 吸入	1回2吸入	1日1回	60	MDI（ソフトミスト）
アクリジニウム臭化物	エクリラ 400 μg ジェヌエア 30 吸入用、60 吸入用	1回1吸入	1日2回	30、60	DPI
グリコピロニウム臭化物/インダカテロールマレイン酸塩	ウルティブロ吸入用カプセル	1回1カプセル	1日1回	—	DPI
ウメクリジニウム臭化物/ビランテロールトリフェニル酢酸塩	アノーロ エリプタ 7 吸入用	1回1吸入	1日1回	7	DPI

エクリラ® は 2015 年 2 月現在未発売

吸入補助器具一覧

吸入補助器具（スペーサー、チャンバー）の商品名	適応	備考	学会推奨
通常吸入用			
インスパイアイース	アドエア®エアゾール、メプチンエアー®以外のpMDI	MSD社からの提供は終了。マウスピースをくわえゆっくり深く吸入する。ピーと音がしたら（約30 L/分以上）少しゆっくり吸い直す。	―
ボルマチック・ソフト	キュバール®、オルベスコ®、インタール®エアゾル以外のpMDI	グラクソ・スミスクライン社からの提供は終了。	―
デュオペーサー	キュバール®アイロミール®	大日本住友製薬、MSD社からの提供は終了。デュオペーサーに一度に2回以上噴霧して吸入しないこと。	―
エアロチャンバー・プラス	ほとんどのpMDI（ただしメプチン®は隙間ができる）	アムコ社から購入可能。大人用1750円、マスク付3600円。ゆっくり深く吸入する。ホイッスル音がしたら（約30 L/分以上）少しゆっくり吸い直す。	○
オプティヘラー	ほとんどのpMDI	フィリップス・レスピロニクス社から購入可能。1575円。口腔と反対側に伸びたスペースにエアゾル粒子を噴射し、吸入に適切な径の粒子を発生させる。	○
ボアテックス	ほとんどのpMDI	パリ・ジャパン社から購入可能、1995円。アルミニウム製のため、薬剤吸着によるロスを抑えることが可能。	○
オルベスコ専用吸入補助器具	オルベスコ®	帝人ファーマ社より入手可能。外観はデュオペーサーと類似。	―
インハレーションエイド	テルシガン®エアゾルアトロベント®エアゾル	日本ベーリンガーインゲルハイム社より入手可能。	―
ファイソンエアーマイクロヘラーマイクロヘラーマスク付き	インタール®エアゾルのみ	サノフィ社でのファイソンエアー、マイクロヘラーは製造中止。現在マイクロヘラーマスク付きを提供。	―
ファンヘラー	多くのpMDI	クリエイト社から購入可能。4980円。	―
エーブルスペーサー	多くのpMDI	通販などでも購入可能。2100円。吸気速度が速すぎると音が鳴り、適正速度で吸うよう注意を促すホーン付き。分解洗浄が必要。	―
インスパイアーエイド	メプチンエアー®やメプチンキッドエアー®	大塚製薬から購入可能。900円。紙製で使い捨ての吸入スペーダー®もある。	―
人工呼吸器用			
エアロベント/エアロチャンバー	ほとんどのpMDI	アムコ社から購入可能。15000円/20000円。小児用の人工呼吸器には使用不可。	―
エース（ACE）スペーサ	多くのpMDI（合わないものもある）	スミスメディカル・ジャパン社から購入可能。小児用もある。	―
オプティベント	ほとんどのpMDI	フィリップス・レスピロニクス社から購入可能。22 mm径のスマートなデザインで回路リークも少ない。	―

・学会推奨とは、日本アレルギー学会、日本小児アレルギー学会の推奨
・pMDI：加圧式定量噴霧式吸入器(pressurized metered dose inhaler)、DPI：ドライパウダー吸入器(Dry powder inhaler)

索引

【欧文・数字】

^{3}H-チミジン ······················· 176
5yIF ································· 390
5年インパクトファクター ··············· 390
6分間歩行試験 ························ 41

A

A-line ························· 349, 353
A-line sign ························ 349
AAFS (asthma associated with fungal sensitization) ···················· 194
ABPA (allergic bronchopulmonary aspergillosis) ················ 190, 200
　──における吸入ステロイド薬 ········ 198
ABPA central bronchiectasis (ABPA-CB) ·························· 192, 197
ABPA central bronchiectasis other radiologic features (ABPA-ORF) ·························· 193, 197
ABPA high-attenuation mucus (ABPA-HAM) ················· 194, 197
ABPA seropositive (ABPA-S) ·························· 191, 197
ACCP (アメリカ胸部医師学会) ········ 283
acute lung injury (ALI) ············· 365
acute respiratory distress syndrome (ARDS) ················ 87, 178, 365
Agarwal らの診断基準 ··············· 195
airway centered interstitial fibrosis ·························· 207, 210
AIS (alveolar-interstitial syndrome) ································· 359
ALI (acute lung injury) ············· 365
allergic bronchopulmonary aspergillosis (ABPA) ···············190, 200
alveolar-interstitial syndrome (AIS) ································· 359
Anthonisen による COPD 急性増悪の重症度分類 ······················ 142, 143
ARDS (acute respiratory distress syndrome) ············ 87, 178, 365
ARDS ネットワーク ··················· 50
Arthus 皮膚反応 ····················· 191

ASCO (アメリカ臨床腫瘍学会) ········ 315
Ashner 眼球圧迫試験 ················ 380
Aspergillus ························· 191
Aspergillus fumigatus ··············· 191
asthma associated with fungal sensitization (AAFS) ··············· 194
ATS (アメリカ胸部疾患学会)
············ 16, 22, 43, 72, 171, 207, 282, 372
ausculatory percussion ············· 369

B

β-D グルカン ······················ 178
B-line ························· 353, 356
B3-line ······················· 353, 359
B7-line ······················· 353, 359
Bacteroides 属 ······················ 81
BAE ································· 26
BAL (bronchoalveolar lavage)
················ 2, 15, 83, 181, 299, 343
bat sign ··························· 349
BLUE Protocol ···················· 354
Bohr 効果 ··························· 54
BOOP (bronchiolitis obliterans organizing pneumonia) ·············· 208
breathing pacemaker ··············· 386
bronchiolitis obliterans organizing pneumonia (BOOP) ················ 208
bronchiolocentric interstitial pneumonia ································· 207
bronchoalveolar lavage (BAL)
················ 2, 15, 83, 181, 299, 343
bronchorrhea ······················· 16
BTS (イギリス胸部疾患学会)
··············· 2, 22, 73, 234, 237, 240, 244
BTS/SIGN (British Thoracic Society and Scottish Intercollegiate Guidelines Network) ············ 96, 106, 119, 125

C

CA15-3 ···························· 295
CA19-9 ···························· 295
CA125 ····························· 295
CAM (クラリスロマイシン) ········ 72, 210
Candida Spp. ······················· 83
CB (central bronchiectasis) ········ 190

401

CD4/8比 ······················· 181
CEA ···························· 292
central bronchiectasis（CB）············ 190
Charcot-Leyden 結晶 ·············212, 231
Charcot-Marrie-Tooth 病 ············ 212
CHP（chronic hypersensitivity
　pneumonitis）···············153, 207
chronic hypersensitivity pneumonitis
　（CHP）···················153, 207
Clara 細胞 ······················· 56
Clostridium difficile ·················· 143
CO_2 ナルコーシス ··············· 53, 315
coarse crackles ·················· 372
cobblestone appearance ············· 7
cold Freon effect ················· 102
combined pulmonary fibrosis and
　emphysema（CPFE）············· 173
comet tail artifact ············353, 356
Common Terminology Criteria for
　Adverse Events（CTCAE）·········· 271
comparative percussion ············· 369
continuous positive airway pressure
　（CPAP）······················· 51
COPD →慢性閉塞性肺疾患
CORTICUS 試験 ··················· 91
CPAP（continuous positive airway
　pressure）···················· 51
CPFE（combined pulmonary fibrosis and
　emphysema）················· 173
cryoprobe ······················· 155
CTCAE（Common Terminology Criteria
　for Adverse Events）············ 271
Curschmann らせん体 ·············· 231
CYFRA21-1 ······················· 293
cystic fibrosis ···················· 195
Czermak-Hering 頸動脈洞圧迫試験 ··· 380

D

De-escalation ···················· 82
delayed closure ··················· 79
desquamative interstitial pneumonia
　（DIP）······················· 153
DIP（desquamative interstitial
　pneumonia）················· 153
distal phalangeal finger depth /
　interphalangeal finger depth（DPD/IPD）

·························· 163
DLCO（肺拡散能）········· 180, 204, 333
DLST（drug lymphocyte stimulation test）
·························· 176
DPD/IPD（distal phalangeal finger depth
　/interphalangeal finger depth）······ 163
DPI（dry powder inhaler）
··············· 98, 100, 128, 132, 397
drug lymphocyte stimulation test（DLST）
·························· 176
dry powder inhaler（DPI）
··············· 98, 100, 128, 132, 397
DSCG（クロモグリク酸ナトリウム）
······················· 111, 113
Dumon（ステント）··············· 282

E

E-line ························· 353
EB（エサンブトール）··············· 72
EBUS-TBNA（超音波気管支鏡下リンパ節
　生検）·························· 4
EF（アイゲンファクター）··········· 390
Endobronchial Watanabe Spigot（EWS）
··························· 26
EONS（European Oncology Nursing
　Society）···················· 287
EPAP（expiratory positive airway
　pressure）····················· 51
ERS（ヨーロッパ呼吸器学会）
··············· 43, 106, 155, 171, 282
ESMO（European Society for Medical
　Oncology）··················· 287
European Oncology Nursing Society
　（EONS）···················· 287
European Society for Medical Oncology
　（ESMO）···················· 287
EWS（Endobronchial Watanabe Spigot）
··························· 26
expiratory positive airway pressure
　（EPAP）······················· 51

F

false suffocation alarm ············· 375
FDA（アメリカ食品医薬品局）······112, 381
FDA 胎児危険度分類 ················ 112

402

fine crackles	372
FiO$_2$	46, 50
Fleischner Society	170
Fletcher-Hugh-Jones（F-H-J）分類	41
FOOD 試験	306

G

GCS（Glasgow Come Scale）	52
GINA（Global Initiative for Asthma）	96, 105, 115, 124
Glasgow Come Scale（GCS）	52
Global Initiative for Asthma（GINA）	96, 105, 115, 124
GOLD（Global Initiative for Chronic Obstructive Lung Disease）	34, 141, 145
Gram 染色	30, 81
granulomatosis with polyangiitis	321
Greenberger-Patterson の診断基準	190
Guillain-Barré 症候群	375

H

Haemophilus influenzae	338
Haemophilus parainfluenzae	338
Haemophilus spp.	338
Haldane 効果	54
halo sign	85
HEPA（high efficiency particulate air）フィルター	69
hiccup	379
HIV	67, 77, 173
HOA（hypertrophic osteoarthropathy）	162
honeycomb lung	169
honeycombing	169
Hoover 徴候	186
Horner 症候群	147
hot tub lung	205
HRCT	150, 169, 175
hypertrophic osteoarthropathy（HOA）	162
hyponychial angle	164

hypooxic vasoconstriction	35, 54

I

idiopathic interstitial pneumonias（IIPs）	157
idiopathic pulmonary fibrosis（IPF）	150, 157
IDSA（アメリカ感染症学会）	72
IF（インパクトファクター）	390
IFN-γ 遊離アッセイ	67
IGRA（interferon-γ Release Assey）	67
IIPs（idiopathic interstitial pneumonias）	157
ILSA（International Lung Sounds Association）	371
INH（イソニアジド）	73
inspiratory positive airway pressure（IPAP）	51
interferon-γ Release Assey（IGRA）	67
International Lung Sounds Association（ILSA）	371
IORRA 試験	175
IPAP（inspiratory positive airway pressure）	51
IPF（idiopathic pulmonary fibrosis）	150, 157, 333

J

J-BRONCHO 試験	4
JCOG9515（試験）	250

K

Kerley B line	359
Kernofsky Performance Scale	278
Klebsiella pneumoniae	31, 79, 338

L

LABA（長時間作用型 β$_2$ 刺激薬）	96, 106, 111, 398
LAM（リンパ脈管筋腫症）	40
LOTT 試験	35

LTBI（潜在性結核感染）·············· 64
lung abscess ·············· 79
Lung Flute® ·············· 343
lung point ·············· 352, 357
lung pulse ·············· 351, 352
lung sliding ·············· 351, 352, 356

M

MAC（*Mycobacterium avium* complex）
·············· 72, 205
Masson trichrome stain ·············· 261
Masson 小体 ·············· 261
Mendelson 症候群 ·············· 302
mixed GGO（ground-glass opacity）
·············· 267
MMP-7 ·············· 296
MMP-10 ·············· 296
Moraxella catarrhalis ·············· 338
MRC 息切れスケール ·············· 41
MRC 試験 ·············· 36
MTX（methotrexate）→メトトレキサート
Mycobacterium abscessus ·············· 77
Mycobacterium avium ·············· 77
Mycobacterium avium complex（MAC）
·············· 72, 205
Mycobacterium bovis ·············· 77
Mycobacterium chelonae ·············· 77, 342
Mycobacterium fortuitum ·············· 77
Mycobacterium gordonae ·············· 77, 342
Mycobacterium intracellulare ·············· 77
Mycobacterium kansasii ·············· 77
Mycobacterium leprae ·············· 77
Mycobacterium malmoense ·············· 77
Mycobacterium marinum ·············· 77
Mycobacterium massiliense ·············· 77
Mycobacterium scrofulaceum ·············· 77
Mycobacterium simiae ·············· 77
Mycobacterium szulgai ·············· 78
Mycobacterium terrae ·············· 78
Mycobacterium tuberculosis ·············· 78
Mycobacterium xenopi ·············· 78
Mycobacterium 属 ·············· 76

N

N95 マスク ·············· 70

Nail-fold Angles ·············· 164
nonspecific interstitial pneumonia（NSIP）
·············· 150, 208
NOTT 試験 ·············· 36
NPPV（非侵襲性陽圧換気）·····46, 50, 260
NRS（Numerical Rating Scale）
·············· 41, 314, 318
NSE ·············· 293
NSIP（nonspecific interstitial pneumonia）
·············· 150, 208
Numerical Rating Scale（NRS）
·············· 41, 314, 318

O

OK432 ·············· 249
ONS（Oncology Nursing Society）······ 287
organizing pneumonia ·············· 261, 301

P

palliative intubation ·············· 282
Palliative Performance Scale ·············· 279
Palliative Prognostic Index（PPI）
·············· 277, 279
Palliative Prognostic Score（PPS）··· 277
Pancoast 腫瘍 ·············· 146
PANTHER-IPF 試験 ·············· 333
Papanikolau 染色 ·············· 231
part-solid nodule ·············· 267
PAV（proportional assist ventilation）
モード ·············· 51
PEACE 試験 ·············· 335
PEEP（positive end-expiratory pressure）
·············· 365
PET（positron emission tomography）
·············· 228, 267
Phalangeal Depth Ratio ·············· 163
PLAPS（posterior lateral alveolar／
pleural syndrome）·············· 352, 362
pMDI（pressured metered dose inhaler）
·············· 98, 100, 128, 132, 397
positive end-expiratory pressure（PEEP）
·············· 365
positron emission tomography（PET）
·············· 228, 267
posterior lateral alveolar／pleural

404

syndrome（PLAPS）……… 352, 362
poudrage 法……………………… 248
PPI（Palliative Prognostic Index）
 ……………………………… 277, 279
PPS（Palliative Prognostic Score）
 ………………………………………… 277
pressured metered dose inhaler（pMDI）
 ……………… 98, 100, 128, 132, 397
profile angle…………………………… 164
ProGRP ………………………………… 292
proportional assist ventilation（PAV）
 モード……………………………… 51
PSB（protected specimen brush）
 …………………………………… 83, 339
Pseudomonas aeruginosa……………… 338
pure GGO …………………………… 267
pure ground-glass nodule（GGN）…… 267
purse string suture ………………… 234

Q

QFT（クオンティフェロン）…………… 67

R

rambling ……………………………… 372
rapid sequence intubation（RSI）…… 115
rapid shallow breathing index（RSBI）
 ………………………………………… 51
Rasselgeräusch ……………………… 371
Ratings of Perceived Exertion（RPE）
 ………………………………………… 41
rattling ………………………………… 372
RB-ILD（respiratory bronchiolitis-
 associated interstitial lung disease）
 ……………………………………… 153
reexpansion pulmonary edema ……… 255
respiratory bronchiolitis-associated
 interstitial lung disease（RB-ILD）
 ……………………………………… 153
rhonchi ………………………………… 372
Rosenberg らの診断基準 …………… 191
RPE（Ratings of Perceived Exertion）
 ………………………………………… 41
RPF（リファンピシン）……………… 72
RSBI（rapid shallow breathing index）
 ………………………………………… 51

RSI（rapid sequence intubation）…… 115

S

S/T（spontaneous/timed）モード
 ………………………………………… 51
SABA（短時間作用型吸入 β_2 刺激薬）
 ……………………………………… 111, 398
Saccomanno's Fixative procedure…… 94
Saccomanno 法 ………………………… 94
SAFS（severe asthma with fungal
 sensitization）…………………… 194
sandy pattern ………… 350, 352, 356
SBT（spontaneous breathing trial）
 ………………………………………… 50
SCC …………………………………… 292
SCCOPE 試験 ………………………… 138
Schamroth sign ……………………… 162
SCOOP カテーテル …………………… 40
seashore sign ………… 350, 352, 356
severe asthma with fungal sensitization
 （SAFS）…………………………… 194
sinusoidal sign ……………………… 362
SLB（surgical lung biopsy）………… 150
SMART（single maintenance and reliever
 therapy）療法 …………………… 96
SMRP（soluble mesothelin related
 protein）…………………………… 292
solid nodule …………………………… 267
soluble mesothelin related protein
 （SMRP）…………………………… 292
spontaneous breathing trial（SBT）
 ………………………………………… 50
spontaneous/timed（S/T）モード … 51
squawk ………………………………… 372
squeak ………………………………… 372
Staphylococcus aureus ……………… 338
stratosphere sign …………………… 352
Streptococcus anginosus …………… 79
Streptococcus pneumoniae ………… 338
Streptococcus pyogenes …………… 249
stridor ………………………………… 13
surgical lung biopsy（SLB）………… 150
SUVmax（最大 standardized uptake
 value）…………………………… 228
Swan-Ganzs カテーテル ……………… 26

405

T

T-SPOT® ……………………………………… 67
TBB（transbronchial biopsy）………… 18
TBLB（transbronchial lung biopsy）
　………………………………………15, 18, 155
thin-section CT（TS-CT）…………… 267
topographic percussion …………… 369
transbronchial biopsy（TBB）………… 18
transbronchial lung biopsy（TBLB）
　………………………………………15, 18, 155
transtracheal oxygen therapy（TTOT）
　……………………………………………… 39
Traube 三角 ……………………………… 213
TS-CT（thin-section CT）…………… 267
TTOT（transtracheal oxygen therapy）
　……………………………………………… 39

U

UIP（usual interstitial pneumonia）
　………………………………… 169, 175, 208

V

V20 値 …………………………………… 298
Valsalva 法 ……………………………237, 379
VAP（人工呼吸器関連肺炎）…………… 85
VAS（Visual Analogue Scale）
　……………………………12, 23, 24, 41, 46, 314
VATS（video-assisted thoracic surgery）
　……………………………………………… 150

W

Wegener 肉芽腫症 ……………………… 320
wheezes ……………………………… 143, 372

Y

YAG レーザー …………………………… 27
YM 式喀痰固定液 ………………………… 94

Z

Z-line …………………………………… 353
Zenker 結晶 …………………………… 212

【和文】

あ

アイゲンファクター（EF）…………… 390
アイスキャップ ………………………… 273
亜急性過敏性肺炎 …………………204, 207
悪性胸膜中皮腫 ……………………222, 293
悪性リンパ腫 …………………………… 153
アクチノマイシン D ………………272, 286
アクチノミセス症 ……………………… 80
アクラルビシン ……………………272, 286
アクリノール …………………………… 285
アザチオプリン ………………………… 333
アジスロマイシン ……………………… 3, 73
アスピリン喘息 ……………………122, 333
アスベスト小体 ………………………… 15
アスペルギローマ ……………………85, 195
アセチルシステイン …………………… 333
アドレナリン …………………………28, 111
アナフィラキシーショック …………… 112
アプロチニン …………………………… 251
アヘンアルカロイド・スコポラミン注射液
　……………………………………………… 24
アミノフィリン ……………………111, 124
網目状血管増生 ………………………… 6
網目状毛細血管怒張 …………………… 6
アムルビシン ………………………272, 286
アメリカ感染症学会（IDSA）………… 72
アメリカ胸部医師学会（ACCP）……… 283
アメリカ胸部疾患学会（ATS）
　………………16, 22, 43, 72, 171, 207, 282, 372
アメリカ食品医薬品局（FDA）……112, 381
アメリカ臨床腫瘍学会（ASCO）……… 315
アモキシシリン/クラブラン酸 ……… 3, 80
アルゴンプラズマ凝固 ………………… 27
アレルギー性気管支肺アスペルギルス症
　……………………………………190, 200, 339
　――の診断基準 ………………………… 190
　　Agarwal らの診断基準 ………… 195
　　Greenberger-Patterson の診断
　　基準 ……………………………………… 190
　　Rosenberg らの診断基準 ……… 191
　――の診断基準（嚢胞性線維症）…… 196
　――の治療 ……………………………197, 200
アントラサイクリン …………………… 285
アンピシリン/スルバクタム ………… 80

アンブロキソール……………………… 335

い

息切れ……………………………………… 41
イギリス胸部疾患学会（BTS）
　……………… 2, 22, 73, 234, 237, 240, 244
石綿………………………………………… 216
　——の労災認定基準……………… 221
石綿健康被害救済制度………… 216, 225
石綿健康被害救済法………………… 223
石綿小体………………………… 219, 221
石綿肺…………………………………… 216
遺族補償給付………………………… 223
イソシアネート肺…………………… 207
イソニアジド………………………………… 73
イソプレナリン………………… 128, 398
イダルビシン…………………… 272, 286
イトラコナゾール…………………… 200
イプラトロピウム……………… 128, 399
イホスファミド………………… 272, 286
イリノテカン…………………… 272, 287
医療用ウィッグ……………………… 274
胃瘻………………………………………… 306
インターフェロンα…………… 273, 287
インターフェロンα-2b………… 273, 287
インダカテロール…………………… 398
咽頭気管分離術……………………… 306
インパクトファクター（IF）………… 390

う

ウィーニング…………………………… 48, 50
ウィンドウ期……………………………… 68
うっ血性心不全……………………… 309

え

エアゾール製剤……………………… 100
エアリーク……………………………… 240
エサンブトール………………………… 72
エトポシド……………………… 272, 287, 298
エノシタビン…………………………… 286
エピネフリン………………………………… 28
エピルビシン…………………… 272, 286
エプラジノン…………………………… 333
エルロチニブ…………………… 273, 298

塩酸ヒドロキシジン…………………… 22
延命不開始…………………………… 310

お

横隔神経ブロック…………………… 384
桜皮エキス…………………………… 336
オープンマウス法……………… 102, 129
オキサトマイド……………………… 113
オキサリプラチン……………… 272, 287
オキシアーム………………………… 35, 38
オキシトロピウム……………… 128, 399
オキシマイザーカニューラ………… 46
オステオポンチン…………………… 292
オピオイド……………… 313, 325, 383
オフロキサシン……………………… 142
オマリズマブ………………………… 202
オランザピン………………………… 383

か

加圧式定量噴霧式吸入器…… 100, 128, 132
咳嗽………… 12, 13, 14, 22, 102, 143, 324
咳嗽スコア………………… 12, 24, 325
ガイドーシス……………………………… 27
界面活性剤…………………………… 336
過換気症候群……………………… 375
柿のへた……………………………… 384
喀痰……………………………… 337, 342
喀痰誘発研究会…………………… 344
過誤腫………………………………… 228
喀血…………………………………… 26, 346
カテーテルスプレー法…………… 13, 14
カナマイシン………………………………… 72
ガバペンチン………………… 328, 382
過敏性肺炎………… 183, 204, 372, 394
顆粒状粘膜変化……………………… 6
カルバゾクラム……………………… 269
カルボシステイン…………………… 334
カルボプラチン………… 272, 287, 298
換気血流不均衡……………………… 54
鉗子………………………………………… 18
カンジダの気道コロナイゼーション…… 85
カンジダ肺炎……………………………… 83
間質性肺炎………………………………… 47
間質性肺疾患（膠原病による）………… 152
間質性肺疾患の肺超音波所見………… 359

癌性胸膜炎	247, 293
癌性疼痛	315
甘草瀉心湯	384
緩和的挿管	282

き

気管支拡張症	170, 219, 223, 339, 346
気管支鏡	2, 6, 11, 15, 18, 22, 25, 83
──、バーチャル	18, 269
──時の抗菌薬	2
──時の出血	25
──時のハイフローセラピー	47
──時のリドカイン	11
──の前投薬・鎮静薬	22
気管支狭窄	4, 6
気管支喘息	53, 96, 105, 115, 190, 213, 231, 339, 351, 355, 375
──治療、(妊婦・授乳婦の)	110
──治療のステップダウン	105
──に対する吸入ステロイド薬	96, 105
──の肺超音波所見	359
──発作に対するアミノフィリンの点滴	124
──発作に対する全身性ステロイド	115
気管支動脈塞栓術	26
気管支肺胞上皮癌	16, 229
気管支肺胞洗浄	2, 15, 83, 181, 299, 343
気胸	26, 219, 223, 237, 240, 244, 247, 355, 356
──の肺超音波所見	356
偽酸欠アラーム	375
器質化肺炎	15, 204, 261
吃逆	379
気道ステント	282
気道内圧	48
気道粘液修復薬	334
気道粘液溶解薬	333
気道粘膜潤滑薬	335
気道分泌促進薬	333
救急医療における終末期医療に関する提言	310
休業補償給付	223
急性呼吸促迫症候群	87, 178, 365
──の肺超音波所見	365
吸入 β_2 刺激薬	111, 398

吸入抗コリン薬	399
吸入指導	128
吸入ステロイド薬	96, 105, 111, 205, 397
──治療(ABPA)	198
──の種類	98
吸入ステロイド薬/β_2刺激薬 配合薬	99, 399
吸入補助器具	130, 132, 400
──の種類	135
キュバール残量計	101
胸腔ドレーン	234, 237, 240, 244, 252
胸水	81, 247, 292
──中の腫瘍マーカー	292
胸膜プラーク	221
胸膜摩擦音	371
胸膜癒着術	247
局所麻酔薬	11
去痰薬	332
菌球	85
巾着縫合	234
緊張性気胸	240, 259

く

クオンティフェロン	67
クライオプローブ	155
クラリスロマイシン	72, 210
クランプテスト	240
グリコピロニウム	399
クリゾチニブ	298
クリンダマイシン	79
クローズドマウス法	102, 129
クロベタゾール	289
クロモグリク酸ナトリウム	111, 113, 128
クロルプロマジン	381

け

経気管酸素投与	39
経気管支生検	18
経気管支肺生検	15, 18, 155
携帯型酸素ボンベ	37
外科的肺生検	150, 174
──の死亡率	156
結核	60, 64, 219, 223, 339, 342, 346
──(多剤耐性結核)	65
──の入院期間	60

結核患者の退院に関する基準（厚生労働省）
　　　………………………………………… 61
結核性胸膜炎 ……………………… 219, 223
血友病 ……………………………………… 347
ゲフィチニブ ……………………… 273, 298
ゲムシタビン ………………… 272, 286, 298
牽引性気管支拡張 ………………… 8, 171
嫌気性菌 …………………………………… 80
健康管理手帳 …………………………… 218

こ

高 CO_2 血症 …………………………… 53
抗癌剤 ……………………………… 271, 285
　　——による脱毛 …………………… 271
　　——の血管外漏出による皮膚障害 …… 285
口腔内カンジダ症 …………………… 132
抗原回避 …………………………… 154, 207
膠原病による間質性肺疾患 ………… 152
好酸球性肺炎 …………………………… 15
抗酸菌 ……………………………………… 76
　　——の名前 ………………………… 76
抗酸菌塗抹検査 ………………………… 60
　　——の再陽性化 …………………… 62
抗酸菌培養検査 ………………………… 60
厚生労働省の結核患者の退院に関する基準
　　………………………………………… 61
高分解能 CT …………………… 150, 169, 175
誤嚥性肺炎 ……………………… 302, 306
コールドフレオン現象 ……………… 102
呼吸音の分類 …………………………… 371
呼吸器感染症の肺超音波所見 …… 362
呼吸苦 …………………………………… 41
呼吸困難感 ……… 23, 41, 46, 282, 313, 317
　　——の評価スケール …………… 41
呼吸細気管支炎関連性間質性肺疾患 …… 153
呼吸不全 ………………… 34, 50, 53, 81, 254
呼吸補助筋 ……………………………… 55
国際肺音学会 …………………………… 371
呉茱萸湯 ………………………………… 384
コデイン ………………………………… 325
コルチゾン ……………………………… 113

さ

最大 standardized uptake value（SUVmax）
　　…………………………………………… 228

在宅酸素療法 …………………………… 34
再膨張性肺水腫 ……………… 244, 255
サイレントチェスト …………………… 55
サクシニルコリン ……………………… 386
嗄声 ………………………………………… 102
ザフィルルカスト ……………………… 113
サルコイドーシス
　　……………… 6, 7, 8, 150, 153, 157, 169
サルコイド結節 ………………………… 7, 8
サルブタモール ……………… 128, 398
サルメテロール ……………… 113, 132, 398
酸化セルロース ………………………… 27
酸素カニューラ ……………………… 35, 46
酸素吸入用メガネ ……………………… 38
酸素療法（酸素投与） ……… 34, 38, 317

し

滋陰降火湯 ……………………………… 330
シクレソニド ………… 98, 99, 106, 128, 397
シクロスポリン ………………………… 274
シクロホスファミド ……………… 272, 286
自己血 …………………………………… 251
自己血パッチ …………………………… 251
シスプラチン ………… 250, 272, 287, 298
自然気胸 ………………………… 244, 247
自然呼吸トライアル …………………… 50
シタラビン ……………………………… 286
シタラビンオクホスファート ……… 272
市中肺炎 ………………………… 64, 145
　　——へのステロイド ……………… 87
ジヒドロコデイン ……………………… 325
ジフェンヒドラミン …………………… 329
シベレスタット ………………………… 260
ジャクソン型噴霧器 …………………… 11
芍薬甘草湯 ……………………………… 384
車前草エキス …………………………… 336
しゃっくり ……………………………… 379
修正 Borg スケール ………………… 41, 46
終末期医療の決定プロセスに関するガイドライン …………………………………………… 311
終末期の医療における患者の意思の尊重に関する法律案 ………………………………… 311
主観的運動強度 ………………………… 41
授乳婦の気管支喘息治療 …………… 110
腫瘍マーカー …………………………… 292
小細胞肺癌 ……………………… 228, 293

傷病補償年金·················· 223
心筋梗塞···················· 375
人工呼吸器
　················47, 53, 136, 142, 238, 309, 386
　——の取り外し·············· 309
人工呼吸器関連肺炎·············· 85
侵襲性肺アスペルギルス症·········· 200
じん肺（塵肺）············ 216, 227, 313
　——の大陰影················ 227
じん肺管理区分················ 220
　——の決定申請·············· 217
心不全··············· 50, 314, 339

す

スカルプターニケット············ 273
スクウィーク················· 372
スクウォーク················· 372
ステープラー················· 236
ステロイド（市中肺炎への）········ 87
ステロイド局所注射·············· 288
ステロイドの作用機序············ 87
ストレプトマイシン·············· 72
スニチニブ··················· 273
スペーサー············ 102, 130, 132

せ

脊髄動脈塞栓··················· 26
セツキシマブ················· 287
接触者（contact）·············· 64
接触者健康診断················· 64
セネガ····················· 336
セフカペン ピボキシル············ 3
セミアルカリプロティナーゼ········ 334
線維芽細胞巣················· 184
前期破水···················· 84
潜在性結核感染················· 64

そ

撫育草····················· 384
ソラフェニブ················· 273

た

ダイアモルフィン··············· 314

大陰影····················· 227
胎児危険度分類················ 112
代替フロン··················· 103
ダウノルビシン············ 272, 286
ダカルバジン················· 286
タキサン···················· 285
多剤耐性結核·················· 65
打診······················ 368
脱毛······················ 271
タルク····················· 248
短時間作用型 β_2 刺激薬（SABA）
　···················· 111, 122, 398

ち

チアノーゼ··············37, 55, 165
チオトロピウム················ 399
チオ硫酸ナトリウム·············· 287
チペピリン··················· 333
チャンバー················ 130, 132
中枢性気管支拡張··············· 190
中皮腫····················· 222
超音波気管支鏡下リンパ節生検········ 4
長時間作用型 β_2 刺激薬（LABA）
　················ 96, 106, 111, 398
聴診······················ 371
直腸マッサージ················ 380
チロキサポール················ 336
鎮咳薬····················· 324

つ

ツロブテロール················ 111

て

低カリウム血症················ 124
低酸素血症···················· 34
低酸素性肺血管攣縮··········· 35, 54
テオフィリン············ 111, 113, 124
テオフィリン中毒··············· 124
テガフール・ギメラシル・オテラシルカリウ
　ム配合剤·················· 272
デキサメタゾン········ 91, 113, 116, 288
デキストロメトルファン··········· 325
デキスブロムフェニルアミン········ 325
デクスラゾキサン··············· 287

と

- テトラサイクリン系抗菌薬 249
- テルブタリン 113
- 糖尿病 103, 309
- 動脈血液ガス分析 34
- ドキシサイクリン 144, 249
- ドキソルビシン 272, 286
- 特定疾患 157
- 特定疾患医療受給者証 158
  - ――の自己負担額 160
- 特発性間質性肺炎 152, 157, 359
- 特発性肺線維症（IPF） 47, 150, 157, 210, 277, 314, 372, 333
  - ――の重症度分類 157
- 特別遺族給付金 226
- トコフェノール 274
- ドセタキセル 272, 287
- ドライパウダー吸入器 100, 128, 132
- トラスツズマブ 273
- トラニラスト 113
- トラネキサム酸 28, 269
- 鳥飼病 207
- トロンビン 28, 251

な

- 夏型過敏性肺炎 207
- ナプロキセン 328

に

- 肉芽腫 6, 7, 183, 228
- ニフェジピン 383
- 日本 CT 健診学会 267
- 日本アレルギー学会 97, 111, 124
- 日本救急医学会 310
- 日本呼吸器学会 42, 171
- 日本呼吸器内視鏡学会 2, 8, 283
- 日本小児アレルギー学会 134
- ニムスチン 272, 286
- ニューモシスティス肺炎 92, 173, 178, 343
- 認知症 52, 306
- ニンテダニブ 153
- 妊婦・授乳婦の気管支喘息治療 110

ね

- ネーザルハイフロー 45
- ネダプラチン 272, 287
- ネフォパム 383
- ネブライザー 11, 98, 132, 141, 314, 330, 343, 384
- 粘液栓 231

の

- 膿胸 26, 254, 293
- 農夫肺 204, 207
- 嚢胞性線維症 165, 195
- ノカルジア症 80
- ノギテカン 272, 287

は

- バーチャル気管支鏡 18, 269
- 肺 MAC 症 72
- 肺アスペルギルス症 25, 195
- 肺炎（市中肺炎） 64, 145
- 肺炎随伴性胸水 362
- 肺拡散能 180, 204, 333
- 肺化膿症 79, 85, 346
- 肺癌 165, 216, 227, 264, 313, 317, 339, 342, 346
- 敗血症 91
- 肺結節影 267
- 肺高血圧症 37
- 肺水腫 178, 255, 339, 355, 359, 360, 363, 367
- 肺腺癌 267
- 肺塞栓 355, 363, 375
- 肺超音波検査
  - ――の正常所見 349
  - ――の専門用語 352
  - ――、間質性肺疾患 359
  - ――、気管支喘息 359
  - ――、気胸 356
  - ――、急性呼吸促迫症候群 365
  - ――、呼吸器感染症 362
  - ――、慢性閉塞性肺疾患（COPD） 359
- 肺動脈性肺高血圧症 157
- ハイドロキシプロリン 175
- ハイドロコドン 11, 22

肺膿瘍	79
ハイフローセラピー	45
──、気管支鏡時の	47
──の利点	46
肺胞出血	15, 339
麦門冬湯	330
剥離性間質性肺炎	153
パクリタキセル	272, 287, 298
バクロフェン	382
ハチミツ	329
ばち指	162
鼻カニューラ	38, 45
パニック障害	375
バルーンカテーテル	26
半夏厚朴湯	330

ひ

ヒアルロニダーゼ	287
ヒアルロン酸	295
鼻腔高流量酸素療法	45
非結核性抗酸菌	342
非結核性抗酸菌症	72
──の治療	72
鼻出血	347
非小細胞肺癌	165, 298, 382
非侵襲性陽圧換気	46, 50, 260
肥大性骨関節症	162
非定型肺炎	92
非特異性間質性肺炎	150
ヒドロキシジン	113
ヒドロコルチゾン	87, 113, 116, 288
ビノレルビン	272, 286
びまん性胸膜肥厚	222
ピヨスケ	101
ピラルビシン	272, 286
ピルフェニドン	153
ビンカアルカロイド	285
ビンクリスチン	272, 286
ビンデシン	272, 286
ビンブラスチン	286

ふ

フィブリノゲン	28, 251
フィブリン糊	251
フェノテロール	128, 398

不快度スコア	12, 14
複方オキシコドン・アトロピン注射液	24
プソイドエフェドリン	325
ブチルシアノアクリレート	29
ブデソニド	97, 98, 99, 106, 111, 113, 141, 397
ブデソニド/ホルモテロール	96, 99, 113, 198, 399
フドステイン	334
プラセボ効果	37, 317, 319, 376
プランルカスト	113
ブループロトコル	354
フルオロウラシル	177, 272, 286
フルチカゾン	97, 98, 99, 113, 120, 128, 397
フルチカゾン/サルメテロール	99, 113, 128, 399
ブレオマイシン	248, 286
プレガバリン	382
プレドニゾロン	89, 111, 113, 116, 139, 197, 204, 299
プレドニゾン	140, 197, 205, 333
プロカテロール	128, 398
プロカルバジン	272
プロナーゼ	334
プロファイル	354, 363
プロポフォール	22
ブロムヘキシン	333
分時換気量	54
分泌細胞正常化薬	334

へ

閉塞性肺炎	4
ペーパーバッグ療法	375
ペグインターフェロン α-2a	273, 287
ペグインターフェロン α-2b	273, 287
ベクロメタゾン	98, 99, 113, 128, 206, 397
ベタメタゾン	113, 116, 288
ベバシズマブ	273, 287
ペプレオマイシン	286
ペミロラスト	113
ペメトレキセド	272, 286
ベルクロラ音	371
ヘルシンキ・クライテリア	221
ベンゾジアゼピン	383

ベンチュリ効果……………………… 12
ベンチュリマスク…………………… 11

ほ

放射線肺炎…………………………… 298
蜂巣肺………………………… 169, 180
　──の定義………………………… 169
保護的標本擦過………………… 83, 338
ポビドンヨード……………………… 252
ボリコナゾール……………………… 200
ホルモテロール……………………… 398

ま

マイトマイシン C…………………… 286
マッソントリクローム染色………… 261
慢性壊死性アスペルギルス症……… 195
慢性咳嗽……………………………… 328
慢性過敏性肺炎……… 150, 153, 169, 207, 315
慢性好酸球性肺炎……………… 163, 394
慢性閉塞性肺疾患（COPD）…… 34, 50, 53, 137, 142, 173, 186, 313, 330, 333, 337, 351, 355, 363
　──（の）急性増悪…… 50, 137, 142, 335
　──（の）急性増悪に対する抗菌薬
　　………………………………… 142
　──（の）急性増悪に対する全身性ステロイド………………………………… 137
　──（の）急性増悪の重症度分類
　　…………………………… 142, 143
　──の肺超音波所見……………… 359

み

ミダゾラム………………… 11, 12, 22
ミトキサントロン……………… 272, 286
ミノキシジル………………………… 274
ミノサイクリン……………………… 249

む

無気肺………………………………… 26

め

メタプロテレノール………………… 126

メチルフェニデート………………… 383
メチルプレドニゾロン
　………………… 111, 115, 116, 126, 139
メトクロプラミド…………………… 381
メトトレキサート…………… 175, 272, 286
　──による薬剤性肺障害………… 175
　──による薬剤性肺障害の BAL 所見
　　………………………………… 182
　──による薬剤性肺障害の病理学的所見
　　………………………………… 183
　──による薬剤性肺障害のリスク因子
　　………………………………… 176
メトロニダゾール…………………… 81
メルファラン…………………… 272, 286
免疫不全宿主………………… 67, 70, 83
綿棒法………………………………… 379

も

モキシフロキサシン………………… 80
モメタゾン…………… 97, 98, 99, 397
モルヒネ………………………… 313, 325
モンテルカスト………………… 107, 113

や

薬剤リンパ球刺激試験……………… 176

ゆ

誘発喀痰……………………………… 343

よ

ヨーロッパ呼吸器学会（ERS）
　………………… 43, 106, 155, 171, 282

ら

ラ音…………………………………… 371
ラッセル音…………………………… 371
ラテンアメリカ胸部学会…………… 171
ラトリング…………………………… 372
ラニムスチン………………………… 286
ラングフルート®…………………… 343
ランゲルハンス細胞組織球症……… 174
ランブリング………………………… 372

り

- リクルートメント効果……………………… 365
- リザーバーマスク……………………… 48, 317
- リゾチーム………………………………… 334
- リドカイン………… 11, 13, 15, 24, 249, 289, 330, 384
- リドカイン中毒………………………………… 13
- リファブチン………………………………… 72
- リファンピシン……………………………… 72
- 硫酸アトロピン……………………………… 22
- 良性石綿胸水……………………………… 222
- 療養補償給付……………………………… 223
- 緑内障………………………………………… 24
- 緑膿菌………………………………………… 86
- 臨床調査個人票…………………………… 157
- リンパ節腫脹…………………………… 7, 8, 77
- リンパ増殖性疾患………………………… 153
- リンパ脈管筋腫症……………… 40, 157, 277

れ

- 冷罨法……………………………………… 346
- レジオネラ肺炎……………………………… 92
- レフルノミド……………………………… 176
- レボドロプロピジン……………………… 326
- レミフェンタニル…………………………… 24

ろ

- 労災申請…………………………………… 219
- ロラタジン………………………………… 325
- 論文マラソン……………………………… 387

【著者紹介】

倉原　優（くらはら・ゆう）

国立病院機構近畿中央胸部疾患センター内科医師。滋賀医科大学医学部卒。洛和会音羽病院臨床研修医を経て 2008 年より現職。日本内科学会認定内科医、日本呼吸器学会呼吸器専門医。
子供の頃からの夢だった医師になることができ、自分を支えてくれたあらゆる人に感謝している毎日です。
ブログ「呼吸器内科医」：http://pulmonary.exblog.jp/
※本書の内容は筆者の個人的見解であり、所属する組織の見解ではありません。

「寄り道」呼吸器診療
―― 呼吸器科医が悩む疑問とそのエビデンス

発行	2013 年 5 月 13 日　第 1 版第 1 刷
	2015 年 4 月 28 日　第 1 版第 3 刷

著　　者	倉原　優 ©
装　　画	宿輪貴子
装　　幀	森　裕昌（森デザイン室）
発 行 所	有限会社シーニュ
	〒156-0041　東京都世田谷区大原 2-13-10
	TEL＋FAX　03-5300-2081
発 行 者	藤本浩喜
印刷・製本	（株）双文社印刷

ISBN978-4-9903014-9-1

本書のご感想・お問い合わせ：
　メール（signe.books@gmail.com）または FAX、郵送にてお待ちしております。
　本書の無断複写は著作権法の例外を除き、禁じられております。